AF396961

RECHERCHES

SUR

LA CATARACTE.

Imprimerie de MOESSARD, rue Furstemberg, 8.

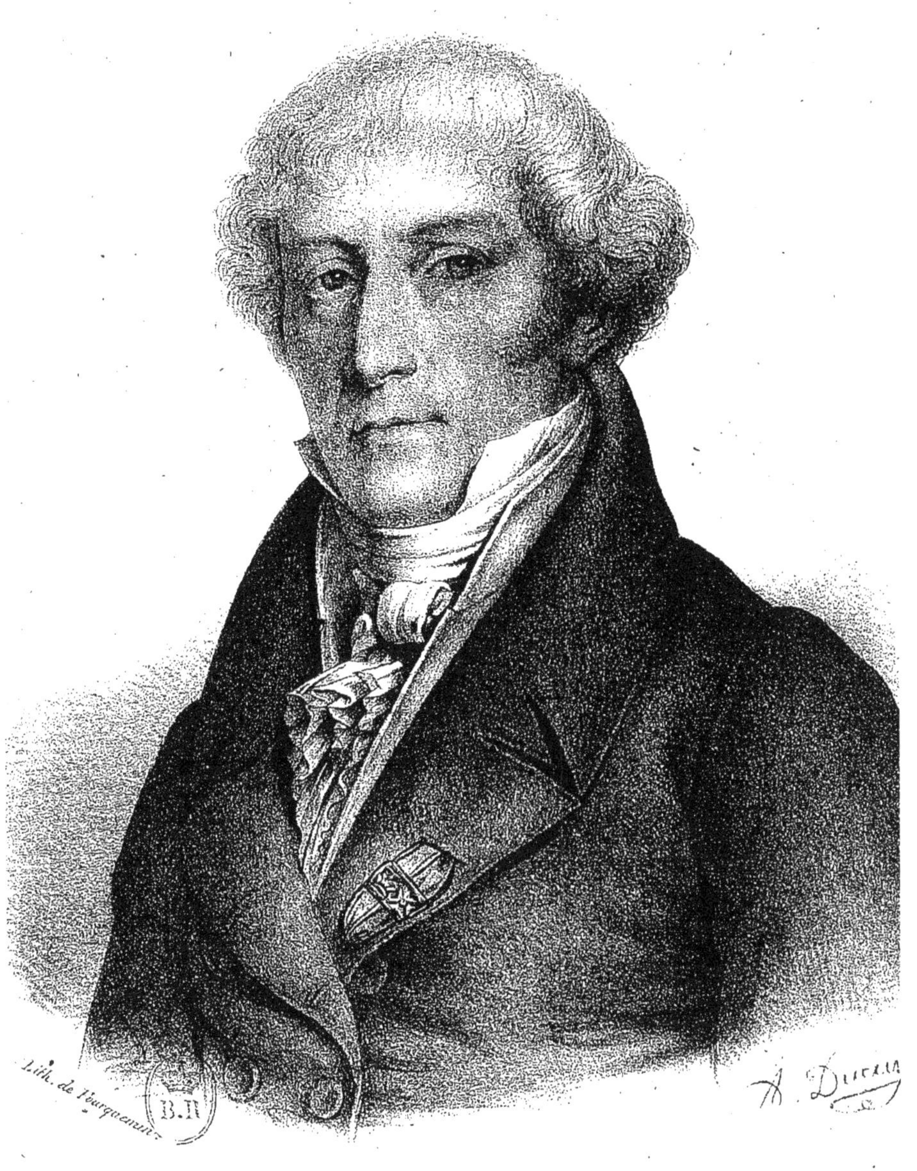

d'après le Portrait original appartenant au Doct
Carron du Villars, son élève.

RECHERCHES

MÉDICO-CHIRURGICALES

SUR L'OPÉRATION

DE

LA CATARACTE,

LES MOYENS

DE LA RENDRE PLUS SURE,

ET SUR L'INUTILITÉ

DES TR[...]MENS MÉDICAUX POUR LA GUÉRIR SANS OPÉRATION.

Avec un portrait du professeur Scarpa et un *fac simile* de son écriture;

PAR

CH. J. F. CARRON DU VILLARDS,

DOCTEUR EN MÉDECINE ET EN CHIRURGIE;

Élève de l'École spéciale ophthalmologique de Pavie; Chirurgien de l'Institut ophthalmique de Paris, Dispensaire gratuit pour le traitement des maladies des yeux; ex-Chirurgien de la maison de S. M. le roi Charles-Félix; Membre de l'Académie royale des Sciences de Turin; Membre résidant de la Société médicale d'Émulation, de la Société de Médecine pratique de Paris; Membre correspondant des Sociétés médicales de Lyon, de la Moselle, de Toulouse, de Bologne, des Sociétés royales de Savoie et de l'Ain; Oculiste de la Société helvétique de bienfaisance ainsi que de divers autres établissemens de charité.

Vidi multum, feci satis, experientiâ duce.

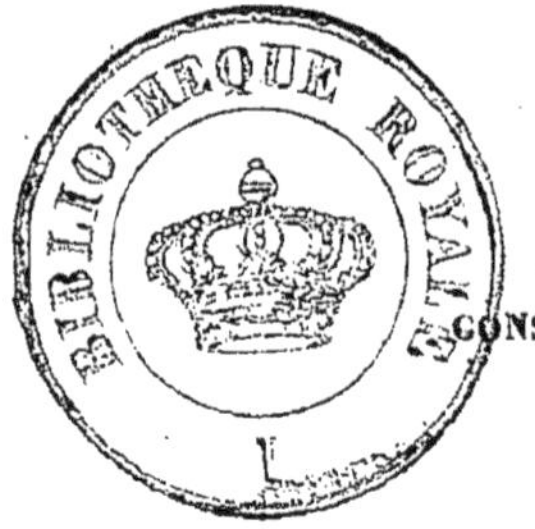

Deuxième Édition.
CONSIDÉRABLEMENT AUGMENTÉE.

PARIS.

POURCHET, LIBRAIRE-ÉDITEUR,
rue des Grès-Sorbonne, 8.
GERMER BAILLIÈRE, LIBRAIRE,
rue de l'École-de-Médecine, 13 *bis.*

LONDRES,	TOULOUSE,
J. B. BAILLIÈRE, 219, Regent street.	DAGALIER et SENAC, Libraires.
MONTPELLIER,	BRUXELLES,
CASTEL et SEVALLE, Libraires.	TIRCHER et PÉRICHON, Libraires.

1837.

A. J. P. Maunoir,

Professeur de Chirurgie à l'Académie de Genève, Membre correspondant
de l'Institut de France, de la Société royale de Londres, etc.

MON CHER MAITRE,

En vous offrant la dédicace de ce livre, j'acquitte très
faiblement tout ce que je vous dois, pour les soins dont
vous avez entouré ma jeunesse, et pour vos conseils qui
ont dirigé mon âge mûr. A chaque pas, vous trouverez
dans ce travail le résultat de votre expérience, et celle de
de votre illustre ami, le professeur Scarpa, mon maître
comme vous, aux bontés duquel vous m'aviez recommandé avec tant de fruit pour ma carrière.

Puisse ce témoignage public de ma reconnaissance,
prouver à l'ami qui me reste, tout ce que mon cœur
éprouve pour celui qui n'est plus.

Dans cet espoir, veuillez me croire avec une affection
vraiment filiale,

Votre affectionné ami et élève,

LE CHIRURGIEN DE L'INSTITUT OPHTHALMIQUE

DE PARIS,

C.-J. CARRON DU VILLARDS.

A. C.

mi congratulo con voi per l'onore che avete ricevuto
della medaglia. Così mi può vedere che il segretario
non sia così avverso a voi come avete creduto sin'
ora. Confermatevi più in ciò che vi ho detto più
volte, di voi lavorare per amore della scienza,
perché, quanto al premio, per una via, o per l'altra
non manca mai, e viene quando meno si aspetta.

Sono molto tenuto ai sentimenti di amicizia che il Sig.to
Cavon conserva tuttavia per me, e mi congratulo
con esso pei progressi da esso fatti nell' esercizio dell'
arte, e per la riputazione che si è acquistata, spe-
cialmente nell' oculistica. Io non ne ho mai dubitato
anco riguardo ai di lui talenti, ed alla di lui
incessante applicazione allo Studio. Fategli i miei
ringraziamenti per l'onore che vuole farmi colla
Dedica del di lui libro, che accetto con vera sod-
disfazione.

Quanto alla implice mia spedizione a Weber, mi avete
fatto un vero piacere col dargli avviso di codesto
incidente; la di lui risposta mi toglierà d'ogni
dubbiezza. L'ispettore della Posta di Pavia giura
che il fascetto raccomandato a Praga sia pervenuto
al suo destino; quindi è inutile le insistere ulterior-
mente presso di esso. Addio.

T. V.   volume
Torino

Traduction du fac-simile *de la lettre du professeur* Scarpa *au docteur* Rusconi.

MON CHER AMI,

Je me réjouis avec vous de l'honneur qui résulte pour vous d'avoir obtenu une médaille (1); ce qui me fait croire que le rapporteur de la commission ne vous était pas aussi opposé que vous le croyiez. Cela me confirme dans l'opinion que je vous ai plusieurs fois exprimée, c'est qu'un homme doit travailler pour l'amour de la science, quant à la récompense, par une voie ou par l'autre elle arrive toujours au moment où l'on y pense le moins.

Je suis bien sensible aux sentimens d'affection que notre Carron conserve toujours pour moi, et je me réjouis des succès qu'il obtient dans l'exercice de notre art, et pour la réputation qu'il s'est acquise spécialement dans l'ophthalmologie : je n'avais jamais considéré ce résultat comme douteux, eu égard à ses talens et à son incessante application à l'étude. Faites-lui mes complimens et remerciez-le de l'honneur qu'il me fait en me dédiant son livre, ce que j'accepte avec une véritable satisfaction.

Quant à mon malheureux envoi à Weber vous

____

(1) Prix de physiologie de l'Institut de France, 1830.

m'avez fait un plaisir sensible de le prévenir de cet incident; sa réponse lèvera toute incertitude. L'inspecteur des postes de Pavie pense que le petit livre est resté à Prague; il est donc superflu d'insister à cet égard.

Adieu, portez-vous bien et aimez moi.

Votre ami,

SCARPA.

AVANT-PROPOS.

———

Quinze mois se sont à peine écoulés, et une nouvelle édition de mes Recherches sur la Cataracte devient indispensable. Les succès que m'avaient promis des amis trop indulgens, peut-être, ont dépassé mes espérances, et je dois sans doute des remercîmens bien sincères à tous mes savans confrères, interprètes de la presse médicale: je puis dire tous, car un seul écrivain anonyme, ne pouvant attaquer la vérité des faits que j'avais avancés, n'a trouvé rien de mieux que de parler de ma jeunesse et de mon inexpérience, comme si seize ans de pratique, employés avec fruit et conscience, ne pouvaient pas me donner le droit d'examiner les opinions de mes maîtres ou de mes devanciers. Il y a seize ans, je faisais déjà des opérations de cataracte, tandis que mon aristarque anonyme n'était, comme aujourd'hui, qu'un laborieux dégraisseur de muscles.

Le titre et l'épigraphe de ce livre, annoncent assez dans quel but il a été écrit. Basé sur des faits, il n'attaque ou ne rétorque que par des faits; car il ne faut point se le dissimuler, à l'époque où nous vivons, *les faits seuls, bien observés, sont la seule puissance en crédit.* Cette pensée de M. Guizot, résume l'état et la marche des sciences médico-chirurgicales, et jamais aucune époque de l'ère médicale ne fut moins théorique que la nôtre.

Au moment où l'on s'occupe en France d'imprimer à l'ophthalmologie une marche analogue à celle qui dirige les écoles d'Allemagne et d'Angleterre, l'on me saura gré d'avoir été un des premiers à en appeler de cette espèce de défaveur dont était entourée en France cette branche intéressante de l'art de guérir.

Déjà nos confrères, et les Allemands eux-mêmes (1) reconnaissent l'impulsion que nous avons.

____

(1) Beger, in Ammon Journ. Ueber die Wiedergeburt der Augenheilkunde in Frankreich, pag. 413. Band. iv.

donné à l'étude de l'ophthalmologie, soit dans les mémoires que nous avons publiés dans les journaux, soit dans notre enseignement particulier. La fondation de l'institut ophthalmique, l'érection de lits destinés à recevoir les opérés, en me permettant de faire la clinique au lit du malade, et de pratiquer des opérations sous les yeux des élèves, rendra notre tâche plus facile et plus complète.

La patrie de Maître-Jean, de Guillemeau, Brisseaut, Lasnier, Col de Villars, de Pellier, de Gendron, Saint-Yves, des deux Guérin, Janin de Combe-Blanche, des deux Demours, des trois Wenzel, Jean-Louis et Marc-Antoine Petit, etc., a des droits trop incontestables aux progrès de l'ophthalmologie moderne, pour ne pas les revendiquer. Et, si l'on consulte les mémoires de cette académie de chirurgie, qui jeta un si vif éclat sur le siècle dernier, on y trouvera des matériaux qui ont exercé une influence extrême sur les travaux ophthalmologiques de tous les pays. On y remarque surtout les travaux éminemment pratiques de Laforest, de Daviel, de Méry, Bordenave, Jean-Louis Petit, Morand et tant d'autres, auxquels nos voisins d'outre-mer et d'outre-Rhin, ont fait plus d'un emprunt.

Elève des professeurs Scarpa et Maunoir, dont l'un ne pratiquait que l'abaissement, tandis que l'autre était partisan déclaré et heureux de l'extraction, j'ai été à même d'étudier les deux méthodes. J'ai pu opposer les succès de l'abaissement pratiqué par mon ami Panizza, aux revers de Volpi dans l'opération de l'extraction.

Reçu docteur à la fin de 1819, attaché pendant huit ans en qualité de médecin et de chirurgien à une maison centrale de détention, à deux colléges royaux, à la maison de S. M. le roi de Sardaigne, Charles-Félix (section de la direction générale des haras royaux), et à une manufacture occupant deux mille ouvriers, je puis aujourd'hui invoquer quinze à seize années de ma propre expérience, et je puis dire, sans crainte d'être démenti, *vidi multum, feci satis, experientià duce.*

En suivant dans les premières années de mes études, la pratique d'un oculiste habile, dont je tais le nom, pour ne pas renouveler dans sa famille les regrets occasionnés par sa fin tragique, j'ai pratiqué sous sa direction un grand nombre d'opérations de cataracte, suivant tous les procédés.

Que l'on me pardonne de parler ici de moi; ce n'est point pour satisfaire à un vain amour-propre, moins encore pour étaler des titres à la confiance de mes confrères, mais bien pour désabuser quelques personnes qui, en me voyant suivre la pratique de nos grands chirurgiens dans les hôpitaux, avaient pensé que j'étais au début de ma carrière chirurgicale.

L'ouvrage dont j'offre aujourd'hui la seconde édition à mes jeunes confrères n'existait dans la littérature médicale d'aucune langue. Dans celle de la France, à peine trouve-t-on un mémoire de De-mours père, sur les moyens d'assurer les succès de l'opération de la cataracte par extraction.

Dans la littérature anglaise, Ware et Loudon ont publié chacun un mémoire sur les causes qui rendent l'opération de la cataracte plus heureuse. Ce dernier a spécialement consacré son travail aux avantages de la section de la cornée par la partie supérieure. W. Adams a publié un volumineux traité, plutôt destiné à faire l'apologie de ses méthodes qu'à servir de guide aux opérateurs.

Le travail qu'on va lire, avait été composé sous forme de lettres adressées au professeur Scarpa, qui avait promis d'y répondre, en agréant la dédicace de l'ouvrage (voir le *fac simile*). La mort de mon illustre maître en a fait changer la forme. Le livre et la science y ont perdu tous deux : car le professeur de Pavie, tout en conservant pour moi les sentimens d'affection paternelle dont il honora ma jeunesse, ne m'eût pas ménagé pour être devenu un audacieux schismatique, introduisant dans sa pratique, et pour des cas spéciaux, l'extraction de la cataracte, qu'il remplaçait dans tous les cas par le broiement ou l'abaissement. Tous ceux qui ont suivi avec attention la correspondance de

Scarpa avec Vacca-Berlinghieri, et surtout celle avec Adams, et dont le professeur Maunoir fut le savant intermédiaire, regretteront avec moi les réponses vives, pressantes, à hautes pensées chirurgicales avec lesquelles le Nestor de la chirurgie européenne éclairait les discussions scientifiques auxquelles il prenait part.

On m'a su gré de la franchise et de l'indépendance avec lesquelles j'ai redressé quelques prétentions hasardées de nos notabilités chirurgicales. Dans une série de recherches, basées sur des faits, je ne pouvais répondre que par des faits. Aussi, je mets au défi qui que ce soit d'en trouver un de controuvé dans tout ce que j'ai opposé de négatif aux succès présumés de M. Roux. Maunoir jeune, de Genève, Guiramand, du bourg de Saint-Andéol), Eccart de Mühlbach, sont là pour répondre avec moi. D'ailleurs, M. Roux, qui doit une partie de sa fortune à une spécialité, a mauvaise grace de déclamer contre les hommes qui professent des spécialités. Si tous ceux qui sont le but de ses attaques journalières, l'eussent abordé corps à corps, pièce de conviction au poing, depuis long-temps il aurait reçu, de chaque spécialité, force boulets dans *ses œuvres-vives* et amené pavillon.

Qu'y a-t-il de commun entre M. Roux et moi ? Qu'importent mes attaques à sa fortune ou à sa réputation : toutes deux sont faites !!! Mais l'intérêt de ma profession m'obligeait à lui répondre, et j'ai pris acte du silence profond de ses élèves ou de ses amis.

Car, n'en déplaise à M. Roux, je suis oculiste, et me glorifierai d'une qualification qu'ont honoré Barth, Beer, les Wenzel, les Demours, Janin de Combe-Blanche, Rosas, Jüngken, Quadri et Lerche; que n'ont point dédaigné Scarpa, MM. Grœfe, de Walther, et qui est honoré de nos jours par Maunoir, Jœger, Alexandre Schiantarelli et autres, qui tous ont, comme on le sait bien, d'autres titres à l'estime pnblique que leurs travaux relatifs à l'ophthalmologie.

J'ai cru devoir parler longuement des prétentions de quelques personnes pour guérir la cataracte sans opération. Dans la première édition, et par respect pour les cheveux blancs de M. Gondret, j'avais omis de le nommer. Mais épouvanté par les accidens que je rencontre à chaque instant sur les individus soumis à sa méthode, je dois le signaler comme les autres charlatans qui spéculent sur la crédulité publique et sur l'ignorance de quelques médecins qu'ils indiquent comme témoins de leurs cures merveilleuses.

J'ai fait faire de nouvelles planches, dues au crayon habile de M. Beau, et gravées avec soin sous ses yeux.

Je ne terminerai point cet avant-propos sans adresser de nouveau des remercîmens sincères à un grand nombre de médecins dont le patronage éclairé m'a applani plus d'un obstacle dans l'exercice de ma spécialité, et parmi lesquels je dois placer en première ligne MM. Chavernac, Civiale, Biett, Lacorbière, Nauche, Delpech (de Paris), Clerc (de St-Germain), Marc père et fils, Miquel, Deleau, Tanchou, Tavernier et Sellier.

Maintenant il ne me reste plus qu'à recommander cette nouvelle édition à l'indulgence du public, indulgence d'autant plus nécessaire, que c'est toujours un écueil pour un étranger que de publier un ouvrage dans une langue aussi belle, aussi éminemment scientifique, mais en même temps aussi difficile que la langue française.

INUTILITÉ

DES

TRAITEMENS MÉDICAUX

POUR GUÉRIR

LA CATARACTE.

La prétention de guérir la cataracte sans opération chirurgicale ne date pas d'aujourd'hui; et dans la plus haute antiquité l'on trouvait, comme de nos jours, des guérisseurs qui se flattaient de guérir la cataracte par des remèdes, et des dupes qui se hâtaient de proclamer des succès qui, probablement, n'étaient que de honteuses déceptions comme ceux proclamés par les crédules de notre époque : l'on verra plus tard si je suis en droit de tenir un pareil langage.

Quatre personnes aujourd'hui se disputent la possession du secret de guérir les cataractes commençantes, Curtis à Londres, Lattier de la Roche, Gondret à Paris, et Veuillel à Lyon.

Si on jugeait de la valeur de leurs médications par les affiches *monstres* de M. Curtis, qui tapissent les murs de Londres, par les pamphlets de M. Gondret ou par l'inqualifiable livre de M. de la Roche,

certainement leur méthode serait souveraine et
on devrait leur voter des autels comme aux plus
grands bienfaiteurs de l'humanité. Malheureusement , quand on remonte aux sources, on éprouve
un profond dégoût en voyant que des hommes de
notre profession se respectent assez peu pour mon-
ter sur les treteaux et y arborer l'étendard d'un
charlatanisme fécond, sans doute, en résultats pé-
cuniaires, mais digne du blâme sévère de tous ceux
qui respectent encore la dignité de leur art.

Avant d'en venir aux détails qui m'autorisent à
tenir un langage aussi sévère, interrogeons les opinions des grands chirurgiens qui nous ont dévancé
dans l'étude et la pratique de l'ophthalmologie.

En faisant des recherches sur l'origine des ca-
chets des médecins oculistes, je n'ai pas tardé à reconnaître que les oculistes romains vendaient aussi
des collyres contre la cataracte;

Marci Tullii opobalsamum ad suffusionem.

Alors, comme aujourd'hui, ceux qui possédaient
des médicamens héroïques ou prétendus tels, des
remèdes souverains, s'en réservaient la propriété
en y apposant leur cachet (sygillum.)

En consultant les ouvrages de Saxius, de

---

(2) Saxius. Chr. Saxii epistola ad virum amplissimum erudis-
simumque H. Van de Wyn, de veteris medici ocularii gemmâ
sphragide, prope Trajectum ad Mozam nuper erutâ. Trajecti
ad rhemum 1774, in 8°

Walchius (1), de Tochon d'Annecy (2), de la Vincelle (3), on est convaincu que les prétentions des
guérisseurs romains n'étaient guère inférieures à
celles de ceux de nos jours. Cependant Celse, qui
était leur contemporain, aurait rappelé ces bril-
lantes guérisons dans des termes moins dubitatifs
que ceux qu'il emploie pour exprimer la possibilité
de guérir la cataracte (4).

Lorsque l'on parcourt dans Ploucquet (5) l'immense et indigeste catalogue des remèdes préconi-
sés pour guérir la cataracte, on ne se sent pas le
courage d'expérimenter une foule de médicamens
dont le temps a fait justice et qui prouvent que le
merveilleux n'a pas moins d'influence sur les modernes que sur les anciens. Quant à ces derniers,
dépourvus de connaissances précises sur la nature
et le siége de la cataracte et de la structure de
l'œil, on doit leur pardonner d'avoir poursuivi
et caressé les diverses utopies qui leur faisaient
espérer de guérir *l'eau trouble* ou les gouttes
humorales qui produisaient la cécité; mais qu'a-
près les travaux de Lasnier, Méry, de Brisseau et de
tant d'autres, l'on veuille encore aujourd'hui guérir les cataractes, c'est un fait dont je nie la possibilité, mettant tous les guérisseurs au défi de me
prouver le contraire.

---

(1) Walchius Antiquitates medicæ Jenœ 1772.
(2) Tochon d'Annecy.
(3) De la Vincelle, *Antiquités de la Basse-Bretagne*, t. 1.
(4) Celsus, *de Oculorum naturâ*, p. 431 et 432, in-8°.
(5) *Litt. méd. digest.*, t.   part., p.

En effet, si nous parcourons les ouvrages de Fabrice de Hilden (1), de Aquapendente (2), de Rivière (2), nous voyons que s'ils pensaient qu'il fût peut-être possible de guérir une cataracte, ils croyaient que cette espérance n'avait de fondement que lorsque la maladie était tout-à-fait commençante ; pour peu qu'elle fût avancée, ils avaient la bonne foi d'avouer que l'opération seule pouvait rendre la vue au malheureux atteint d'une opacité du cristallin. Cette opinion était aussi celle de Maître Jean (3), dont tout le monde reconnaît la bonne foi, et qui se demande comment un cristallin, frappé d'opacité, jusque dans ses lames les plus profondes, peut revenir à sa transparence première.

Janin de Combe-Blanche (4) professait la même opinion, qui était aussi partagée par Guérin de Lyon(5), Pellier de Quengsy(6) et Troïa de Naples(7).

J'ai bien entendu souvent un illustre maître, le professeur Scarpa, dire que pendant soixante ans d'une glorieuse carrière chirurgicale, il n'avait jamais vu un cristallin cataracté reprendre sa transparence naturelle. Et l'on veut qu'après de pareilles

(1) Fabricii Hildani, *Op. in fog.*, 1646.

(2) *Opera. chir. de hum. cristall.*, cap. viii, p. 192.

(3) Rivière, *Praxeos medicæ*, lib. ʒ, cap. iv. Lugduni, 1779.

(4) Maître-Jean, édit. in-4°, p. 241.

(5) Janin de Combe, Blanche, p. 278, in-8°. Lyon.

(6) Guérin, *Maladies des yeux*, in-12. Lyon, 1769.

(7) Troja, *Lezioni intorni le malattie degli occhi.* Napoli, in-8°, 1770.

autorités nous admettions, sans réserve, des guérisons merveilleuses, et qui ne sont visibles que
pour des ignorans ou des adeptes. Enfin, toute les
fois que j'ai eu un malade avec une cataracte commençante, j'ai cherché à le faire guérir; et plusieurs de mes clients ont été inutilement traités par
MM. Lattier de la Roche ou Gondret, et je puis
affirmer qu'aucun n'a éprouvé la plus légère amélioration. Je vais citer quelques faits, je mets au
défi ces messieurs de prouver le contraire.

Premier fait. Madame P***, de Niort, femme
éminemment nerveuse, fut traitée il y a huit ans,
environ, pour une prétendue cataracte qui n'avait
existé que dans l'imagination de M. Gondret, et
contre laquelle il employa le traitement incendiaire
et banal qu'il applique à la plupart des affections
oculaires. Il en résulta des accidens cérébraux
graves, sans amélioration de la vue, et la malade
conserve encore aujourd'hui, en 1836, les mêmes
accidens cérébraux nerveux oculaires, qu'on avait
pris pour une cataracte.

Deuxième fait. M. le baron René Vasal (1), habitant à Odessa, a été opéré par moi, en 1834, de
l'œil droit, œil plus avancé que l'autre dans le développement de la cataracte, ce qui est tout l'opposé
de ce qu'avance M. Gondret dans son livre, où il
affirme que la vision est beaucoup moins bonne.
M. Vasal affirme devant un grand nombre de té-

____

(1) Gondret, *Mémoire sur le traitement de la cataracte*, p. 38.

moins, au nombre desquels se trouvent MM. Biet, Branzeau, de Barive, qu'il n'a éprouvé que d'atroces douleurs dans le traitement Gondret. L'opération était la seule ressource; elle fut pratiquée devant les personnes sus-nommées, et avec succès. J'y reviendrai.

Cependant à en croire M. Gondret, il a singulièrement amélioré la vision de M. Vasal!!!

Si vous parcourez le livre de M. Lattier, vous y trouverez la même bonne foi. Je vais en donner une preuve : à la page 164 du livre sus-nommé je lis : M. Hugon, de Nancy, âgé de soixante-trois ans, cataractes inégales compliquées d'amaurose : guérison.

J'ai vu et examiné avec soin M. Hugon, qui m'avait été adressé par mon excellent ami le docteur Chavernac; je constatai de légères cataractes capsulaires postérieures, mais si peu prononcées, qu'elles ne pouvaient gêner presque en rien la vision, et j'attribuai avec raison les troubles de celle-ci à un état amaurotique rendu de plus en plus évident par les phénomènes apoplectiques auxquels le malade avait été sujet. Le col est court, la face injectée, la langue épaisse et habituellement pesante. M. Lattier de la Roche avoue qu'il y avait quelques intermittences dans la vision de M. Hugon, et qu'il lui arrivait souvent de recouvrer la faculté de lire.

Comment s'étonner qu'après une médication

anti-phlogistique très énergique, la faculté de voir soit revenue momentanément.

En diminuant la congestion cérébrale on diminua les phénomènes amaurotiques dus à la compression de l'organe encéphalique, et la preuve de ce que j'avance se trouve dans le retour de la maladie primitive avec un tel degré d'intensité, qu'un matin, en se réveillant, le malheureux M. Hugon se trouva complétement aveugle. Ces renseignemens m'ont été fournis par la famille du malade.

Je rapprocherai de ce fait l'observation de M. Delaunay, demeurant à Paris, rue Joubert, n° 28 (1), lequel n'a jamais été atteint de cataracte, mais bien de symptômes amaurotiques qui ne s'étaient point dissipés à l'époque où il me fit l'honneur de me consulter, plusieurs mois après que parut l'annonce de sa guérison dans l'ouvrage de M. Lattier.

La plus piquante des mystifications dont fourmille l'ouvrage de M. de Laroche est sans contredit celle qui a rapport à M. le comte de Vaublanc, ministre de l'intérieur sous Louis XVIII.

J'ai constaté sur ce respectable vieillard une cataracte complète, au moment où il sortait de subir le traitement de M. Lattier.

Quelques mois plus tard, je le trouvai dans le même état. Et justement au moment où les journaux annonçaient pompeusement sa guérison, il

---

(1) De Lattier, ouvrage cité, p. 21.

me fit l'honneur de me faire écrire la lettre suivante.

Paris, ce 16 janvier 1835.

J'ai reçu l'ouvrage qu'avait remis M. Carron du Villards à M. Delpech, qui me l'a transmis.

Je l'ai lu avec un double intérêt.

Il a augmenté les réflexions nombreuses que m'a inspirées ma triste épreuve de la difficulté de guérir la cataracte. Cet ouvrage a paru, à un ignorant tel que moi, remarquable surtout par les précautions qu'il prescrit avant, pendant et après l'opération.

Je prie M. Carron du Villards d'agréer mes remercîmens et l'assurance de la considération la plus distinguée.

Signé VAUBLANC.

Je me bornerai à faire encore quelques citations qui feront apprécier la valeur des guérisons rapportées par M. de Laroche.

La veille de leur départ j'ai examiné avec soin M. Courrant et madame Moulin, de Nantes (1), et j'ai constaté que ces deux personnes sont retournées dans leur pays sans avoir éprouvé aucune amélioration du traitement que leur avait fait subir l'auteur du livre auquel nous empruntons ces faits.

M. Danileau, dont on a fait proclamer si haut la guérison, se trouve maintenant totalement aveugle et forcé par cette raison de se retirer dans un des

____

(1) Lattier, ouvrage cité, p. 37.

hospices de Nantes, son pays, qu'il a institué son légataire universel.

D'un autre côté, madame Bernard (1), dont parle M. Lattier, n'a point été affectée de cataracte secondaire, comme il l'avance, mais bien d'une cataracte molle, traitée par le broiement que j'avais pratiqué en présence de MM. les docteurs Chavernac, Pauly et autres. La maladie s'est dissipée par absorption ainsi que je l'avais fait espérer à la malade.

Madame Jourdain, dont on parle page 81, n'a éprouvé aucune amélioration du traitement; et si elle a recouvré la vue, c'est grâce à l'opération que je lui ai pratiquée aux deux yeux, ainsi qu'ont pu s'en convaincre les membres de l'Académie royale de médecine auxquels cette malade a été présentée dans la séance du 13 septembre 1836.

Il serait inutile de pousser plus loin les reproches d'inexactitude dans les résultats annoncés par M. Lattier, et que je le mets au défi d'infirmer en rien.

Je me bornerai à annoncer qu'une enquête faite par MM. Sanson et Sichel leur a fourni les mêmes résultats.

Ce qu'il y a de plus singulier dans le livre de M. Lattier, c'est qu'il dit avoir guéri ou cherché à guérir des malades que M. Gondret porte comme complétement guéris dans les opuscules apologéti-

---

(1) Ouv. cité, p. 100.

ques de sa méthode. Je me bornerai à trois seuls faits.

Michel, banquier du roi d'Espagne (1).

Lacroix (2), ancien militaire. Vicomte de Canillac, contre-amiral de la marine royale (3).

De ce qui précède, il résulte qu'un de ces deux messieurs a avancé des faits matériellement faux; je leur abandonne le soin de se renvoyer mutuellement le blâme que méritera une pareille conduite.

Quant à la méthode de M. Gondret, de laquelle d'ailleurs il ne fait pas mystère, elle a été essayée dans les hôpitaux, et, contre la cataracte, elle a toujours fourni des résultats négatifs.

J'ai suivi M. Sanson dans cette expérimentation dirigée en partie par M. Gondret; rien n'était curieux comme de voir M. Gondret, forcé dans ses derniers retranchemens, nous payer de mauvaise raisons, et abandonner subitement la partie en écrivant une lettre à M. Sanson, qui, à elle seule, n'était pas la partie la moins épigrammatique de sa défaite.

Dans une lettre adressée à M. Lusardi par le professeur Maunoir, le célèbre chirurgien genevois déclare qu'il a employé bien souvent la mé-

---

(1) Lattier, prem. édit., p. 63; Gondret, ouv. cité, p. 77.
(2) Gondret, p. 29; Lattier, p. 85.
(3) Lattier, p. 34; Gondret, p. 72.

thode de M. Gondret sans en obtenir jamais aucun résultat avantageux.

MM. Paccoud et Barbaud, chirurgiens de l'hôpital de Bourg, n'ont pas été plus heureux, et je les ai vus expérimenter sous mes yeux, sur une fille de trente-deux ans, bien portante et se trouvant dans les meilleures conditions possibles.

J'ai vu un grand nombre de cataractés se présenter au dispensaire ophthalmique, portant les stygmates encore récens des médications Gondret, et chez aucun je n'ai pu constater une amélioration, ou même une stase dans la marche de la maladie.

Maintenant, qu'il me soit permis de parler de mes expérimentations personnelles. J'ai essayé la méthode de M. Gondret, dans plus de quatre-vingts cas, et jamais je n'ai obtenu aucun résultat avantageux. Pourquoi donc ce remède ne serait-il heureux que dans les mains de son auteur?

Je renvoie mes lecteurs au rapport de M. Lisfranc (1), travail qui a, du reste, fortement soulevé l'ire de M. Gondret, et qui, malgré sa réfutation n'a pu prouver autre chose, si ce n'est que M. Lisfranc a obtenu des résultats dans le traitement de l'amaurose, or, tout en concédant ces succès, je me réserve de faire remarquer que des amauroses

____

(1) Rapport fait à l'Académie.

ne sont pas des cataractes, et que le feu, les vésicatoires, les moxas appliqués sur le cuir chevelu, avant que M. Gondret eût vécu, pendant sa vie, et qui seront probablement continués après lui, ont fourni des résultats plus avantageux que sa pommade ammoniacale, plus douloureuse que les moyens que nous venons de mentionner.

M. Lisfranc attribue à cette pommade des accidens graves; l'expérience de plusieurs médecins confirme cette opinion, et je pourrais citer un grand nombre de personnes en proie à des accidens fâcheux résultant de l'usage de la méthode Gondret.

Tout en blâmant M. Lattier d'annoncer des résultats qui ne sont point conformes à la vérité, je dois avouer que sa méthode est sans danger, et que les malades qui s'y soumettent en sont quittes pour obtenir des résultats négatifs; mais sans compromettre en rien leur santé générale, et certes c'est beaucoup.

Au moment où j'écris ces lignes, d'immenses affiches annoncent au béotisme parisien que MM. Lattier et Gondret ont un émule de plus à Paris. Je ferai pour M. Veuillel ce que j'ait fait pour les autres; je lui enverrai des malades, et s'il les guérit, je croirai. Après avoir signalé les opinions des anciens sur l'inutilité des traitemens médicaux pour guérir la cataracte, il est de mon devoir de faire connaître le jugement des plus illustres contemporains sur cette matière.

Je tiens du professeur Græfe, que toutes ses tentatives pour guérir la cataracte avaient été infructueuses, si ce n'est dans quelques cas compliqués de syphilis. Dupuytren, Boyer, Rosas Demours, professent la même opinion.

Depuis long-temps on sait que Boerhave (1) avait dit en parlant du mercure *is solus enim cataractas incipientes solvit.*

Il s'en faut de beaucoup que le mercure possède cette faculté, et j'ai fait une foule d'essais avec ses diverses préparations employées tant à l'intérieur qu'à l'extérieur, sans obtenir aucun résultat.

Williams Adams (1), dans son traité de la cataracte, s'exprime en ces termes :

So many remedies, internal, as well as external, have been proposed by authors, for the cure of cataract that it would beend less to mention them. Experience has sufficently shewn their inutility, and in many instances, their injurious consequences to the patient's constitution, particularly when adopted, a short time previous to an operation.

En Angleterre, où la croyance à la spécificité de beaucoup de médicamens est généralement répandue, on avait renoncé à toute croyance et à tout espoir de guérir les cataractes, lorsque Ware déclara avoir guéri plusieurs opacités du cristallin

---

(1) Boerhavius, *Purelectiones, publice de morbiæ oculorum*, p. 116.

(1) William Adams, *a pratical enquirey in to the causes of the frequent failure of the operation of depression and detraction*, p. 45.

par l'usage externe de l'éther mais il faut avouer que la plupart de celles-ci étaient de nature traumatique et dues à des causes qui avaient fait crever la capsule de telle manière que le cristallin se trouvait mis en contact immédiat avec l'humeur aqueuse, la disparition du corps opaque était le résultat de l'humeur aqueuse et non de celle de l'éther. Ce raisonnement est si vrai qu'il n'a point échappé à un homme aussi consciencieux que M. Ware, car dans sa seconde édition il passe sous silence ces cas de guérison par l'éther.

Il ne faut pas révoquer en doute l'absorption du cristallin après la déchirure partielle de la capsule, l'expérience de Saunders est là pour répondre, et son procédé, que j'emploie dans les cataractes congéniales, me prouve tous les jours que le cristallin, dépouillé de sa capsule, ne tarde pas à disparaître sous l'influence de l'humeur aqueuse.

Souvent, il arrive qu'au moment où l'on pique la sclérotique et que l'aiguille pénètre dans l'œil, l'aide ou le malade s'évanouissent. Il faut alors suspendre toute opération; pour peu que la capsule soit entraînée, le cristallin finit par être absorbé. Voici deux faits à l'appui de ce que j'avance:

Le 20 septembre 1828, le frère Pasquale de Marollo, Religieux, capucin, oculiste fort habile, fut consulté pour la femme Angela Pedemonte, femme de service du marquis Cariega. Cette femme, privée de l'œil gauche, portait une cataracte et un petit leucomae dans l'œil droit. Désireuse de recouvrer la vue, elle réclama l'opération, en cachant avec soin une grossesse de cinq mois. Au moment où fra Pasquale introduisit l'aiguille, l'étudiant en médecine qui lui servait d'aide, s'é-vanouit, et, en tombant, donna une telle secousse à l'opérateur que l'aiguille sortit brusquement de l'œil et vint se planter dans la joue de la patiente.

Cependant, la capsule du cristallin avait été un peu ouverte, et, en moins de trois mois, l'absorp-tion fut complète. La malade recouvra la vue et put se livrer à ses occupations de ménage. Un an après, l'opérateur la rencontra, se promenant sans peine dans les rues de Gênes, où l'affluence des promeneurs est assez grande.

Le 21 octobre 1823, le même opérateur eut encore la contrariété de voir son aide tomber en défaillance au moment où il opérait la R. M. Be-nedicte Pia, religieuse de St.-Claire, dans un mo-nastère d'Asti. Fra Pasquale n'eut que le temps de retirer l'aiguille; mais le crochet avait ouvert lé-gèrement la capsule. Trois mois après, il apprit que tout le corps opaque avait été resorbé, ce qu'il put constater lui-même en visitant cette reli-gieuse, trois ans après (1).

Rien n'est plus obscur que l'ensemble des symp-tômes qui annoncent le commencement d'une ca-taracte. Ils se rattachent bien plus à des lésions

---

(1) Fra Pasquale di Marolla religioso capucino, dissertazione sulla cataratta. *P.* 127 *et* 129.

de fonctions qu'à des changemens organiques appréciables à la vue.

D'un autre côté, ces troubles dans les fonctions visuelles sont aussi communs aux débuts des diverses espèces d'amauroses. Alors, si on dirige un traitement convenable contre la maladie, dont le diagnostic est loin d'être certain, rien de plus facile que de persuader que l'on a guéri une cataracte. Voici un fait qui trouve ici sa place :

M. B...., ancien magistrat, rue faubourg Saint-Denis, n° 164, avait perdu son œil droit, il y a quelques années, à la suite d'un iritis avec exsudation plastique.

Tout à coup, l'œil gauche commence à être affecté de troubles, de diminution dans la vision : justement alarmé, il s'empresse de consulter des hommes de l'art, de la plus haute distinction, et tous sont d'un avis uniforme sur la nature amaurotique de sa maladie.

Consulté à mon tour, en prenant en considération les accidens de l'autre œil, je lui donnai une lueur d'espoir en lui disant que c'était peut-être une cataracte développée dans la grande circonférence du cristallin. Fort de ce doute, je lui proposai d'obtenir une dilatation rapide de l'iris, au moyen de l'application de l'extrait de Belladone. Au travers d'une pupille aussi dilatée que possible, il me fut facile de diagnostiquer à la grande circonférence du cristallin, un commencement très prononcé d'opacité qui, après deux ans, a envahi toute la lentille. Aujourd'hui, M. B., est prêt à subir l'opération de la cataracte,

Mon honorable ami, M. le professeur Sanson m'adressa, il y a quelques mois, M. de St.-P.... officier d'état-major, et traité depuis plusieurs mois par M. Demours, pour une amaurose par éréthisme cérébral.

Après avoir examiné avec soin le consultant, ne pouvant voir le cristallin qu'au travers une pupille fort resserrée, je proposai la dilatation par la belladonne, et je finis par découvrir une cataracte capsulaire, postérieure, nébuleuse et pointillée ; mais nullement appréciable à travers l'augustie de la pupille, dans la dilation naturelle.

Depuis long-temps je me suis convaincu par une investigation sévère, qu'un grand nombre d'affections prétendues ou crues amaurotiques, se terminaient par une cataracte sans aucune complication amaurotique, ainsi que le prouvent les heureux résulats de l'opération.

M. de P...., ancien chef de bataillon dans la garde royale, vint me consulter en 1832, pour des troubles qu'il éprouvait dans la vision, et qu'il rattachait, ainsi que son médecin, à une affection amaurotique.

Après une dilatation produite par la belladonne, je diagnostiquai deux cataractes capsulaires postérieures, plus sensibles à gauche qu'à droite.

Mon opinion trouva plus d'un incrédule. Cependant, il y a quelques jours, M. P.... se présenta à moi avec une cataracte complète à gauche, et une très sensible à droite. M. de P.... m'annonce qu'il a suivi avec persévérance, et pendant long-temps, le traitement de M. Gondret !!

Je pourrais multiplier ces faits, mais il est bien peu de chirurgiens qui ne puissent en trouver de semblables dans leur pratique, ce qui, je crois, me dispense de plus amples développemens.

Plusieurs malades de mes cliens, au sortir de chez M. Lattier, venaient me montrer leurs yeux, et je remarquais toujours une plus grande dilatation de la pupille. Mais cet effet n'avait lieu qu'a-près quelques séances chez lui. Ne serait-on pas en droit de conclure de là qu'il employait les moyens convenables pour obtenir cette dilatation et une amélioration dans la faculté de voir. Ce que l'on produit quand on le veut chez tous les cataractés, au moyen des frictions de belladonne ou de jus-quiame. Supercherie innocente, commune à plus d'un charlatan, mais dont les résultats sont tout à fait éphémères.

J'ai, d'un autre côté, constaté un phénomène qui peut aussi induire en erreur les malades et les médecins, c'est qu'un grand nombre de cataractes commencent par un épanchement laiteux dans la partie capsulo-lenticulaire postérieure (humeur de Morgagni), et qu'après un laps de temps plus ou moins considérable, de capsulaire, l'opacité devient cristalline, en débutant par le centre, de

telle manière que les malades recouvrent subitement un peu de vision par les côtés.

Cette circonstance m'a parue très appréciable chez
madame de M.*** qui voit de nouveau pour lire,
après avoir été privée de cette faculté, et qui attribue ce succès à M. Lattier.

Il est du reste des faits inexplicables, et qui
pourtant sont bien vrais. M. Vasal, dont il a été
question, page 21, lisait encore facilement avec
l'œil gauche, quoique le cristallin fût complètement opaque au centre. La vue s'exerçait par le
côté, et d'autant plus facilement que l'on dilatait
la pupille par des instillations de solution de belladonne

Pendant longtemps, j'ai fait voir, suffisamment
à se conduire, une pauvre femme qui était dans
le même cas que M. Vasal, et à laquelle des circonstances particulières ne permettaient pas de se
soumettre à l'opération.

On lit dans la Bible que Tobie rendit la vue à
son père en lui frottant les yeux avec le fiel d'un
grand poisson. Dans les commentaires latins sur
la Bible, imprimés en 1560, on désigne cette
maladie sous le nom de suffusio, mot par lequel
les anciens désignaient la cataracte.

Sans avoir de renseignemens précis sur la nature du poisson de Tobie, j'ai essayé des instillations de fiel de marsouin, d'esturgeon, de gade
dans des yeux cataractés, et je n'ai obtenu aucun
résultat sur le cristallin; mais par contre, j'ai fait

rapidement disparaître des taies opiniâtres qui dataient depuis longtemps.

Feu le professur Delpech me laissa entrevoir qu'il espérait beaucoup, pour la résolution des cataractes commençantes, de l'emploi du cyanure d'or, soit en frictions soit à l'intérieur. J'entrepris immédiatement une série d'expériences, et, malgré tous les soins possibles dans l'administration du médicament, je n'ai obtenu aucun résultat.

Il en a été de même du traitement par les préparations d'iode et des divers iodures.

M. Nauche me proposa aussi d'expérimenter le bichromate de potasse, dissout dans l'eau, ou tenu en suspension dans l'huile d'olives; mais mes essais ne furent pas plus heureux que ceux provoqués par Delpech. Je terminerai par l'histoire de mes expérimentations sur le charbon animal. Depuis longtemps, je savais que le professeur Speranza était parvenu à dissoudre des engorgemens lymphatiques énormes par l'usage du charbon animal; je conçus la pensée d'employer le même moyen contre la cataracte. J'administrai donc du charbon animal, à haute dose, à des cataractés, en même temps je fesais des frictions sur le front avec de la pommade au charbon sur les sourcils et sur le front. Le soir j'instillai dans les paupières, un collyre ammonical au charbon, et jamais je n'ai obtenu le plus léger bénéfice de ce traitement, prolongé pendant plusieurs mois.

Enfin M. Serre d'Alais ayant avancé dans le

Bulletin thérapeutique que des cristallins d'animaux cataractés reprenaient leur transparence première en les exposant à une certaine chaleur; j'ai soumis les yeux cataractés à une température très élevée, séche, humide, et je n'ai produit aucun amendement.

De tout ce qui précède, je conclus que la cataracte n'est pas guérissable par les moyens internes, et le seul moyen d'en débarrasser les malades est de les soumettre à une opération convenable.

Dans les prémières années de ma pratique, ayant opéré des cataractes sur un seul œil, tandis que les malades voyaient encore de l'autre, j'observais que quelques uns d'eux étaient atteints, à la suite de l'opération, de vues vagues : je me proposai de ne plus opérer un œil tandis que l'autre jouissait encore d'une vue passable, lorsque je lus dans *Plenk* (1) que quand on opérait un œil complétement cataracté, et que l'autre l'était déjà à un degré assez avancé, on voyait souvent, après l'opération, le cristallin revenir à la transparence ordinare. J'avoue, de bonne foi, que je revoquai en doute ce fait, lorsque j'appris que le frère *Elisée*, oculiste, capucin de Gènes, opérateur aussi recommandable, que narrateur intègre, avait observé des faits pareils ; j'essayai alors à plusieurs

---

(1) *Plenk-Doctrina de morbis oculorum.* Page 147. Edition italienne de Venise, 1781

reprises de pratiquer des opérations sur des yeux diversement atteints, et mes premières observations ne me produisirent point l'effet désiré. J'avais abandonné tout espoir à ce sujet, lorsque, il y a quelques années, le docteur *Bowen* (1) annonça avoir obtenu par ce procédé la disparition complète de la cataracte commençante dans l'œil non opéré. Quelque temps après, je lus dans l'ouvrage du frère *Pascal* le fait suivant (1).

« Depuis longtemps, » dit cet oculiste « je dou-
« tais des observations citées par les auteurs
« sur la disparition de la cataracte commençante
« par l'opération de l'œil complétement cataracté,
« lorsque j'eus occasion d'opérer le révérend don
« *Jean-Baptiste Arata*, atteint de double cataracte,
« dont l'une était imparfaite; l'opération fut
« heureuse, et pendant trente ans qu'il vécut, non
« seulement il ne vint point une nouvelle cata-
« racte, mais le petit nuage qui se trouvait au mo-
« ment de l'opération disparut complétement. Dès
« lors mon incrédulité fut ébranlée, et je fis de
« nouvelles expériences qui me convainquirent et
« dont la plus concluante est la suivante.

« L'an 1791, le marquis *Carréga* me recom-
« manda un pauvre homme, âgé de soixante ans,
« affecté d'une double cataracte. J'opérai l'œil
« droit; l'opération fut si heureuse qu'il put re-

____

(1) Fra Pasquale. Op. cit. 109.

« commencer sa profession de muletier. Un an
« après, je le rencontrai, et, après avoir examiné
« ses yeux avec surprise, je lui demandai par qui
« il s'était fait opérer le gauche, il me répondit
« que personne ne l'avait opéré, et que la vue lui
« était revenue peu à peu. »

Maintenant je puis ajouter mon expérience à
celle de *Plenk*, d'*Elisée*, *Pasquale* et *Bowen*, car j'ai
maintenant huit cas tout-à-fait analogues aux leurs,
et je puis répondre par l'affirmative à la question
posée par *Richter* dans son premier fascicule d'observations chirurgicales, lorsqu'il dit : *an non caveri
possit jactura integri oculi tempestivè extrahendo cata-
ractam prioris.*

Je n'entends point ici donner l'explication des
phénomènes de la disparition de la cataracte, je
réserve cela pour un travail spécial ; mais je vais
citer quelques faits observés avec soin et qui me
sont propres.

OBSERVATION Ire.

*Double cataracte, complète à gauche, commençante à
droite : opération, amélioration de la vue à droite.*

M. Martignon, agé de quarante-neuf ans, né et
habitant à la Havane, me fut adressé par le docteur Mariano Paz Gomez, ancien médecin, aux
Molluques et dont j'avais opéré le frère, en 1821,

à Paris. A la suite d'une ophthalmie très violente, M. Martignon fut brusquement atteint de cataracte compléte à l'œil gauche. Pendant trois ans, l'œil droit fut exempt de tout obscurcissement ; mais le malade ayant été atteint d'une nouvelle ophtalmie, il s'aperçut avec effroi que le cristallin droit commençait à perdre de sa transparence. Après avoir terminé quelques affaires pressantes qu'il avait eu en Espagne, il vint me consulter à Paris et me proposer de le débarrasser de la cataracte gauche, en attendant que la droite fut prête à opérer.

Je l'opérai dans les premiers jours de septembre mil huit cent trente-deux, en présence de MM. Bennati, Schultz, Mariano Paz Gomez, Bertolini et autres : la cataracte était intense et difficile à broyer; j'en vins cependant à bout, en procédant d'après les règles indiquées ci-après. Aucun accident ne vint compliquer cette opération. Au bout de quarante jours le malade put sortir, et je ne fus pas peu étonné en voyant que le cristallin droit avait repris presque sa transparence ordinaire. Ce mieux être s'est soutenu, et M. Martignon préfère se servir de cet œil pour lire et pour écrire que de l'œil opéré, parce qu'il peut le faire sans avoir besoin de lunettes, ce qui n'a pas lieu avec l'oeil privé de son cristallin.

OBSERVATION II.

Double cataracte, vue complétement abolie à droite, vue assez bonne à gauche. Opération, amélioration sensible de l'œil non opéré.

M. le baron Vasal d'Odessa, dont il a déjà été question dans ce travail, âgé de cinquante ans, fort, actif, sanguin, hémorrhoïdaire, contracta, il y a une dixaine d'années, une double ophtalmie dans les steppes de la Crimée, dont les suites provoquèrent l'opacité des deux cristallins, mais à un degré assez peu avancé, car le malade pouvait encore lire et écrire avec les deux yeux lorsqu'il vint se soumettre au traitement du docteur Gondret qui, comme je l'ai dit plus haut, ne produisit aucun résultat.

L'œil droit s'étant complétement obscurci après son retour en Russie, il se décida à revenir en France pour se faire opérer, et il me fut adressé par M. Biett. L'opération fut pratiquée, le 4 décembre 1834, en présence de MM. Biett, de Barive, Branzeau, Villemiez et autres. J'étais prévenu d'avance que j'aurais affaire à une cataracte molle. A peine l'aiguille fut-elle introduite que j'en acquis la certitude ; mais je rencontrai en même temps un noyau solide qui échappa plusieurs fois aux tentatives de dépression ; cependant il fut précipité dans les masses de l'humeur vitrée et le malade vit immédiatement.

Rien n'entrava cette opération. Au quarantième jour, M. Vasal voyait parfaitement de cet œil ; mais, pressé de jouir, il fatigua son organe en essayant toutes sortes de lunettes ; trois mois après, il fut obligé d'en suspendre l'usage, car il se manifestait quelques symptômes amaurotiques contre lesquels nous dirigeâmes de concert avec mon honorable ami, le professeur Sanson, un traitement approprié.

Mais, pendant ce temps, je constatai une diminution notable dans la cataracte de l'œil gauche, au point que M. Vasal éprouva une amélioration très remarquable dans la vue et put lire des caractères très fins, surtout en les regardant de côté.

M. Vasal repartit pour la Russie, et j'ai appris que, non seulement, il voit bien de l'œil opéré, mais encore que l'amélioration éprouvée à gauche se soutient.

OBSERVATION III.

Cataracte complète de l'œil droit, nuage très appréciable dans la capsule du cristallin gauche ; opération heureuse, guérison des deux yeux.

M. Pellissier de Pondicherry, âgé de 50 ans, d'un tempérament sec et bilieux, eut l'œil droit complétement cataracté, à la suite d'une inflammation grave de l'œil.

Quelque temps après, il éprouva quelque trouble dans l'œil gauche. Justement alarmé de son état, il vint en France réclamer les conseils des hommes de l'art, et il me fut adressé par mon excellent ami, le docteur Sellier.

On l'avait décidé, en province, à attendre l'obscurcissement complet de l'œil gauche, avant de se soumettre à une opération. Lorsque je lui affirmai qu'un certain nombre de cas m'autorisait à espérer qu'en détruisant la cataracte droite, on pouvait guérir, ou tout au moins arrêter les progrès de l'opacité commençante à gauche, il se soumit immédiatement à l'opération, et elle fut pratiquée dans la maison de santé de M. Dufresnoy, en présence de MM. Sellier, médecin ordinaire du malade, Furnari, Bergue et Dufresnoy.

Je rencontrai encore une cataracte molle, dont le broiement ne fut point sans difficulté. La cataracte, broyée, fut livrée à l'absorption. Celle-ci ne fut point complète, car il fallut, deux mois après, recourir à une seconde opération qui amena la résorption complète de la cataracte. Cette opération fut donc heureuse ; mais ce qui en fit apprécier davantage le résultat, ce fut la disparition complète de l'opacité à gauche. Je pourrais multiplier ces exemples, mais, joints à ceux de Bowen, de Pasquale, ils suffisent à prouver l'influence de l'opération de l'œil complétement cataracté sur celui qui commence à le devenir.

Dans les trois cas que je viens de citer, j'ai eu affaire à des cataractes molles.

Les cataractes de cette espèce sont, malheureusement, très fréquentes, et l'on peut poser en principe que rien n'est plus rare que de rencontrer une cataracte entièrement solide avant l'âge de trente-cinq ans. De nombreuses dissections, un plus grand nombre encore d'opérations, pratiquées sur l'homme, m'ont prouvé, jusqu'à l'évidence, que le professeur Scarpa avait raison en annonçant que le plus grand nombre des cataractes manquaient de solidité, quoique M. Dupuytren ait annoncé le contraire dans ses leçons cliniques insérées dans *la Clinique des hôpitaux* (1827).

C'est la fréquence de cette espèce de cataracte qui, en offrant un grand nombre de difficultés pour l'abaissement, avait conduit notre illustre maître à employer le broiement du cristallin, toutes les fois qu'il ne pouvait le déprimer en masse. En effet, le cristallin et sa capsule sont si mous et si friables, tandis que la zonule ciliaire et la hyaloïde offrent une si grande résistance, qu'en présentant l'aiguille par le dos sur l'opacité cristalline, la capsule se rompt, et l'instrument pénètre en totalité dans le cristallin, en le partageant en plusieurs fragmens. A peine cette rupture est-elle pratiquée que l'on voit le cristallin, tantôt fluide, tantôt caséeux, se répandre au dehors, en partie, ou en totalité. Dans le premier cas, l'humeur aqueuse est troublée en totalité, la pointe de l'aiguille n'est plus apparente, et il n'est pas rare de voir de jeunes opérateurs embarrassés au point de ne pouvoir pas continuer l'opération.

Si l'humeur aqueuse ne se trouble pas, et si le cristallin se sépare en grands lambeaux flottans, au moyen d'une aiguille très courbe, l'on peut chercher à accrocher les plus gros fragmens, et les porter au fond de l'œil.

Cette manœuvre est cependant très difficile, et l'on a plus d'avantage à les faire passer dans la chambre antérieure, pour les exposer à l'action de l'humeur aqueuse, que les belles expériences du professeur de Pavie ont prouvé être le meilleur dissolvant possible, ce qui en facilite l'absorption. Pour arriver à ce but, il est bien important de se pénétrer de l'anatomie chirurgicale de l'œil, dont nous avons, ailleurs, dans un article ébauché les caractères les plus saillans. Le point fondamental consiste à briser le cristallin et ses enveloppes en un aussi grand nombre de fragmens que possible. A cet effet, il faudra, au moyen de l'aiguille, décrire des arcs de cercle, et des cônes dont la base correspondra à l'extrémité de l'aiguille, et le sommet à la tige qui appuie sur le trou de la sclérotique. Les circonvolutions coniques seront d'autant plus étendues que l'on portera l'aiguille plus en avant du côté de l'angle interne de l'œil. En la retirant, on les amoindrira, et, par ce moyen, l'on sera sûr d'avoir attaqué le cristallin dans tous ses diamètres, et de l'avoir rompu en un nombre de fragmens suffisamment ténus pour les faire passer à travers la pupille, dans la chambre antérieure, en suivant toujours, dans cette manœuvre, un mouvement de rotation de haut en bas, et jamais d'arrière en avant. Par de petits mouvemens saccadés, on accroche les lambeaux flottans du cristallin ou de la capsule, et on les jette dans la chambre antérieure.

Dans cette espèce de cataracte, il est excessivement important que l'opérateur fasse attention, en introduisant l'aiguille, de ne point pénétrer entre la capsule et le cristallin ; car, il pourrait bien, ainsi que cela est arrivé plusieurs fois, briser le cristallin, sans intéresser la capsule.

Il serait à souhaiter que ceux qui ont blâmé la courbure de l'aiguille de Scarpa, et son arête tranchante, pussent juger de ses effets. En effet, rien n'est plus facile que d'accrocher les fragmens du cristallin avec une aiguille dont la pointe est très courbe et très déliée ; au moyen de rotations habilement combinées, on roule les lambeaux flottans de la capsule, et rien n'est plus facile alors que de les immerger dans l'humeur aqueuse. Depuis longtemps, j'emploie même une aiguille beaucoup plus courbe que celle du professeur Scarpa, et quelques essais faits avec celle de M. Bretonneau de Tours, dont la courbure est plus considérable encore, m'engagent à l'adopter d'orénavant.

J'ai dû entrer dans quelques développemens sur l'abaissement des cataractes molles, non seulement parce qu'elles sont les plus difficiles à opérer convenablement, mais aussi parce que quelques personnes, au nombre desquelles il faut placer M. Sichel, pensent qu'il faut pratiquer l'extraction lorsque le cristallin est mou. Cette opinion est toute spécieuse, et n'a de valeur que contre les individus qui ne pratiquent point le broiement convenablement. Mais, si on suit exactement les principes que je me suis efforcé de tracer, soit dans le *Bulletin thérapeutique*, soit dans mon enseignement particulier, on verra que s'il est des cas où l'abaissement est une supériorité sur l'extraction, c'est lorsque les cataractes sont molles. Je me réserve de traiter cette question dans le parallèle des méthodes.

RECHERCHES PRATIQUES

SUR LES CAUSES

QUI FONT ÉCHOUER L'OPÉRATION

DE LA CATARACTE

PRATIQUÉE SELON LES DIVERS PROCÉDÉS.

CHAPITRE PREMIER.

Ce n'est pas tout que d'avoir un œil exercé, une main sûre et prompte, pour pratiquer avec succès l'opération de la cataracte ; il est une foule de petits accidens qu'il faut prévoir, des causes d'insuccès qu'il convient de savoir éloigner, et qui sont souvent indépendantes du chirurgien ; car malheureusement il est des circonstances où tout fait pressentir un succès complet, tandis que les suites sont loin de répondre aux espérances qu'avaient pu faire naître l'habileté dans l'opérateur, la promptitude dans l'exécution et la sûreté de ses manœuvres. Il est des chirurgiens dont rien n'égale la dextérité dans le manuel de l'opération de la cataracte, et dont les revers sont désespérans. (1)

---

(1) Je compte publier bientôt le parallèle des méthodes d'opérer la cataracte, avec des tableaux synoptiques.

Dans l'intention d'être utile à mes confrères, à ceux surtout qui débutent dans la pratique de cette opération, j'ai entrepris d'examiner les diverses causes qui peuvent la faire échouer, quel que soit le procédé mis en usage. Je dis *quel que soit le procédé*, car la plus grande hérésie chirurgicale du siècle consiste, selon moi, à vouloir adapter une méthode exclusive à tous les cas, en faisant plier les formes variées d'une maladie sous l'inflexible volonté d'une idée préconçue. Aussi m'éleverai-je toujours contre cet aveugle empirisme, et sans tenir compte des grands noms qui ont fait pencher la balance en faveur de tel ou tel procédé opératoire, je rechercherai la vérité basée sur l'expérience et prouvée par des faits authentiques. En suivant cette marche, et guidé par un éclectisme chirurgical indépendant de toute prévention, j'espère atteindre à mon but avec honneur et impartialité. Après une profession de foi de cette nature, qu'il me soit donc permis d'exprimer mon opinion avec franchise, bien décidé que je suis, à la dépouiller de toute personnalité, pour ne la sacrifier qu'à l'évidence des faits.

La plupart des méthodes opératoires pour opérer la cataracte sont bonnes, quand elles sont mises en pratique par un homme habile, et qui a acquis une expérience assez étendue dans cette branche de la chirurgie. S'il est des cas cependant où il n'est pas indifférent d'employer un procédé pour un autre, il en est aussi où, à dire vrai, il y a autant de chances de succès pour l'une que pour l'autre des méthodes d'opérer. Dans ce cas, l'opérateur doit choisir celle qui lui est la plus familière ; car ce serait, à mon avis, une erreur très grande et peut-être bien funeste que de faire perdre au chirurgien les avantages réels que l'expérience et l'habitude lui promettent par le procédé de son choix, en lui en imposant un autre dans lequel il serait moins exercé. Je n'ai pas l'intention de tracer ici l'histoire des diverses manières de pratiquer l'opération de la cataracte, je renvoie pour cela aux ouvrages didactiques. Le parallèle des méthodes est encore plus éloigné de mon but, car il ne peut y avoir de comparaison exacte, que lorsque l'on peut étudier les effets et les résultats des divers procédés, dans les cas qui offrent la plus grande analogie, et l'on ne me contestera pas que cette ressemblance est non seulement bien rare à rencontrer, mais encore très difficile à saisir.

Quoique je sois persuadé que l'opération de la cataracte soit une des plus délicates et les plus difficiles de la chirurgie ; quoique elle exige le plus haut degré de dextérité et de finesse, *oculo manuque*, je crois qu'elle doit rentrer dans le domaine de la pratique de tout chirurgien qui étudie avec soin cette partie importante de la médecine opératoire. Mais, avant de tenter l'opération sur l'homme vivant, il faut faire de nombreux essais sur le cadavre et sur les animaux ; c'est surtout sur ces derniers qu'il importe de s'exercer pour acquérir

la connaissance de la résistance des tissus à l'instrument tranchant, et des phénomènes traumatiques que les instrumens tranchans ou piquans
développent sur l'œil, ou ses annexes, pendant l'o-
pération. Les ophtalmologistes allemands, auxquels
la science est redevable de si utiles découvertes,
ont inventé des instrumens destinés à contenir des
yeux de mouton et de porc, au moyen desquels on
peut s'exercer dans le manuel des diverses méthodes. La plus utile et la plus parfaite de ces machines, connue sous le nom d'*ophtalmo-fantôme*, est
due au docteur Albert Sachs. On peut en trouver la description exacte dans la traduction de l'ouvrage de Weller (1). Depuis plusieurs années, j'ai
été à même d'apprécier les avantages de ces mas-
ques, destinés à la manœuvre des opérations oculaires. Je renvoie, du reste, pour plus amples détails, à l'intéressante dissertation, publiée sur ce
sujet, par Reisinger (2). Le modèle de cet instrument a été communiqué, par moi, à M. Charrière,
et l'on peut facilement s'en procurer chez cet habile fabricant.

Malgré toutes les précautions et les essais dont
nous venons de parler, la plupart des jeunes chirurgiens sont embarrassés dans les premières opé-

---

(1) Weller, *Traité des maladies des yeux*, traduit par Riester, tome
II, page 265.

(2) Diss. de exercitationibus chirotechnicis et de constructione atque usu phantasmatis, in ophtalmologia. Goett, 1814.

rations de cataracte ; car la mobilité et la sensibilité de l'œil rendent très-difficile l'introduction de l'instrument tranchant ou piquant, pour peu qu'il y ait d'hésitation dans la première manœuvre. Ceux qui ont beaucoup vu mettre en pratique les diverses manières d'opérer la cataracte, s'accordent à dire qu'il faut surtout savoir apprécier le moment favorable pour attaquer l'organe; c'est ce que l'on appelle l'étude du temps : en appliquant, à cette signification pour la chirurgie, celle adoptée par le maître d'escrime.

Il est encore une précaution indispensable sur laquelle j'insisterai surtout, c'est de savoir apprécier les modifications diverses qu'apportent, à la couleur des instrumens, les tissus et les humeurs que l'on traverse, selon le degré varié de profondeur ou d'éloignement auquel ils se trouvent : cette connaissance est de la plus haute importance pour tenir l'instrument, piquant ou tranchant, dans une direction convenable, et empêcher qu'il ne laboure les tissus.

Les principales méthodes d'opérer la cataracte sont l'abaissement, qui est la plus ancienne ; l'extraction, qui date de moins loin, et la kératonyxis, qui est toute récente ; c'est-à-dire qui a commencé quelques années avant la moitié du siècle passé, à moins toutefois que l'on ne veuille considérer comme une opération de kératonyxis celle que rapporte Mayerne Turquet, et qui fut exécutée par une femme anglaise sur le fils du comte de Warwich en

1690 (1). Ces trois espèces d'opérations ont toutes pour but de déplacer, de chasser, ou de broyer le cristallin et ses annexes devenus opaques ; mais elles sont elles-mêmes susceptibles de subdivisions que nous allons exposer dans le tableau ci-après.

Les causes qui peuvent faire échouer une opération de cataracte, quel que soit le procédé mis en pratique, sont de natures bien différentes : les unes sont inhérentes aux procédés eux-mêmes ; les autres sont produites par des accidens prévus ou imprévus, arrivés pendant ou après l'opération, et que l'on n'a point pu combattre victorieusement. Il en est d'autres qui sont dues à la constitution des sujets, à la forme de l'œil, à l'incertitude du diagnostic de l'espèce de cataracte, au choix inopportun de la méthode opératoire, à la défectuosité des instrumens, à la mauvaise position des malades pendant l'opération ; enfin au traitement consécutif. Elles peuvent être classées dans l'ordre suivant :

1º Accidens propres à toutes les espèces d'opération de cataractes ;

2º Accidens propres à chaque procédé en particulier, et qui seront énoncés en examinant ce procédé lui-même.

Afin de graver dans l'esprit des personnes qui étudient la chirurgie oculaire, une véritable idée de l'influence que ces accidens peuvent avoir sur la réussite de l'opération, je me propose de les exa-

____

(1) Theod. Mayerne Turquet. Praxis medica. London, 1690.

miner en détail et avec la plus grande attention. Je ferai ensuite tous mes efforts pour indiquer le traitement le plus favorable pour les combattre, ainsi que les ressources fournies par la médecine opératoire, afin de les éviter, ou pour tâcher d'y remédier. Cette entreprise est grande sans doute, et nécessite des connaissances plus étendues et plus profondes que les miennes; heureusement les leçons et les conseils de nos maîtres sont encore présens à notre mémoire, et c'est surtout les résultats de leur expérience que je présenterai à mes lecteurs. Dans l'exposé des faits qui me seront indispensables comme preuves, ou comme exemples, je n'invoquerai ceux qui me sont personnels, que lorsqu'ils me sera impossible de m'en abstenir.

Afin de rendre plus appréciables les deux grandes divisions principales que nous avons apporté dans l'énumération des causes qui font échouer l'opération de la cataracte, nous avons dressé, ci-contre, un tableau synoptique, indiquant les divisions des diverses méthodes *de pratiquer cette opération*.

TABLEAU SYNOPTIQUE

ET DIVISIONS DES DIVERSES MÉTHODES D'OPÉRER LA CATARACTE.

MÉTHODE SIMPLE.

DÉPLACEMENT DU CRISTALLIN HORS DE SON AXE VISUEL.

1° Abaissement proprem. dit. — Scléroticonyxis, en pénétrant par la sclérotique et en attaquant le cristallin par sa face antérieure.

2° *id.* *id.* — Sclérotico-hyalonixis, en pénétrant par la sclérotique à quatre lignes environ de son insertion avec la cornée, traversant la membrane hyaloïde et attaquant le cristallin par sa face postérieure.

3° Broiement sclérotidien, ou discision. . . . . . — Procédé par lequel le cristallin et ses annexes sont mis en morceaux, et soumis à la résorption suivant les méthodes de Barbette, de Scarpa et d'Adams, avec l'aiguille droite, la courbe, ou le petit couteau tranchant d'Adams.

4° Rétroversion ou Réclinaison — Modification apportée à l'abaissement par Günzius et Willburg, par laquelle le cristallin est déplacé hors de son axe, la face antérieure de la lentille se trouvant placée en haut et la face postérieure en bas.

MÉTHODE SIMPLE.

EXTRACTION DU CRISTALLIN ET DE SES ENVELOPPES.

Extraction proprement dite, ou kératomie. . . . . . .

1° Avec incision à la partie inférieure de la cornée transparente, méthode Arabe renouvelée par Saint-Yves et par Daviel.

2° Avec incision à la partie supérieure de la cornée, méthode du baron de Wenzel, de Santarelli, renouvelée par Iœger, de Vienne;

3° Avec incision aux parties latérales de la cornée, procédé inventé par le baron de Wenzel.

MÉTHODE COMPOSÉE.

MÉTHODE MIXTE.

1° Kératomi-réclinaison. . . — Kératomi-réclinaison, méthode Égyptienne; incision de la cornée à sa partie inférieure, et renversement de la lentille cristalline avec une petite spatule d'or.

2° Sclérotomi-réclinaison. . . — Méthode de Gensoul de Lyon, en incisant la sclérotique à une ligne de son insertion à la cornée, et abaissement du cristallin avec la curette de Daviel, comme dans la méthode Égyptienne.

3° Sclérotomi-dépression. . . — Méthode de Giorgi d'Imola, avec incision latérale de la sclérotique, au lieu d'élection pour l'abaissement ordinaire; immersion du cristallin dans l'humeur vitrée avec un couteau-pince lancéolé, avec lequel l'on peut extraire la capsule au besoin.

4° Kératomi-scléroticonyxis. — Incision à la partie inférieure de la cornée pour extraire la capsule cristalloïde, en même temps qu'une aiguille introduite comme dans la scléroticonyxis ordinaire, broie le cristallin, procédé d'Adams, renouvelé par Quadri.

KÉRATONYXIS.

Kératonyxis et ses modifications

1° Ponction simple de la cornée à la partie inférieure ou latérale; abaissement antéro-postérieur, méthode de Col de Villars, de Gleize, Conradi, Buchorn, revendiquée à tort par Dupuytren, Demours et Montain.

2° Ponction de la cornée avec broiement du cristallin et de sa capsule, abandonnant les fragmens à la résorption sans les déplacer (méthode de Saunders), ou en les projettant dans la chambre antérieure (méthode de Jœger).

3° Ponction de la cornée avec perforation de la capsule dont les deux feuillets deviennent adhérens, lorsque l'on a évacué l'humeur laiteuse (méthode de Saunders pour la cataracte congéniale), employée avec succès par Farre, Travers et modifiée par Carron du Villards.

D'après le tableau que nous venons d'indiquer un peu plus haut, l'opération de la cataracte doit être partagée en trois grandes catégories, qui peuvent elles mêmes fournir des modifications opératoires, assez tranchées pour former autant des méthodes diverses.

Ces principales catégories ou divisions sont :

A. Le déplacement du cristallin opaque de l'axe visuel, et qui se pratique : 1º en pénétrant dans l'œil à travers la sclérotique et en y immergeant le le cristallin dans le corps vitré ; c'est l'abaissement proprement dit, ou scléroticonyxis. 2º. A travers la sclérotique, en faisant la ponction de cette tunique beaucoup plus loin que dans l'abaissement ordinaire, à trois lignes au moins de son union avec la cornée, en traversant la membrane hyaloïde pour attaquer le cristallin par la face postérieure. Cette méthode, proposée et exécutée par Bowen, se nomme sclérotico-hyalonyxis. 3º. Le broiement au moyen duquel, en suivant les règles de l'abaissement proprement dit, on broie et l'on triture le cristallin et ses annexes, dont les fragmens sont abandonnés dans la chambre postérieure, ou jetés, en partie ou en totalité, dans la chambre antérieure pour faciliter leur absorption, soit que l'on suive la méthode de Scarpa, soit que l'on exécute celle d'Adams, qui consiste à couper le cristallin avec un petit couteau-aiguille. 4º. Par la rétroversion ou réclinaison, procédé dans lequel le cristallin est déplacé hors de son axe, de manière que la face antérieure de l'organe vienne se placer en haut, et la face postérieure en bas.

5°. Par la kératomi - réclinaison, méthode usitée en Egypte depuis un temps immémorial, et dont les détails m'ont été transmis en 1820 par mon ami le docteur Herbeer, dont j'ai été à même de vérifier l'exactitude dans les lettres écrites du Caire par M. le docteur Pariset, et insérées dans le *Moniteur*. Ce procédé, ainsi que l'indique son nom, est un opération mixte qui consiste à inciser avec une lancette, garnie de linge, la cornée transparente dans le lieu indiqué par Daviel; puis à introduire une petite spatule d'or, plate, au travers de la solution de continuité de la cornée, pour abattre le cristallin de haut en bas, et le plonger dans le corps vitré.

6°. Par la sclérotomi-réclinaison, qui ne diffère du procédé égyptien qu'en ce que l'on fait la section de la sclérotique à la partie inférieure, à une ligne de son union avec la cornée transparente.

7°. Enfin par la méthode du professsur Giorgi, d'Imola, laquelle est encore un procédé mixte, consistant à inciser la sclérotique dans le lieu d'élection pour l'abaissement ordinaire, avec un couteaulance, à deux lames, formant pinces, s'ouvrant et se fermant à volonté, et au moyen duquel on peut non seulemnt abaisser le cristallin, mais encore l'extraire au besoin, en partie ou en totalité avec sa capsule.

B. L'extraction du cristallin et de ses enveloppes ; cette méthode évidemment connue des anciens, mais oubliée depuis long-temps, jusqu'au moment où elle fut remise en pratique par Saint-Yves et Daviel, s'exécute : 1°. en incisant la cornée transparente à sa partie inférieure, avec un seul ou plusieurs instrumens, comme le faisait le chirurgien de Marseille, et à sa partie supérieure, à droite, à gauche ou latéralement, comme le pratiquaient Wenzel et Santarelli (1). 2° En faisant une ouverture aux divers points de la sclérotique, comme le proposait Benjamin Bell, qui fit ses expériences sur le cadavre ; et comme l'exécutèrent Earle et Lobenstein qui opérèrent sur le vivant. Quadri incise la sclérotique à l'angle externe, à deux lignes de la cornée avec le couteau de Wenzel : il introduit par cette ouverture, un instrument en forme de pince dont il applique une branche sur la face antérieure du cristallin, et l'autre sur sa face postérieure, en enlevant ainsi le corps et sa capsule. Enfin, en mettant en usage une méthode mixte, proposée et exécutée par Adams, et successivement par Quadri, qui consiste à inciser la cornée à sa partie inférieure, pour aller chercher la capsule du cristallin, en même temps qu'une aiguille, introduite dans le lieu d'élection pour la scléroticonyxis, broie et réduit en pièces la lentille.

C. La Kératonyxis, ou abaissement antéro-postérieur, soit que la cornée soit percée en haut, en

---

(1) Santarelli, *Ricerche per facilitare l'estrazione della Cateratta*, Vienne, 1798, in-8°.

bas, en côté par les méthodes de Col de Villards, de Conradi, Buchorn, Montain, en déprimant la cataracte en masse avec ses annexes : soit qu'on la brise ainsi que le pratiquaient Saunders, Farre, en laissant la capsule en place, ou en broyant le tout, comme l'exécutent Travers, Tyrrel, ou selon la modification que j'ai apportée à ce procédé.

CHAPITRE II.

ACCIDENS PROPRES A TOUTES LES ESPÈCES D'OPÉRATIONS DE CATARACTE.

Quelle que soit la méthode dont on ait fait choix pour opérer la cataracte, il est des accidens qui en sont tout à fait indépendans ; ils s'observent aussi souvent dans l'abaissement qu'après l'extraction : on aurait donc grand tort de les attribuer plutôt à une méthode qu'à une autre. La vérité garde un juste-milieu, et ce serait une grande et fatale prévention que de reprocher à un procédé la fréquence des accidens qui accompagnent souvent son exécution, tandis que l'expérience prouve à ceux qui mettent indistinctement en pratique toutes les méthodes, qu'ils peuvent survenir à la suite de chacunes d'elles. Ces accidens peuvent-être classés dans l'ordre suivant :

1º Les erreurs de diagnostic de l'espèce de cataracte, ses adhérences méconnues, et l'incertitude de ses complications.

2º Le choix d'un procédé peu convenable.

3º La position désavantageuse du malade pendant l'opération, et celle-ci pratiquée sur les deux yeux en même temps.

4º La défectuosité des instrumens employés.

5º L'influence de quelques maladies, et les phénomènes morbides qui se manifestent pendant et après l'opération.

6º Le concours d'une saison défavorable et le mauvais état de l'œil.

7º L'hésitation dans le traitement consécutif, ou l'usage peu approprié des moyens thérapeutiques.

8º Enfin, l'exposition prématurée de l'œil opéré à la lumière.

CHAPITRE III.

ERREURS DE DIAGNOSTIC DE L'ESPÈCE DE CATARACTE ET DE LA NATURE DE SES ADHÉRENCES.

Ce n'est point ici le lieu de faire l'histoire des différentes espèces de cataracte. Je renvoie pour cela aux ouvrages de Beer, Richter, Scarpa et Guthrie, ainsi qu'à un mémoire qu'a récemment fait insérer dans un ouvrage périodique mon ami le docteur Jules Sichel (1).

Mais comme il est fort avantageux, pour le succès de l'opération, de connaître à quelle espèce

---

(1) Lancette française, 1833.

de cataracte l'on a affaire, afin d'augmenter les chances de réussite : je vais entrer dans quelques détails à ce sujet, puisque le résultat du diagnostic, peut faire choisir un procédé de préférence à un autre. En effet, il est facile de concevoir que si l'on avait les moyens de s'assurer si la cataracte est membraneuse ou non, on prendrait d'avance les précautions convenables pour détruire en même temps le cristallin et sa capsule ; car, ce n'est point sans augmenter les probabilités de la chute du corps vitré qu'on tente de retirer de l'œil une capsule opaque, lorsqu'on a déjà extrait le cristallin. Malheureusement, le diagnostic est souvent bien difficile et bien obscur ; il est aisé de s'en convaincre en lisant tout ce qui a été écrit de contradictoire à ce sujet. Aussi le professeur Scarpa (1) disait-il : qu'à l'exception de la cataracte congéniale, qui est toujours fluide en totalité ou en partie, et la cataracte membraneuse consécutive à la dépression ou à l'extraction du cristallin, il ne croyait pas qu'il fût toujours possible de déterminer d'avance la consistance de cette lentille, Adams (2) s'élève avec force contre l'opinion du professeur de Pavie, et pense que dans tous les cas, un oculiste exercé se trompera rarement sur la nature de l'altération

---

(1) Scarpa, lettera diretta al professore Maunoir negli opusculi, page 165.

(2) W. Adams Pratical, inquiry into frequent failure of the operation of cataract, pag. 261 et 26.

cristalline. Les deux auteurs sont également éloignés de la vérité, et je crois que l'on peut appeler de leur arrêt. En effet, le professeur Scarpa (1) ayant adopté exclusivement l'abaissement, ne donnait que peu d'attention à la nature de la cataracte. « Que m'importe, disait-il, la connaissance exacte « des altérations du cristallin et de ses annexes, « puisque, lorsque j'ai introduit mon aiguille à cro- « chets, si la lentille est fluide, molle, caséeuse, je « la romps avec facilité, et je pousse ses fragmens « dans la chambre antérieure; tandis que, si elle « est dure et résistante, je la plonge dans le corps « vitré. » Adams, à son tour, en déclarant qu'un homme exercé ne peut pas faire des erreurs de diagnostic, se trouve en peine de tracer les règles à suivre pour reconnaître la nature du cristallin, et élude la question, en disant : « Cette facilité de diagnostic « ne peut être ni décrite ni figurée, et l'on n'y par- « vient qu'avec de l'habitude, de l'expérience et du « tact. » Sans vouloir accorder trop de confiance aux signes indiqués par les auteurs comme caractéristiques, je crois cependant que l'on peut en tirer parti avec avantage, pour établir des présomptions puissantes en faveur de tel ou tel diagnostic. Les recherches pour acquérir une certitude suffisante sont d'autant plus importantes, selon moi, que l'on ne peut, et que l'on ne doit pas toujours employer la même méthode opératoire. Ainsi, quand

____

(1) Scarpa. Op. cit. p. 166.

on rencontrera un cristallin d'un gris cendré, à reflet opalin, coloré uniformément; quand en l'examinant avec une forte lentille, on n'y verra aucune oscillation ou mouvement intérieur, l'on pourra presque être certain à l'avance que le cristallin est résistant. Les mêmes conséquences pourront se tirer, lorsqu'on apercevra une couleur jaunâtre, légèrement mate, et dans laquelle la figure de l'examinateur ne vient point se réfléchir. Les teintes foncées, brunes, indiquent, dans la plus grande partie des cas, une consistance solide dans le cristallin; chez les vieillards, la cataracte nacrée, uniforme, est presque toujours à l'état solide, tandis que le contraire a lieu chez les enfans et les adultes, et je puis affirmer, avec le professeur Scarpa, de n'avoir jamais rencontré de cataracte entièrement solide avant l'âge de trente à trente-cinq ans, si ce n'est deux ou trois cataractes pierreuses, occasionnées par de violentes ophtalmies varioleuses, et que l'on est presque toujours sûr de reconnaître à leur teinte café au lait marbré. Les cataractes couleur blanc de lait, plus ou moins azuré, sont toujours molles, soit qu'elles soient formées par l'humeur de Morgagni, soit par la fonte complète du cristallin. Marc-Antoine Petit (1) dit que, dans ce cas, on peut rencontrer au milieu de l'humeur laiteuse azurée, un petit cristallin jaune et solide. En exa-

---

(1) Marc-Antoine Petit, *Leçons cliniques*, rédigées par M. Lusterbourg, page 44.

minant l'œil avec attention et au moyen d'une forte
lentille, on y remarquera une espèce d'agitation ou
de tremblement qui deviendra bien plus sensible
lorsque le malade remuera la tête. Ce phénomène
acquerra un degré d'évidence majeure si l'on frictionne la partie antérieure de l'œil à travers la paupière. Tout ce que nous venons de dire se rapporte
aussi aux cataractes d'un blanc jaunâtre. Dans la
cataracte membraneuse, au contraire, soit qu'elle
ait son siége à la partie antérieure du cristallin, soit
qu'il s'agisse de sa partie postérieure, la couleur
n'est jamais uniforme : Beer, Rosas, Jüngken, affirment que la couleur est toujours claire, jamais
uniforme, mais d'apparence tachetée, pointillée,
veinée ou bigarrée. Lorsque le cristallin se présente
à l'œil qui l'examine, avec une surface antérieure
lisse, brillante, réfléchissant fortement la lumière
et reflétant la figure de l'observateur, il est plus que
probable qu'il s'agit, dans ce cas, d'une cataracte
capsulaire, et qu'il est nécessaire de détruire avec
soin cette capsule, soit que l'on pratique l'extraction, soit que l'on choisisse l'abaissement. Un point
isolé, central, quelques veinules opaques, épar-
ses, à apparence cotonneuse ou de bissolite, indiquent une altération de la surface du cristallin, et
par conséquent de la capsule antérieure. Alors le
cristallin est presque toujours solide, excepté dans
les endroits opaques où il est légèrement ramolli.
Toutes les fois qu'il est d'une couleur mate, blanche ou jaune, comme recouverte de moisissure ou

semblable à la fumée, et lorsqu'une douce friction, pratiquée sur la paupière, lui imprime quelques oscillations, il faut redoubler de prudence si l'on pratique l'extraction, le cristallin pouvant sortir seul et entraîner après lui une hernie considérable de l'iris ou une chute de l'humeur vitrée.

Quant à la cataracte branlante, ce phénomène est dû à ce que le cristallin racorni flotte dans une capsule intacte, et non point, comme le croyait Cusson (1), parceque, la cristalloïde postérieure est détachée du corps vitré, et qu'il existe un commencement d'exfoliation. Toutes les fois qu'on aura affaire à une cataracte de cette cette espèce, je crois qu'il y aura de grandes chances défavorables à courir, en employant l'extraction. Enfin, lorsque les cataractes sont inégales, boursoufflées, et qu'elles envahissent presque toute la chambre postérieure, que leur surface est nuageuse et bosselée, l'on peut être presque certain de rencontrer une altération hydatiforme ou puriforme du cristallin, circonstance aussi fréquente dans la jeunesse que rare dans un âge avancé.

Au reste, les cataractes capsulaires sont bien moins fréquentes qu'on ne le croit en général, et M. Dupuytren est tombé dans une erreur bien grave en annonçant que la cataracte membraneuse est à la cristalline, dans le rapport de 1 demi. On ne saurait se défendre de croire qu'il ne se fût glissé ici quelque

---

(1) Cusson, *Dissertation sur la cataracte*, page 9.

erreur de rédaction ou d'impression, si ce fait avancé par le chirurgien de l'Hôtel-Dieu, n'avait été reproduit par la *Lancette française*, dans ses leçons cliniques publiées dernièrement, ainsi que dans le *Répertoire général d'anatomie et physiologie*, tome 3e. Sur 264 opérations de cataracte, pratiquées à l'Hôtel-Dieu, et dont un tableau synoptique a été dressé par M. Hippolyte Royer-Collard, on trouve seulement la désignation spéciale de cataracte membraneuse, rapportée quinze fois ; or, la différence de la proportion est bien autrement établie, et il y a loin des allégations aux faits : il faudrait, dans ce cas, fixer la proportion ainsi qu'il suit, 15 : 264 :: 1 : 16 3/5. Il suffit de lire les comptes rendus des cliniques oculistiques de Vienne et de Berlin, ou l'extraction est plus généralement employée, pour se convaincre de la rareté des cataractes capsulaires primitives. Ici, il n'y a pas d'erreur possible : aussitôt que le cristallin est enlevé, on peut juger de l'état de sa capsule ; tandis qu'avec l'aiguille par abaissement ou par broiement, l'appréciation est plus douteuse. L'opinion que j'avance reçoit un degré de certitude par les résultats observés dans le service de M. Roux à la Charité ; qui, ainsi qu'on le sait bien, pratique toujours l'extraction: sur 179 opérations faites par ce chirurgien, il n'a rencontré que cinq capsules opaques ; ce qui donnerait le rapport suivant : 5 : 179 :: 1 : 34 4/5.

Ces calculs, sur l'exactitude desquels on peut compter, m'ont été transmis par un jeune chirurgien qui promet de soutenir dignement un nom placé bien haut dans les fastes de la chirurgie oculaire, M. Théodore Maunoir de Genève. Ils recevront, du reste, un plus ample développement dans sa thèse inaugurale (1). Les faits recueillis à la Charité contrastent donc entièrement avec ceux qu'à mis en avant le professeur de l'Hôtel-Dieu.

Dans un ouvrage périodique, j'ai déjà fait sentir l'importance qu'il y avait de s'assurer avec soin des rapports de l'iris avec le cristallin ou ses annexes (2). Il faut donc, je le répète, mettre la plus grande attention dans ces recherches, car le choix du procédé et le succès de l'opération en dépendent. Ainsi, après avoir minutieusement examiné l'organe affecté à œil nu, ou à l'aide d'une loupe, et l'avoir considéré dans toutes les positions avec des degrés de lumière variés, afin de solliciter les contractions pupillaires, on pourra conclure qu'il n'existe aucune adhérence fâcheuse si la pupille se dilate et se contracte uniformément, si le trou de la prunelle n'offre aucun tiraillement, ou si une partie de celle-ci n'est point trop lente à revenir dans son type normal. On pourra tirer des inductions contraires toutes les fois que les mouvemens iriens seront bornés à une partie de l'iris, ou bien lorsqu'ils déformeront plus ou moins la pupille

---

(1) La thèse a paru pendant que ce travail était sous presse.
(2) *Bulletin Thérapeutique*, année 1833, page 83, tome V.

pendant leur action. Il faudra qu'on ait soin de vérifier si cette irrégularité de la pupille est constante,
si elle persiste après plusieurs contractions, et si
l'on peut reconnaître entre la capsule cristalloïde
et la face postérieure de l'iris les brides qui produisent cette déformation. Il n'est pas moins nécessaire
de fixer son attention sur la forme qu'affecte la pupille pendant ce moment de dilatation, afin d'en
pouvoir tirer plus tard les conséquences pratiques
indipensables au succès de l'opération. Mais un
opérateur prudent ne s'en tiendra point à cet examen préliminaire : il fera sagement d'obtenir, à
quelques jours d'intervalle, des dilatations variées
de la pupille, en employant des instillations graduées de solution de belladonne. Ces nouvelles
recherches lui fourniront de précieux avantages ;
d'abord celui de constater la forme habituelle que
prend la pupille pendant la dilatation, puis de
reconnaître les principaux points d'où partent les
liens anormaux qui entravent les contractions pupillaires ; enfin, il parviendra probablement à détruire ces adhérences par une violente dilatation
de la pupille ; ce dont j'ai été témoin plusieurs fois ,
et que l'on ne saurait révoquer en doute, puisque
l'action de la belladonne sur l'iris est telle, qu'en
sollicitant une dilatation prompte et énergique,
on réussit souvent à réduire une hernie de cette
membrane. Il ne faut point prendre pour résultat
des adhérences, la lenteur avec laquelle s'opèrent ,
dans mainte occasion , la dilatation ou la contrac-

tion de l'iris : cette paresse ou cette torpeur est due à l'influence mécanique qu'exerce sur l'iris un cristallin hypérémié, dont la convexité antérieure a détruit presque toute la chambre postérieure.

Tout ce que nous venons d'exposer, prouve jusqu'à l'évidence qu'il est du plus haut intérêt de bien connaître la nature de la cataracte et ses rapports avec les parties voisines. M. Guillié (1) avait bien apprécié toute la valeur de ce précepte, lorsqu'il disait : « Une chose importante à observer, c'est la « connaissance des complications dont la cataracte « est susceptible, complications desquelles dé- « pend le choix des méthodes curatives et même le « succès de traitement. Que le cristallin soit dur « ou mou, pierreux ou laiteux, un opérateur « exercé ne sera jamais arrêté pour n'avoir pas « connu antérieurment ces divers états, quelque « procédé opératoire qu'il mette en pratique. « Mais en sera-t-il de même pour ceux qui débutent « dans la carrière ? »

Si les complications de la cataracte se bornaient à celles que nous venons de décrire, il serait, en général, assez facile d'y remédier ; mais il n'en est que trop souvent autrement. L'amaurose ou goutte sereine, les affections de la rétine, les hydrophtalmies, les inflammations chroniques de l'œil, les ptérygions et autres végétations anormales, le trichiasis, le distichiasis, l'entropion, le scorbut et la

---

(1) Guillié, *Bibliothèque ophtalmologique*, page 55.

plique polonaise, sont autant de complications fâcheuses qu'on n'est pas assez heureux pour combattre toujours avec avantage, et qui peuvent compromettre le succès de l'opération le plus habilement et le plus heureusement exécutée.

J'ai attendu jusqu'ici pour parler de la cataracte noire, parce que cette maladie, étant si souvent confondue avec la goutte sereine, il est de la plus haute importance d'en faire connaître les caractères distinctifs, afin de redoubler d'efforts, pour que ceux qui en sont atteints, ne soient point condamnés à une nuit perpétuelle. Grâce à l'habileté de M. Wenzel père, le maréchal de Molk, de Vienne, déclaré amaurotique par Van-Swieten et de Haën, recouvra la vue par l'extraction d'une cataracte entièrement noire. M. Wenzel rendit le même service à M. Tonnelier, secrétaire des commandemens de Madame Adelaïde de France, qui avait été déclaré amaurotique et abandonné, comme tel, à une cécité absolue de plusieurs années, par les hommes les plus distingués de la capitale (1). Le fait suivant dont je suis redevable à l'obligeance de M. Graefe, et que j'avais déjà vu rapporté dans un journal (2), fera de plus en plus sentir la nécessité où l'on est de tenir le compte le plus scrupuleux des signes différentiels des deux affections qui nous occupent. S. A. R. le duc de Cumberland, frère du roi

---

(1) Wenzel, *Traité de la cataracte*, page 39 et 41.

(2) *Journal de chirurgie*, 10. Band, p. 3. H. fr. von Græfe.

d'Angleterre, ayant perdu complètement l'œil gauche depuis quelques années, s'aperçut que la vue de l'œil droit s'altérait de jour en jour, au point de ne pouvoir plus lire ni écrire. Malgré les soins les plus éclairés et le traitement le plus énergique, ses facultés visuelles allaient s'éteignant chaque jour davantage. Tout ce que la Grande-Bretagne avait de chirurgiens et d'oculistes recommandables, fut appelé à donner des avis à S. Altesse, et presque tous convinrent de l'impuissance des traitemens dirigés contre une affection qu'ils croyaient amaurotique. Réduit au désespoir par une décision aussi funeste et aussi unanime, S. A. se rendit à Berlin pour se confier aux soins de M. le professeur Graefe, dont la haute réputation est pleinement justifiée par les succès les plus brillans. La pupille était très noire, uniforme ; on n'y reconnaissait aucun reflet ni chatoiemens : l'iris était très impressionnable à la lumière ; il se dilatait et se contractait très régulièrement. Ces symptômes n'étant point assez concluans pour asseoir son opinion, le chirurgien berlinois chercha à obtenir la plus grande dilatation possible de la pupille au moyen de fortes doses de belladone. A peine y fut-il parvenu, qu'il reconnut dans la grande circonférence du cristallin un ou deux points blanchâtres et piquetés, qui ne lui permirent plus de douter que l'on avait affaire à une opacité foncée du cristallin. L'opération prouva la justesse et la sûreté de ce diagnostic, et, nonobstant la réunion de plusieurs circonstances fâcheuses, l'opération réussit au point que le malade put, en se servant de lunettes, lire, de loin et de près, avec une précision et une clarté qui ne laissèrent rien à desirer.

Il est bien constaté, aujourd'hui, que la mobilité ou l'immobilité de la pupille, n'est pas toujours un signe certain d'amaurose; mais il faut cependant remarquer que l'on rencontre un bien plus grand nombre d'amauroses avec paralysie de l'iris, qu'accompagnées du mouvement de ce dernier. Sa mobilité sera donc déjà un signe que l'on pourra prendre en considération, comme rassurant, surtout si la vue du malade peut s'exercer plus nettement, le soir et le matin, et plutôt dans les endroits obscurs qu'au grand jour. En examinant attentivement le cristallin, il est facile de voir qu'il a perdu sa transparence, et qu'il est réduit à un état amorphe du plus beau noir. En projetant sur lui un rayon lumineux, au moyen d'un miroir concave ou d'un prisme, on se convaincra aisément que la lumière ne le traverse point pour aller se réfléchir au fond de la cavité oculaire. « Si la « couleur noire du cristallin, dit M. Boyer (1), « dont tout le monde connaît l'esprit d'observation, « est un peu mélangée, le diagnostic est moins « obscur, et l'on peut, en examinant l'œil atten- « tivement, reconnaître la nature de la maladie. »

___

(1) Boyer, *Traité des maladies chirurgicales*, tome V, article Cataracte, page 500 à 509.

Les divers signes, dont il vient d'être question, fourniront un plus grand degré de probabilité, si l'on considère que les sujets affectés de cataracte noire, ont perdu la vue peu-à-peu, graduellement; tandis que l'amaurose, en général, débute rapidement, et suspend tout à coup les fonctions visuelles. Les malades, atteints de cataracte, voient mieux aussi sur le côté, par une raison physique qui est trop simple pour être expliquée. Je n'ai pu rencontrer ce fait chez plus de deux cents amaurotiques que j'ai examinés, avec soin, aux Incurables de Pavie, aux Invalides, à Bicêtre, à la Salpétrière et dans divers établissemens de bienfaisance de Paris et de France. Ainsi, pour moi, se trouvent tout-à-fait mises au néant les opinions attribuées, par Samuel Cooper, à Beer et à Richter, qui prétendent que, dans l'amaurose, il arrive fréquemment que le malade peut encore voir sur le côté, parce que, suivant eux, c'est le centre de l'œil qui paraît le plus souvent affecté; d'où il résulte, disent-ils, que la plupart des malades, atteints d'un commencement d'amaurose, voient mieux les objets de côté qu'en face.

Ce que je viens de dire est plus que suffisant pour empêcher de prendre une amaurose pour une cataracte noire. En supposant encore que cette erreur de diagnostic fut commise, qu'en arriverait-il? Quel est l'homme qui, après avoir inutilement essayé toutes les médications capables de le guérir d'une amaurose, refuserait de se soumettre à une opération peu douloureuse, sans danger, et qui pourrait peut-être fournir les mêmes résultats que celle pratiquée par Wenzel, au grand maréchal de Molk ? Dans cet état, il faudrait toujours, autant que possible, faire l'extraction, parce que le cristallin pouvant être alors examiné, on saurait à quoi s'en tenir sur le succès probable de l'opération.

Malheureusement, l'amaurose peut exister en même temps qu'une cataracte ordinaire, et c'est à cette complication qu'il faut attribuer l'insuccès d'un grand nombre d'opérations. On ne saurait donc trop prendre de précautions pour en reconnaître la co-existence. Il importe que le malade soit examiné avec soin, par une foule d'expériences et d'interrogations, afin de constater comment la cécité s'est produite, et à quel degré la vision s'exerce encore. Pendant cet examen, il est bon de se défier, en général, des assertions des malades qui, dans le désir d'être soumis à une opération, dont ils espèrent beaucoup, trompent le chirurgien sur le véritable état de leur vue. Quand il s'élève des soupçons sur leur véracité, je crois qu'on doit ajourner l'opération, et les examiner au moment où ils y pensent le moins et sans qu'ils s'en aperçoivent.

Lorsqu'il existe une hydrophtalmie conjointement avec la cataracte, il faut être excessivement réservé dans le choix du procédé à employer. Souvent, après l'opération, les malades ne voient

point ; plus souvent encore l'affection augmente et
dégénère en Buphtalmie. D'autres fois, plusieurs
mois après l'opération, on voit l'œil revenir peu
à peu sur lui-même, puis la vision se développer
par degré, et les malades distinguer ensuite tous
les objets. Cet heureux résultat est produit par la
cessation insensible de la longue compression
qu'occasionnaient les humeurs accumulées sur
la rétine et le nerf optique. Les maladies du corps
vitré, ses altérations glaucomateuses et son extrême fluidité, peuvent quelquefois accompagner
la cataracte. La présence du glaucome est toujours
fâcheuse ; mais il n'en est pas de même de la fluidité de l'humeur vitrée. Une chose qui m'étonne,
c'est que quelques ophtalmologistes allemands
aient recommandé, de préférence, l'adoption de
telle où telle méthode, lorsque l'on a à craindre la
liquéfaction du corps vitré. Je leur demanderai
comment, de bonne foi, il leur serait possible
d'indiquer les signes capables de faire connaître *à
priori*, cette liquéfaction ; et Adams (1), qui s'est
beaucoup retranché derrière cette maladie de l'humeur vitrée, serait fort embarrassé de montrer
comment il reconnut que, sur trente pensionnaires
de l'hôpital de Greenwich, qu'il avait opérés, qua-
torze avaient l'humeur vitrée désorganisée en partie
ou en totalité. Serait-ce parce qu'il avait vu filer le
long de son aiguille à deux tranchans, plus d'hu-

---

(1) Adams, W., ouvrage cité, page 105 et 327.

meur limpide qu'à l'ordinaire ? Mais ceci n'est point un signe de la dissolution du corps vitré, puisque, quand on pousse l'aiguille à deux tranchans, ou son petit couteau, à travers la sclérotique, dans la chambre postérieure, les divers mouvemens que l'on fait avec l'instrument, font évacuer une plus grande quantité de fluides aqueux, qui laissent croire à la dissolution de l'humeur vitrée. D'ailleurs, l'instrument, au moment où il traverse la sclérotique dans la chambre antérieure, divise nécessairement quelques cellules hyaloïdiennes, dont le contenu se mêle à l'humeur aqueuse. La tendance à des opinions préconçues et à des hypothèses est si grande chez l'oculiste anglais que nous venons de citer, qu'il n'hésite pas à déclarer que la dissolution de l'humeur vitrée est si fréquente chez les vieillards, qu'il est porté à penser que cet état est propre à cet âge de la vie. Cependant, j'ai examiné plus de deux cents yeux de vieillards, sans rencontrer une seule fois cette dégénérescence du corps vitré, que j'ai observée cinq ou six fois chez des enfans qui avaient succombé à des scarlatines compliquées d'ophtalmie interne. Est-il sûr, en outre, que la liquéfaction, dont on parle, soit un obstacle à la vision ? Je ne le crois point, puisque dans un cas que je dois à l'obligeance du professeur Scarpa, et que j'ai communiqué à la Société Médicale d'émulation (1), un jeune homme avait l'hu-

____

(1) Lettres de Scarpa au professeur Maunoir. *Compte rendu de la Société médicale d'émulation.*

meur vitrée si fluide , que son cristallin opaque , libre de toute adhérence, se précipitait au fond de l'œil toutes les fois qu'il se couchait sur le dos, sans qu'il y eut cécité.

Au reste, le professeur de Pavie, dont on ne saurait révoquer en doute l'exactitude, dans ses lettres à Maunoir (1), déclare que, pendant trente et plus d'années qu'il a enseigné l'anatomie, cette liquéfaction du corps vitré ne s'est jamais présenté à lui, et que, dès la publication de l'ouvrage d'Adams, il a fait disséquer quarante yeux de vieillards de soixante ou quatre-vingts ans, sans rencontrer cette désorganisation de l'humeur vitrée.

Il est plus facile de constater les inflammations chroniques de la conjonctive palpébrale et oculaire, parce que, dès l'instant qu'elles datent d'un peu loin, l'engorgement des vaisseaux sanguins, inappréciable à l'œil nu dans l'état sain , constitue un réseau vasculaire caractéristique. Lorsque cet état est le résultat d'une inflammation catarrhale, en examinant attentivement l'intérieur des paupières, on y découvre une infinité de petites pustules analogues à celles qui existent sur les muqueuses intestinales dans la psorenterie (1), et qu'un rien peut

---

(1) Scarpa, ouvrage cité, page 159.

(2) MM. Serres et Nonat ont reconnu une altération analogue dans les bronches des cholériques, et j'ai montré à ce dernier sur des paupières atteintes d'affection catarrhale, des pustules, qu'il m'a assuré être en tout semblables à celles qu'il a décrites avec le célèbre anatomiste dont il a été le collaborateur.

faire passer à l'état aigü: circonstance dans laquelle elles secrètent un mucus puriforme, dont la présence est capable d'empêcher la réunion du lambeau de la cornée, si l'on a opéré par extraction, ou de produire une suppuration dans le lieu où l'on a pratiqué la ponction de l'œil, si l'on a mis en usage la scléroticonyxis ou la kératonyxis. Les autres inflammations chroniques de l'œil, celles surtout qui sont accompagnées d'hypérémie de la conjonctive palpébrale et oculaire, passent facilement à un état phlogistique sous l'influence de la moindre excitation, et personne ne peut révoquer en doute que, dans l'opération de la cataracte la mieux faite, n'importe le procédé, il n'y ait un effet traumatique qui, déterminant une inflammation dans un œil sain, peut, à plus forte raison, la développer dans un œil qui ne l'est pas. Ces réflexions s'appliquent principalement à la présence des divers degrés de ptérygion, corps triangulaire dont la base est à la sclérotique et le sommet plus ou moins rapproché du centre de la cornée. Cette maladie, qui est une phlébectasie locale de l'œil, avec ou sans dégénérescence de tissus, envoie souvent des prolongemens sur la cornée, et, en examinant celle-ci avec une lentille, on est tout étonné de voir un grand nombre de vaisseaux qui serpentent sur la cornée transparente. Qu'arriverait-il, je le demande, si, avec une complication de cette espèce, on tentait une opération de cataracte par extraction ou par abaissement ? Les points qui, dans les deux cas, doivent être divisés par l'instrument tranchant ou piquant, ne sont-ils pas dans des conditions propres à faire surgir des accidens consécutifs, dont il sera malaisé de prévenir, de borner les effets ? L'un des grands bienfaits de la chirurgie moderne , c'est d'avoir enseigné qu'il faut, toutes les fois qu'il est possible, n'exercer la diérèse que sur des parties saines, ou du moins ramenées, par la thérapeutique, dans des conditions favorables à l'application de l'instrument. Ce que nous venons de dire du ptérygion, s'applique à toutes les végétations de la conjonctive et de la caroncule lacrymale. Il faudra donc s'occuper du traitement de ces diverses affections oculaires, avant d'en venir à l'opération de la cataracte. Je renvoie aux ouvrages didactiques pour les médications à employer. Je recommanderai seulement d'exciser les ptérygions dans tous les cas, et de cautériser la place où ils étaient avec un crayon de nitrate d'argent fondu, ainsi que le recommandait Forlenza (1) dans une dissertation publiée à Strabourg. Si l'inflammation chronique de la conjonctive oculaire est occasionée par la déviation de quelques cils, ou par l'existence surnuméraire de quelques-uns d'eux, l'on doit songer à remédier à cette complication. Quand la maladie est poussée au point de constituer un entropion, il

---

(1) Forlenza, *Dissertation sur la pupille artificielle*, Strasbourg, 1805, page 13.

faut prendre de plus grandes précautions encore, afin d'éviter de plus graves accidens. La présence de cette dernière complication est surtout très-funeste lorsqu'on pratique l'extraction : la paupière qui se renverse, irrite le lambeau de la cornée, le soulève, s'y introduit et en empêche la réunion exacte, quand elle ne s'y oppose pas tout-à-fait. Ware (1), qui a rencontré bien souvent des cas de cette nature, dit que ce serait commettre une imprudence fort grave, que de tenter l'opération de la cataracte avant d'avoir guéri le renversement des paupières.

Il est une foule d'autres affections générales qui peuvent s'opposer à la réussite de l'opération de la cataracte. Il faut placer en première ligne les affections rhumatismales, goutteuses, scorbutiques et vénériennes, qui donnent aux inflammations oculaires un degré de gravité dont on se rendra raison en consultant les ouvrages qui traitent des ophtalmies spécifiques. On ne se décidera donc à pratiquer l'opération de la cataracte que lorsque, par un traitement approprié, et que l'on trouvera exposé tout au long dans les ouvrages susmentionnés, l'on aura placé le malade dans des conditions avantageuses.

Je ne terminerai pas cet article sans faire remarquer que les différens degrés de la plique po-

---

(1) Ware, *Inquiry in to the frequent cause of failure of success in extracting the cataract*, page 330.

lonaise, sont un empêchement constant aux succès de l'opération de la cataracte, quel que soit le procédé employé, circonstance observée et longuement développée par le professeur Rust, de Berlin. (1)

CHAPITRE IV.

DU CHOIX DU PROCÉDÉ.

C'est une question grave et du plus haut intérêt sans doute, que d'examiner le cas où tel procédé doit être employé de préférence à un autre. Que d'ouvrages ont été publiées en faveur de l'extraction, ou contre elle! De combien de diatribes l'abaissement n'a-t-il point été le sujet! Au milieu d'un tel conflit, nous serions bien en peine de répondre autrement que nous l'avons fait dans le commencement de ce travail. La question elle même est peu digne de la science, et MM. les professeurs Dupuytren et Rossi avaient judicieusement observé dans leurs savantes leçons, qu'on pourrait demander, avec autant de raison, quelle est la méthode curative unique par laquelle on parviendrait à guérir toutes les phlegmasies du poumon ou des autres viscères. Pour les chirurgiens de bonne foi, il ne peut donc pas y avoir de préférence exclusive dans l'emploi de l'abaisse-

______

(1) *In Rust magazin*, Band I, page 331.

ment ou de l'extraction. Je ne m'occuperai donc ici, que de l'appréciation exacte des cas qui réclament tel ou tel procédé. Ce n'est qu'en recueillant des faits, qu'en les discutant avec impartialité, que l'on parviendra à éclairer les diverses opinions en litige sur ce point important de la chirurgie oculaire. Car, en fait de science, il faut moins tenir compte des opinions et de l'autorité des auteurs, que des faits recueillis avec sagacité et discernement : on sent toute la valeur qu'aurait un travail établi sur les bases que je viens de tracer, En lisant les écrits polémiques publiés pour ou contre l'extraction ou l'abaissement, partout on voit percer la mauvaise foi, l'injustice, l'amour propre blessé ou des espérances déçues, qui se révèlent en récriminations amères, en personnalités offensantes, et souvent dans des calculs dont l'impudeur se trahit à chaque instant ; tout cela écrit dans un style tellement passionné, qu'on n'en trouve d'égal ou de supérieur que dans les disputes des lithotomistes anciens et modernes.

Je sens combien il est difficile de se défendre d'une préférence pour une méthode que l'on a vu pratiquer dès son enfance, que l'on vous a toujours répété être la meilleure, et qui souvent ne vous paraît telle, que parce que vous n'avez pas été à même d'observer ce qui se passe dans les cas, où l'on emploie d'autres procédés. Et si l'on forme son opinion d'après les écrits publiés sur cette matière, on risque de s'écarter beaucoup de la vérité. Ainsi, par exemple, après avoir lu l'ouvrage publié par Samuel Cooper (1) en faveur de la dépression, et celui de Ware (2) concernant la supériorité de l'extraction, il sera difficile à un jeune chirurgien, de se débrouiller du du chaos de contradictions où l'aura plongé la lecture de ces deux pamphlets. Quant à moi, j'ai eu le bonheur de voir pratiquer les deux méthodes en assez grand nombre de fois et par des hommes qui pouvaient, par leur habileté ou par l'appui de leur nom, faire pencher la balance en faveur de tel ou tel procédé, si par un scepticisme dont je m'étais fait une loi invariable, je n'avais pas tenu compte des faits et non des préceptes. Et comme, après avoir beaucoup observé, je dois par conséquent m'être formé une opinion, j'avoue, de bonne foi, que dans la plupart des cas, l'abaissement me paraît devoir être plus convenable, mais qu'il en est aussi qui réclament impérieusement l'extraction. Comme le public ne doit point tenir compte des mes préférences, et que ce n'est point dans ce but que j'écris; voici, selon moi, les circonstances qui réclament l'emploi de l'abaissement. Afin de les résumer avec plus de clarté et d'exactitude, je les formule en propositions.

---

(1) Samuel Cooper, *Critical reflections on several important pratical points relative to the cataract*, London, 1805.
(2) Ware, ouvrage cité, page 358.

I.

L'abaissement doit être pratiqué de préférence à l'extraction chez les individus faibles, atteints d'affections rhumastimales, arthritiques, herpétiques, scrophuleuses, syphilitiques, scorbutiques; enfin, chez ceux qui ont reçu en partage un mauvais tempérament.

II.

Il en sera de même chez ceux qui sont fréquemment atteints de vomissemens, de catarrhes suffocans, d'accès hystériques ou épileptiques, et d'autres phénomènes nerveux qui provoquent promptement des évanouissemens.

III.

On préférera l'abaissement chez les sujets qui, en raison d'une difformité vertébrale, ou d'une affection asthmatique ou précordiale, ne peuvent pas rester couchés sur le dos.

IV.

Toutes les fois que l'on aura affaire à des sujets méticuleux, douillets, peu raisonnables et qu'il est difficile de soumettre au repos absolu.

V.

Il faudra choisir ce procédé lorsque les yeux sont

très-saillans, gonflés, comme hydrophtalmiques, et qu'ils sont de nature *vulnérables* (1) : lorsque le malade est sujet au blépharospasme et aux mouvemens convulsifs de la tête. Il en sera de même pour les cataractes caséeuses, gélatineuses qui, par leur volume, chassent le cristallin en avant et détruisent ainsi presque totalement la chambre antérieure ; accident que l'on rencontre même, avec des cataractes dures, chez les vieillards excessivement presbytes.

VI.

L'expérience a prouvé que les cataractes capsulaires parfaites, et capsulo-lenticulaires, doivent être abaissées, parce que, si l'obscurcissement est dans la face antérieure de la capsule, celle-ci doit être ouverte largement et détruite en son entier. Si l'opacité est à la face postérieure, il faut pratiquer la même opération, qui ne serait pas sans danger si l'on avait à faire l'extraction.

VII.

L'abaissement mérite aussi la préférence toutes les fois que la conjonctive oculaire et palpébrale est atteinte d'inflammation chronique ou de phlébectasie. Lorsqu'il s'agit de cataractes congéniales,

(1) Voyez Jüngken, Beer, Fabini, pour la valeur de ce mot.

branlantes, hydatiformes, et toutes les fois qu'il existe plus ou moins d'adhérences de l'iris avec la capsule, ou de celui-là avec la cornée.

VIII.

Il faut choisir la dépression quand on rencontre des yeux petits, mobiles, profondément enfoncés dans l'orbite, ou lorsque les paupières sont fort étroites, et que l'on peut craindre une dissolution de l'humeur vitrée. Il en est de même, si la cornée transparente est le siége de taches, de cicatrices ou de toute autre maladie intéressant sa forme et sa consistance.

Quant à l'extraction, voici les cas où elle est surtout applicable :

I.

Toutes les fois que l'on aura affaire à des hommes forts, vigoureux, excessivement dociles, et dont toutes les fonctions s'exécutent parfaitement.

II.

On en usera de même lorsque l'on soupçonnera l'existence d'une cataracte noire, qui aurait pu simuler une amaurose, parce qu'alors c'est un diagnostic établi les pièces à la main.

III.

L'extraction est également préférable quand on pense rencontrer un cristallin très-dur et pierreux, qui ne serait point ou serait difficilement absorbé, et qui, par son poids, occasionnerait quelque accident sur la rétine où on l'aurait abaissé.

IV.

On suivra la même méthode toutes les fois qu'on craindra que, vu l'âge avancé du malade, le cristallin ne soit point absorbé, et que, par sa présence, il ne détermine la formation de pseudo-membranes qui compromettent ensuite la vision.

V.

Lorsque l'on a diagnostiqué une cataracte produite par l'humeur de Morgagni; car, dans ce cas, le cristallin se trouvant sain et transparent, on ne peut s'assurer des effets de l'aiguille pour le déprimer.

VI.

Quand il est question d'une cataracte pyramidale qui, en général, offre une grande résistance à l'aiguille, tandis qu'elle s'extrait très facilement quand on rencontre une cataracte aride-siliqueuse.

VII.

Si la partie de la sclérotique, où l'on doit introduire l'aiguille, est atteinte de staphylôme ou de ptérygion très-adhérent, il est indispensable d'avoir recours à l'extraction.

VIII.

Enfin, si l'un des yeux ayant déjà été opéré à plusieurs reprises par l'abaissement, la vue n'est point rétablie, on tentera l'extraction ; parce que, lorsque cette dernière réussit, la cure est radicale et la guérison très-prompte.

CHAPITRE V.

POSITION DÉSAVANTAGEUSE DU MALADE PENDANT L'OPÉRATION.

On a beaucoup écrit sur la position à donner au malade pendant l'opération de la cataracte, mais je crois que cette polémique n'a point éclairé la question ; et ceux qui veulent, dans tous les cas, et chez tous les individus, employer la même position, sont, à mon avis, aussi blâmables que ceux qui opèrent toujours par le même procédé. L'expérience m'a prouvé qu'il n'était pas indifférent de placer le malade dans une position plutôt que dans une autre, quand il devait subir l'opération de la cataracte. Ainsi, par exemple, la position horizontale sur un lit quelconque, recommandée par Poyet, dans l'extraction, et par M. Dupuytren, dans l'abaisse-

ment , ne donne point les mêmes résultats dans les
deux opérations, et je suis persuadé qu'autant cette
position est avantageuse dans l'extraction , autant
elle est nuisible dans l'abaissement, par les raisons
que nous expliquerons plus tard. Quant à moi,
suivant l'exemple de Marc-Antoine Petit, de Rowley
et de Pamard, qui ont obtenu de si beaux succès ,
j'ai toujours opéré les malades , sur lesquels je pratique l'extraction , en les couchant sur un lit, la
tête légèrement élevée par un coussin et assujettie
par la main d'un aide qui fixe le front. Dans cette
position, on redoute moins les mouvemens du malade, ainsi que ceux de l'aide chargé de le maintenir. Le corps vitré, pesant sur lui-même et sur le
fond du globe, est moins exposé à sortir pendant
l'opération. La même chose arrive pour l'humeur
aqueuse : l'iris, par la même raison, se présente
moins au devant du couteau ; l'opérateur voit mieux
le fond du globe de l'œil ; sa main est plus sûre,
parce qu'en opérant debout, il l'élève à la hauteur
de l'œil, en plaçant son pied sur une chaise et appuyant son coude sur le genou qu'il a fléchi. Ce
point d'appui et celui que la main trouve sur la
tempe du malade, donnent à cette main toute la
sûreté convenable pour ponctionner la cornée et
terminer l'incision avec promptitude et facilité.
Dans la position horizontale, la tête ne peut pas
fuir en arrière, ce qui arrive facilement quand elle
est placée sur la poitrine d'un aide , dont en outre
les mouvemens d'inspiration et d'expiration, im—

priment à la tête de l'opéré des oscillations qui ne sont point sans danger. C'était pour obvier à ces derniers accidens que Barth (1) opérait le malade, droit contre un mur, en écartant lui-même les paupières, afin, dit-il, que toute retraite en arrière fut impossible. Assalini (2), qui avait été témoin d'opérations pratiquées de cette manière, adopta par la suite cette position dont, par erreur, quelques écrivains l'ont déclaré l'inventeur. Richter et Beer avaient bien senti les inconvéniens de l'application de la tête contre la poitrine de l'aide, lorsqu'ils proposèrent de se servir d'un siége à dos élevé et fixe pour contenir le malade. Afin d'être plus maître encore de ses mouvemens, Benjamin Bell (3) avait fait construire un fauteuil à crémaillère, monté sur un genou mobile et supportant une pelote creuse dans laquelle on plaçait la tête du malade. Quand on opère ainsi, on maintient assez bien la tête dans une position convenable. Dans la position horizontale, les mouvemens et les évanouissemens sont beaucoup moins fréquens; et M. Velpeau (4), qui l'a déjà employée vingt-cinq fois, ne comprend pas pourquoi l'on n'y a pas plus souvent recours.

---

(1) Barth, *Etwas über die ausziehung des Graven staares fur den Geühten operateur, Wien*, 1797.

(2) Assalini, *Ricerche sulle pupille artificiali*, page 14, Milano, 1811.

(3) Benjamin Bell, *A Systeme of surgery*. Planche XXVIII.

(4) Velpeau, *Nouveaux élémens de médecine opératoire*, tome I, page 724.

La seule difficulté qu'elle offre, c'est que le chirurgien doit toujours se placer du côté de l'œil affecté,
et que, de rigueur, il faut être ambidextre. On peut
cependant quelquefois se placer derrière le malade
pour opérer avec la main droite l'œil du même
côté; enfin, j'ai observé que, lorsque l'on pratique
l'extraction dans le lit, l'œil fuit beaucoup moins
au devant de la pointe du kératotôme.

Autant nous sommes persuadés des avantages de
cette position dans l'extraction, autant nous croyons
qu'elle est contraire dans l'abaissement, et cela,
parce que, lorsque le cristallin est déprimé, il se
trouve placé, non point comme le recommandent
Scarpa et Panizza (1), à la partie postérieure et un
peu externe du globe de l'œil, entre les muscles
adducteurs et l'abaisseur de l'œil, mais bien à la
partie postérieure de cet organe. En disséquant
l'organe, on le rencontre alors presque toujours
entre le corps jaune de Sœmmering et le trou
criblé de la sclérotique qui donne passage au nerf
optique. Ce qui explique, à mes yeux, pourquoi
un grand nombre de malades, opérés par M. Dupuytren, qui les place toujours dans cette position,
ne voient point, quoique leur pupille soit noire
et très-nette, et que l'iris jouisse de toute la contractilité désirable (2).

____

(1) Bartolomeo Panizza, *Della depressione della cataratta*,
planche III.

(2) Voir les notes à la fin de l'ouvrage.

En effet, lorsque le cristallin est déprimé en masse, quelque heureuse que soit l'opération, quelques légers qu'apparaissent les symptômes consécutifs, le cristallin plongé dans les cellules hyaloïdiennes, s'entoure souvent d'un petit cercle inflammatoire, de quelques petites pseudo-membranes rayonnantes. Quelques faits que j'ai observés, en 1820, à la Salpétrière, ont été corroborés par les recherches et les observations recueillies par Sœmmering fils (1), offertes à son père pour célébrer la fête qui lui fut donnée à l'occasion de l'anniversaire de sa cinquantième année de doctorat. Les pièces pathologiques qui ont servi à faire les planches de cet ouvrage existent encore dans le cabinet de ce célèbre anatomiste, où elles ont été examinées avec soin par M. le professeur Jules Cloquet (2), qui a lui-même recueilli et dessiné des faits analogues. On conçoit, en effet, qu'un corps opaque, entouré de membranules plus ou moins épaisses, doit être un obstacle immense à la vision, lorsqu'il est placé dans une partie de l'œil que tous les anatomistes s'accordent à regarder comme le centre visuel. Cela est si vrai que, lorsqu'il existe chez ces malades un peu de vision, c'est surtout par la partie supérieure qu'elle s'exerce. C'est pour

______

(1) Sœmmering. *Mémoire inséré dans le Journal hebdomadaire.*

(2) Cloquet, *Thèses du concours pour la chaire de pathologie chirurgicale*, page 130, planche X.

cette raison que nous croyons que la position re-commandée par Scarpa et Panizza, est la plus con-venable pour pratiquer l'abaissement.

S'il s'agit d'une cataracte congéniale chez un en-fant très-jeune, il sera convenable de l'emmailloter dans des langes, et de le placer, comme le recom-mande M. Lusardi, sur le bord d'une table, entre les cuisses d'un aide fort et intelligent.

Afin de donner à la tête un degré suffisant de rectitude et de solidité, les oculistes arabes, mo-dernes, placent, sur la tête de celui qu'ils doivent opérer, plusieurs circulaires de bandes, puis une marmite de fonte un peu inclinée en arrière, et qui oblige les muscles antérieurs du cou à un an-tagonisme suffisant pour empêcher le renverse-ment absolu de la tête en arrière. Par ce moyen, la tête est fixée sans être appuyée en aucune ma-nière, et l'opérateur peut se passer d'aide et écarter lui-même les paupières, comme le faisait Barth, et ainsi que je le pratique moi-même dans un grand nombre de circonstances.

Il y a long-temps qu'on se demande si l'on doit opérer les deux yeux à la fois. Cette question est loin d'être résolue; cependant les plus grands chirurgiens se prononcent pour l'opération pra-tiquée successivement et à de longs intervalles. En effet, Scarpa, Dubois, Dupuytren, Panizza, Monteggia, Rossi, Geri, Riberi, Gensoul, Sa-muel Cooper, Maunoir, Saunders, Travers, Assa-lini et Lusardi soutiennent qu'il est plus convenable d'opérer un seul œil à la fois, et Marc-Antoine Petit (1), qui a obtenu des succès vraiment remarquables, disait : « J'ai peu souvent opéré les « deux yeux dans la même saison, et je crois utile « de mettre un intervalle un peu long entre le « traitement de l'un et celui de l'autre. « La vérité de ce principe est pour moi incontestable ; et en comparant les faits que j'ai observés à la clinique ophtalmologique de Pavie, dans la pratique de M. Maunoir, dans celle de Lusardi et dans la mienne, à ceux que j'ai puisés dans les écrits et la pratique de Wenzel, Demours, Forlenza, Roux, Delpech, Ware, Dalmas et Volpi, je demeure convaincu que l'avantage est immense du côté des chirurgiens qui n'opèrent qu'un seul œil à la fois. Cet avantage sera d'autant plus appréciable, si l'on compte les succès, non par le nombre d'individus, mais par chaque organe opéré. Effectivement, en dressant des tables de proportion, si l'on ne calculait que par individus, l'avantage serait presque toujours en faveur de ceux qui opèrent les deux yeux à la fois ; puisque, en prenant cinquante individus de part et d'autre, il en résulte que le chirurgien qui pratique l'opération sur un seul œil à la fois, doit opérer le double des malades que celui qui opère sur les deux yeux simultanément. Afin de pouvoir établir un parallèle

---

(1) M. Antoine Petit, ouvrage cité, page 84.

entre les avantages des deux méthodes, je renvoie aux ouvrages didactiques pour l'énumération des raisons contraires apportées à l'appui des deux doctrines que nous venons de mentionner. Je terminerai par une question que je laisse à résoudre aux chirurgiens de bonne foi. Un homme à qui l'on pratiquerait deux amputations en même tems ; celui à qui l'on opérerait deux hernies étranglées à la fois ; la femme à laquelle on extirperait les deux seins cancéreux ; l'individu à qui l'on enleverait les deux testicules simultanément, ceux-là, dis-je, souffriraient-ils davantage ? seraient-ils exposés à plus d'accidens s'ils n'avaient à subir qu'une seule de ces opérations à la fois ? Observateurs, répondez !!

CHAPITRE VI.

DE LA DÉFECTUOSITÉ DES INSTRUMENS EMPLOYÉS.

Quoiqu'un opérateur habile puisse quelquefois triompher des obstacles occasionés par l'imperfection des instrumens dont il se sert pour pratiquer l'opération de la cataracte, il est malheureusement des circonstances où la prudence et la dextérité sont mises en défaut par leur mauvaise construction. Ainsi, par exemple, je défierais Mr. Wenzel, lui même, de pratiquer son procédé tel qu'il est décrit dans son ouvrage (1) avec les Kératotômes qui portent son nom, et qui sont fabriqués aujourd'hui par la plupart des couteliers de Paris. Comment veut-on qu'un instrument aussi large qu'une lancette à grain d'orge, et aussi peu effilé qu'elle, puisse, par un coup sec et brusque, traverser la cornée à sa partie supérieure, venir ouvrir la capsule cristalloïde au centre de la pupille, et aller ressortir ensuite au point inférieur correspondant, sans blesser l'iris, ou sans faire une section défectueuse à la cornée? Un instrument aussi imparfait ne peut pénétrer dans la chambre antérieure sans la vider instantanément, et alors l'iris, chassé en avant par la perte de l'humeur aqueuse et par la saillie du cristallin, se précipite au devant du couteau qui le déchire et souvent le décolle. L'instrument dont se servait Wenzel est pyramidal, étroit et excessivement resserré.

J'en donne une figure très-exacte au n° 4 de la planche Ire. Il en est de même du couteau de Richter et de celui de Beer qui n'en est qu'une modification. Ils sont, en général, trop longs, et font blesser le grand angle de l'œil; ou trop minces, et occasionent alors l'évacuation prématurée de l'humeur aqueuse. Ce que je dis avait été bien senti et prévu par Forlenza, car cet oculiste savait varier à

---

(1) Venzel, *Traité de la Cataracte*, page 17.

propos la longueur et la largeur de la lame de son kératotôme pour la mieux adapter aux divers états des yeux. C'est à sa grande habitude d'estimer les différentes dimensions de la cornée à la seule inspection, et d'y proportionner une longueur de lame suffisante pour n'intéresser que les parties qui doivent être coupées, que l'on doit attribuer l'habileté avec laquelle Forlenza traversait une cornée presqu'entièrement cachée dans le grand angle de l'œil sans blesser les parties voisines (1). Aujourd'hui, les instrumens mécaniques sont généralement proscrits dans l'opération de la cataracte, et je crois qu'il n'y a que M. Dumont, de Rouen, qui se serve encore de l'instrument de son oncle, qu'il a légèrement modifié. En effet, quand on a tenu un instant dans ses mains l'instrument de Guérin de Lyon, celui de son frère de Bordeaux, celui de Dumont, la flamme de Jean de Wit, on est aisément convaincu que, pour tirer parti de toutes ces machines, il faudrait en avoir autant qu'il y a d'yeux différens.

Au reste, n'est-il pas reconnu par tous ceux qui ont étudié la structure de l'œil, que cet organe n'a pas le même diamètre chez tous les individus. Sa forme offre les mêmes variétés, et la cornée d'un myope est bien différente de celle d'un presbyte, et

---

(1) *Compte rendu des opérations pratiquées à Strasbourg par le docteur Forlenza*, rédigé par le professeur Flammant.

puisque les diverses conformations de cette partie de l'œil méritent d'être prises en considération, quand il s'agit d'opérer avec des instrumens dont la main dirige à volonté l'action, qu'en sera-t-il quand on emploiera un agent mécanique exécutant toujours la même manœuvre.

Ce que nous venons de dire de la forme, s'applique sans contredit à la densité de la cornée, à sa résistance à l'action d'un kératotôme très affilé : il en est qui crient sous le couteau comme si l'on coupait du parchemin et qui demandent un très grand degré de force pour être incisées convenablement. Ware (1) et Wenzel rapportent des faits analogues.

Qu'en sera-t-il lorsque l'on mettra en usage un instrument qui est mis en action par un ressort ? Le ressort pourra rencontrer une cornée dont il ne pourra vaincre la résistance, et la section n'étant pas achevée, non seulement l'opération ne sera pas terminée, mais souvent l'instrument restera accroché à l'œil. M. Sanson (2) dont tout le monde apprécie le talent et les opinions consciencieuses, en parlant des instrumens mécaniques destinés à opérer la cataracte s'exprime en ces termes : « Outre

---

(1) Ware, ouvrage cité, page 275 ; Wenzel, ouvrage cité, page 81 et 82.

(2) *Dictionnaire de médecine et de chirurgie pratiques*, en 15 vol., tome V, page 68.

« ces inconvéniens (ceux que nous venons de dé-
« crire), ces instrumens en présentent un autre qui
« résulte du peu de sûreté de leur action : j'ai vu
« celui de Guérin, après avoir percé la cornée de
« part en part, rester suspendu à la partie anté-
« rieure du globe de l'œil, parce qu'il n'avait pas
« achevé la section de cette membrane. » Veut-on
un témoignage encore plus puissant, voici celui de
l'illustre Sabatier qui (1), après avoir examiné l'action des instrumens mécaniques pour l'extraction
de la cataracte, s'exprime en ces termes. « Peut-
« être la promptitude avec laquelle ces instru-
« mens agissent, est-elle plus que compensée
« par la secousse et la commotion qui en sont l'ef-
« fet. Il faut, d'ailleurs, qu'ils soient appliqués avec
« une grande exactitude pour que la cornée soit
« incisée comme elle doit l'être, et le moindre mou-
« vement, de la part du malade ou du chirurgien,
« suffirait pour donner un résultat vicieux. Il est
« vraisemblable que lorsque l'illusion sera dis-
« sipée, on reviendra au couteau de Wenzel, et
« qu'on ne confiera plus le succès d'une opération
« aussi délicate, à l'action d'un ressort qui agit de
« la même façon dans toutes les circonstances. »

Tous les grands chirurgiens de nos jours,

____

(1) Sabatier, *Médecine opératoire*, 2° édition, Paris, tome
III, page 109.

Boyer (1), Delpech (2), Weller (3), Richerand (4), J. Cloquet (5), s'accordent à blâmer l'emploi des instrumens des Guérin et de Dumont : il ne reste donc de l'éloquent plaidoyer d'Arrachard en leur faveur, que l'opinion émise par Sabatier (6) que celui de Dumont est moins mauvais et moins dangereux. — Ceux qui voudront lire une réfutation complète et motivée de l'instrument de Guérin, de Bordeaux, n'auront qu'à lire une spirituelle brochure de M. Bancal, qui avait pour but de déraciner, dans le pays où cette invention avait pris naissance, un préjugé en sa faveur, qui s'y maintenait en dépit de la raison et de l'expérience. (7)

Nous résumons en ces termes les inconvéniens des instrumens de Guérin et de Dumont ;

1°. Ils ne peuvent point toujours faire une incision de manière convenable et souvent peuvent être arrêtés en chemin.

2°. Ils occasionent une commotion qui est très

---

(1) Boyer, *Op. Cit.* tome V. page 527.

(2) *Dictionnaire des sciences médicales*, tome IV, page 511.

(3) Demour Weller, traduit par Riester, tome I, page 304.

(4) Richerand, *Histoire des Progrès*, page 27 et suivantes.

(5) J. Cloquet, *Dictionnaire des sciences médicales* en 18 vol; *cataracte*, page 398, tome IV, 1822.

(6) Sabatier, *Op. Cit*, page 108 ; Arrachard, *Opuscules chirugicaux*, page 81.

(7) Bancal, *Réfutation de l'instrument de* Guérin, de Bordeaux

fatigante pour l'opéré , et produisent une contraction des muscles de l'œil ou un blépharospasme qui peut faire vider l'œil.

3° Par la pression qu'ils exercent sur la cornée, ils occasionent le même accident, et exposent aux cicatrices vicieuses et aux blessures de l'iris , et surtout à son décollement.

4°. Enfin, le second temps de l'opération, c'est-à-dire l'incision de la capsule du cristallin , est très difficile à accomplir, parce que les effets du choc de la lance, quoique instantanés , ont exalté la sensibilité du malade , au point que son œil fuit sous le plus léger contact de l'instrument employé dans la section du chaton qui retient le cristallin.

Nous devons à M. Bancal le fait suivant , il serait facile d'en fournir un grand nombre d'autres.

M. Thierry, négociant de Bordeaux, demeurant rue Boué, aux Chartrons, fut opéré de la cataracte de l'œil gauche, au mois d'août 1830, par un médecin que M. Bancal ne nomme pas, mais que des renseignemens particuliers m'ont appris être M. Guérin , fils de l'inventeur de l'ophtalmostat à ressort. Le malade rapporta à MM. Bonnet et Bancal qu'aussitôt que la détente eut lieu, la commotion que l'instrument lui imprima fut si forte, qu'il crut avoir reçu un coup de pistolet, et que cet organe était sorti de la tête. Les douleurs qui suivirent l'opération furent très vives et durèrent quarante-cinq jours. A la suite de cette opération, le malade fut atteint d'un leucoma qui occupe toute la partie inférieure de la cornée. La cicatrice est fort irrégulière, l'iris ayant contracté des adhérences avec la plaie, à la suite d'une procidence qui a produit un éraillement de la pupille. Le malade ne voit que très imparfaitement les objets, malgré tous les soins qu'on lui a prodigués.

Le 16 avril 1831, M. Bancal a opéré l'œil droit également cataracté, en présence de MM. Bonnet, médecin ordinaire, et Boyer, beau-frère de l'opéré. L'opération pratiquée par le procédé ordinaire d'extraction a été fort heureuse, et le 9e. jour M. Thierry alla déjeuner en famille, n'ayant sur les yeux que des lunettes bleues.

Cependant Marc-Antoine Petit, de Lyon, à la sollicitation de la société de médecine de cette ville, essaya l'instrument de l'oculiste bordelais. Les expériences furent faites sur vingt-un malades qu'on opéra par cette méthode, et dont dix-huit sortirent de l'hôpital guéris. Trois perdirent la vue à la suite d'une inflammation excessive. Marc-Antoine Petit pensait que l'instrument de M. Guérin était innocent de ce défaut de succès, et qu'il a réussi dans tous les cas où ce succès pouvait dépendre de lui.

Il vota donc une couronne d'émulation, qui fut accordée par la société savante, à l'auteur de cette invention. Après lui avoir décerné un grand nombre d'éloges, il ajouta fort à propos le correctif suivant: « Qu'on ne s'imagine pas cependant que « la main guidée par peu de savoir puisse s'armer

« sans danger de cet instrument. Si l'ignorance
« peut s'aider quelques fois des conceptions des
« hommes de génie; si elle peut se déguiser par
« l'emploi de cet heureux mécanisme, il faut que
« ses agens fassent tout par eux-mêmes et qu'il ne
« puisse exister qu'une manière d'en faire usage.
« Mais s'ils ne s'appliquent qu'à un temps de l'opé-
« ration; si cette application même peut être utile
« ou funeste, suivant la précision avec laquelle elle
« est faite, si elle peut se combiner avec des cir-
« constances imprévues qui exigent de l'expérience
« et demandent beaucoup à la pensée, que la
« main de l'ignorant se repose, et qu'il apprenne
« que, si tous les cœurs doivent compâtir aux maux
« de l'humanité, on n'appelle à la secourir que des
« mains intelligentes et sûres (1). »

Il ne faut jamais se préparer à pratiquer une opération de cataracte par extraction, quel que soit le
procédé, sans avoir préalablement examiné avec
beaucoup de soins l'état des instrumens. C'est la
pointe et le tranchant surtout qui méritent la plus
grande attention; car c'est du premier temps de
l'opération, ou de la ponction, que dépend, en général, le succès de l'exécution. Il faudra donc essayer le kératotôme sur un ou plusieurs doubles de
calepin. Puis, quand on s'est assuré de la qualité de
l'instrument, il ne faut pas oublier de tremper sa

---

(1) Marc-Antoine Petit, ouvrage cité, page 52.

pointe dans l'huile d'amandes douces avant de la
présenter à la cornée. Il est indispensable d'avoir
plusieurs couteaux, car l'extrémité de la lame peut
fléchir ou se rompre, et malgré cela, il arrive qu'en
changeant promptement d'instrument, on peut
continuer l'opération, ainsi que je l'indiquerai en
temps utile. Ce que je viens de dire, à propos des
kératotômes, s'applique également aux aiguilles :
il faut, en général, qu'elles soient d'une grande finesse et que l'acier soit d'une bonne trempe, sans
cependant être trop cassant. Quelques opérateurs
se servent encore de l'aiguille lancéolée d'Albucasis,
mais beaucoup plus petite que celles figurées dans
les ouvrages du chirurgien arabe. J'en ai vu retirer
de très grands avantages par MM. le professeur Riberi et le docteur Bellisio; et pendant long-temps,
le professeur Scarpa, lui-même, s'en est servi. Mais
le hasard ayant voulu que, dans une opération faite
par ce dernier, l'aiguille se courbât en rencon-
trant un cristallin dur, l'opération n'en devint que
plus facile. L'illustre chirurgien en déduisit alors
des conséquences pratiques, à la suite desquelles
il donna irrévocablement à son instrument une
courbure assez prononcée pour le faire, au besoin,
servir de crochet. Entre les mains d'un homme de
génie, rien n'est perdu pour la sienne et l'humanité, et l'arête tranchante que M. Scarpa ajouta à
la concavité ou crochet de l'aiguille, fut enfantée
par la nécessité où se trouvait l'opérateur de briser et de déchirer des fragmens de cristallin ou de

la capsule, lesquels se laissaient difficilement abaisser. Ces réflexions me conduisent naturellement
à parler des dificultés que j'ai éprouvées à trouver
en France, et même à Paris, des modèles exacts de
l'aiguille du professeur Scarpa. La plupart de celles
fabriquées par les couteliers de la capitale ne sont
que la parodie, ou si l'on aime mieux la caricature
de l'instrument du professeur de Pavie. En fait d'o-
pération, il n'est pas indifférent d'employer un instrument de préférence à un autre; et lorsque j'ai
examiné les ridicules aiguilles à dépression, employées par un bon nombre de chirurgiens, je me
suis facilement rendu compte, non seulement de la
difficulté qu'ils éprouvaient à pratiquer l'opération,
mais encore des accidens consécutifs qui en résul-
taient. Afin d'obvier, autant que possible, à ses divers inconvéniens, j'ai dû recourir à l'obligeance
de mon illustre maître, pour fournir aux couteliers
de Paris un modèle constant et invariable; M. Charrière, à qui je l'ai communiqué, en a exécuté, avec
son habileté ordinaire, de tout semblables.

Il serait à souhaiter que ceux qui ont blâmé la courbure de l'aiguille de Scarpa et son arête trachante,
pussent juger de ses effets. En se servant de cet instrument, dont la pointe est très déliée, rien n'est
plus facile que d'accrocher les fragmens du cristallin;
au moyen de rotations habilement combinées, on
roule les lambeaux flottans de la capsule, et alors il
devient aisé de les immerger dans l'humeur aqueuse,
ou de les projeter dans la chambre antérieure. De-

puis long-temps j'emploie même une aiguille beaucoup plus courbe que celle du professeur Scarpa, et
quelques essais faits avec celle de M. Bretonneau, de
Tours, dont la courbure est plus considérable encore, m'engagent à l'adopter dorénavant. L'aiguille
du professeur de Pavie est surtout de la plus grande
utilité quand il s'agit de détruire les adhérences
qui existent entre le cristallin ou sa capsule et l'i-
ris. Je n'ai pas besoin de m'étendre ici sur la nécessité de se servir d'une aiguille très fine ; tout le
monde sent la conséquence de ce précepte, et je
termine en disant que, si dans tout ce que je viens
d'avancer, on réfléchit aux avantages immenses
que fournit l'aiguille de Scarpa pour l'exécution
des différens tems opératoires, on se hâtera de
revenir à cet instrument que les chirurgiens d'Italie adoptent tous, moins par sentiment de natio-
nalité, moins encore par respect pour le grand
nom de l'inventeur, que parce que l'expérience les
a convaincus que les diverses modifications qu'on
avait voulu y apporter, n'étaient qu'illusoires et
même nuisibles.

Il est des circonstances dans lesquelles il faut savoir ce servir de tout ce que l'on a sous la main :
c'est ainsi que le vénérable Assalini se trouvant prisonnier de guerre en Hongrie, et privé de tout
instrument, opéra, le 18 juin, à Kopanak, une
vieille aveugle qu'il rencontra à l'église de ce village,
avec une aiguille à coudre, montée sur un morceau
de bois : l'opération fût heureuse lors même que

le colonel Zanardini qui lui servait d'aide eut pris mal pendant l'opération (1).

CHAPITRE VII.

ACCIDENS QUI SE MANIFESTENT PENDANT ET APRÈS L'OPÉRATION.

Souvent, pendant l'opération, il se développe des accidens qui peuvent en compromettre le succès, n'importe le procédé mis en usage. Les plus fréquens sont les vomissemens, les défaillances, le hoquet et les phénomènes hystériformes. De tous ces accidens, celui qui accompagne le plus souvent l'opération de la cataracte, c'est le vomissement. Il survient plus ordinairement dans la dépression, ainsi que l'observe très-judicieusement le professeur Boyer (2), lorsqu'il s'exprime en ces termes : « Tous les auteurs qui ont écrit sur « la cataracte, avant l'époque où l'on a commencé « à faire l'extraction, parlent des vomissemens « comme d'un phénomène qui se présentait sou- « vent pendant l'opération, ou immédiatement « après. » J'ai vu cependant les vomissemens survenir assez souvent après l'extraction. C'est dans cette opération principalement qu'ils sont

---

(1) Assalini, ouv. cité, page 13.
(2) Boyer, *Traité des maladies chirurgicales*, tome V, page 537.

fort à craindre, surtout lorsqu'ils arrivent dans le premier temps. La secousse qu'éprouve le malade peut faire dévier l'instrument et occasionner à l'iris de graves atteintes. Si la section de la cornée est achevée, les convulsions du diaphragme peuvent faire vider instantanément l'œil. Dans l'abaissement, les phénomènes sont moins à redouter, parce qu'en éloignant de l'iris la pointe de l'instrument, et soutenant la tête du malade avec la paume de la main, on peut borner ses mouvemens et laisser l'instrument en place jusqu'à ce que le calme soit revenu. On attribue, en général, la production des vomissemens à la blessure de la rétine, ou des nerfs ciliaires ; ce dont on se rend parfaitement raison, puisqu'il ne manque pas d'observations qui prouvent que la lésion d'un filet nerveux, dans une autre partie du corps, a produit l'accident qui nous occupe. Si, ainsi que le prétendent un grand nombre d'anatomistes allemands, et comme sembleraient le prouver les dissections du docteur Schreider, les nerfs ciliaires s'épanouissent sur la cornée, on attribuerait à la même cause les vomissemens produits par l'extraction. Il est plus que probable que la seule irritation de ces nerfs suffit, puisqu'une simple cautérisation, pratiquée sur la cornée avec le nitrate d'argent, pour exciter un leucoma chronique, ou pour guérir l'amaurose, occasione les mêmes symptômes. Ne seraient-ils point dûs d'ailleurs à l'influence de quelque tempérament ou de quelque localité, puisque le docteur Bowen (1), d'Edimbourg, a pratiqué cent soixante opérations sans observer de vomissement ? N'a-t-on pas vu encore un grand nombre de plaies situées dans la sclérotique et dans la rétine, à trois lignes et demie de son union avec la cornée, guérir sans aucun vomissement ? Au reste, ces phénomènes se présentent toujours chez les personnes éminemment irritables, chez lesquelles les affections nerveuses se réveillent promptement, ainsi que l'a dit l'illustre Scarpa (2). Les vomissemens cessent quelquefois brusquement aussitôt que l'opération est terminée; mais, dans d'autres circonstances, ils se prolongent, et par leurs opiniâtreté, peuvent compromettre le succès de l'opération. On emploie avec avantage, pour les combattre, l'eau de Seltz, la potion effervescente de Rivière; mais rien n'est plus énergique et plus sûr que l'emploi de l'opium à l'intérieur, soit en potion, soit en lavement. Dans quelques circonstances graves, je me suis très-bien trouvé de l'application des ventouses à l'épigastre.

Les défaillances sont, dans la plupart des cas, le résultat des affections vaporeuses, des émotions violentes, produites par la crainte de l'opération,

---

(1) Bowen, *Pratical observations on the removal of every species and variety of cataract*, page 76.

(2) Scarpa, *Saggio Sulle principali malattie degli occhi*, 5e édition, page 87.

et par l'angoisse où se trouve le malade qui en redoute l'issue. Quand la lipothimie a lieu pendant l'extraction, je crois qu'il faut suspendre instantanément l'opération, crainte de voir l'œil se vider. Dans l'abaissement, au contraire, je crois qu'on peut, sans crainte, continuer la manœuvre, et l'opération est ordinairement terminée lorsque le malade reprend ses sens.

CHAPITRE VIII.

DES NÉVRALGIES SUS-ORBITAIRES ET AURICULO-MAXILLAIRES QUI SE DÉVELOPPENT APRÈS L'OPÉRATION DE LA CATARACTE.

Parmi les phénomènes morbides qui suivent quelquefois l'opération de la cataracte, il en est que les ophtalmologues modernes ont tout à fait négligé d'étudier, quoique les anciens les eussent déjà signalés à l'attention des praticiens ; je veux parler ici des névralgies sus-orbitaires et auriculo-maxillaires.

En effet, Bartisch, dans son *Ophtalmographie*, imprimée à Dresde, en 1583, page 15, rapporte qu'il a vu survenir, à la suite de l'opération de la cataracte, des accidens nerveux à la face, tellement graves et si douloureux, que l'on fut obligé de lier les malades, et que plusieurs d'entre eux succombèrent à la véhémence des accidens. Maître-Jean et Saint-Yves racontent des faits analogues, et ce dernier place le siége de la maladie dans la dure-mère. Les faits rapportés par les auteurs que nous venons de citer, et la fréquence des phénomènes nerveux dont il est ici question, m'engagent à signaler une maladie qui, abandonnée à elle-même, non seulement peut faire échouer l'opération de la cataracte, mais encore compromettre l'existence de ceux qui en sont attaqués.

Les douleurs névralgiques qui se développent à la suite de l'opération de la cataracte, sont plus fréquentes qu'on ne le pense en général, et elles sévissent ordinairement contre les sujets mélancoliques, hypocondriaques, doués d'une peau vulnérable et d'une constitution délicate. Elles arrivent très souvent chez les femmes hystériques, irritables et en proie à une constipation opiniâtre. Ces douleurs se manifestent sans autre cause connue que l'opération, surtout lorsque l'on pratique l'abaissement; mais, je les ai observées aussi un grand nombre de fois chez des individus qui avaient été soumis à l'extraction. C'est de vingt-cinq à trente-cinq ans que leur apparition est le plus souvent commune; et les femmes y sont, en général, plus exposées que les hommes; cette affection est très-insidieuse, puisqu'elle débute tout à coup au moment même où l'opéré va très-bien, et quand tous les phénomènes inflammatoires sont dissipés. C'est ordinairement vers le quinzième jour que la maladie se déclare, quand on a pratiqué l'abaissement; tandis que c'est vers le sixième ou le septième jour que les malades en éprouvent les premiers symptômes, quand on a mis en usage l'extraction. Tout à coup l'opéré est saisi d'une douleur violente ayant son siége tantôt vers la racine du nez, tantôt dans les régions frontales et orbitaires, tantôt à la tempe. D'autres fois elles occupent l'angle inférieur du nez, les arcades sus est infra-maxillaires ; d'autres fois, c'est l'oreille qui est affectée. Ces douleurs paraissent le plus ordinairement tous les jours à la même heure, et augmentent, en général, rapidement d'intensité.

Elles débutent, dans un grand nombre de cas, par un léger engourdissement dans la partie, et souvent par un mouvement convulsif de la joue ou de la paupière. Peu à peu, et à chaque accès, les douleurs augmentent, au point que le malade ne sait plus où se placer ; son angoisse est extrême ; il se frappe la tête avec les mains, pousse des cris aigus; ses yeux sont larmoyans, rouges, injectés ; la lumière leur est insupportable ; le moindre ébranlement communiqué au lit ou à la chambre, provoque des douleurs atroces, et tend à renouveler l'accès lorsqu'il est sur son déclin. Les paupières sont affectées de blépharospasme, et la pupille se trouve extraordinairement contractée. Dans d'autres cas, l'œil est exempt de phénomènes morbides ; toute la douleur se concentre derrière l'oreille d'où elle s'irradie aux alvéoles, aux dents, qui deviennent exessivement douloureuses, et paraissent augmenter de volume : on observe en même temps de légers mouvemens convulsifs dans la mâchoire inférieure.

Les phénomènes se manifestent quelquefois tous les jours à une heure donnée. Dans d'autres circonstances, les paroxismes reviennent tous les trois, quatre, cinq ou six jours ; je les ai observés mettant entre eux une intermittence de quinze jours. Tantôt le malade est en proie à une fièvre violente avec le pouls dur, la face animée, accompagnés d'augmentation de chaleur à la peau ; tantôt il est sans fièvre, même au plus fort de l'accès. J'ai reconnu chez un grand nombre de malades, entre autres, sur une dame que m'avait fait opérer M. le docteur Chavernac, que les accès se renouvelaient chaque fois qu'il se manifestait une grande absorption des fragmens du cristallin mou que j'avais broyé. Quoique cette affection soit en général peu dangereuse, il est important de s'en occuper aussitôt, car, d'un côté, l'on a à redouter les phénomènes qui pourraient se transmettre au cerveau, et menacer l'existence ; et d'un autre, ceux qui se développeraient dans l'œil, pourraient compromettre par là le succès de l'opération. Ces douleurs, au reste, font horriblement souffrir le malade, altèrent sa constitution, et lui rendent la vie à charge ; en faut-il davantage pour s'en occuper sérieusement.

Les causes qui produisent la maladie n'étant point connues, les phénomènes morbides ne se présentent pas toujours de la même manière, et les malades étant loin de posséder le même tempérament et la même constitution, il serait aussi impossible qu'irrationnel de fixer une méthode unique de traitement pour cette affection. C'est pourquoi, lorsque l'on a affaire à des individus pléthoriques sujets à des hémorragies, ou si c'est une femme près de l'âge critique, ou mal réglée, quand le pouls est dur et vibrant, il faut recourir à la saignée du pied, que les anciens avaient reconnue être si avantageuse dans les affections du cerveau et de ses annexes.

Cette émission sera d'autant plus abondante que les malades seront plus vigoureux. On sera souvent forcé de réitérer cette déplétion, parce que la première, bien loin de diminuer les douleurs, semble, au contraire, les rendre plus aiguës. Il n'est pas rare qu'il faille appliquer en même temps les sangsues derrière les apophyses mastoïdes ou le long du trajet de la veine jugulaire. L'on frictionne simultanément la tempe et le pourtour de l'orbite avec de l'extrait de belladone. Si l'estomac est en bon état, on doit donner de légères doses de calomel et de jalap, pour provoquer des garde-robes. Les bains de pieds sinapisés, et les cataplasmes chauds, en forme de bottines, constituent le complément du traitement destiné à diminuer et à calmer les douleurs. Car il ne faut pas se dissimuler que cette espèce de névralgie offrant des accès intermittens plus ou moins réguliers, il est nécessaire de recourir à des médicamens capables de suspendre le retour de ces accès. On emploiera donc avec avantage les préparations de quina et ses sels. Le docteur Hutchinson s'étant servi avec succès du carbonate de fer contre la prosopalgie faciale, on tenta à la clinique ophtalmalogique de Pavie de combattre par ce moyen les accidens nerveux qui accompagnent la cataracte, et dont nous venons de nous occuper. L'on verra dans les observations qui suivent, qu'un plein succès couronna ces tentatives.

J'ai vu feu le professeur Carron, mon père, faire disparaître instantanément les accès de cette espèce de névralgie, en faisant prendre aux malades, au moment où ils éprouvaient les premiers symptômes, de hautes doses, souvent répétées, de potion effervescente de Rivière. Plusieurs faits de cette nature ont été communiqués par lui à la société de médecine de Paris (1).

Malheureusement l'on a souvent affaire à des enfans qui refusent de prendre les médicamens amers et de mauvais goût. C'est alors le cas d'employer la cinchonine pure, qui est sans goût, et que l'on rend fébrifuge en faisant avaler, quelques instans après, un verre d'eau sucrée, acidulée avec une ou deux gouttes d'acide sulfurique. Ce moyen sur lequel je me suis étendu plus au long dans le *Bulletin de Thérapeutique*, opère avec autant de sûreté que le sulfate de quinine lui-même, et a fourni à un pharmacien de la capitale, M. Boutigny, la base d'un grand nombre de formules fébrifuges,

---

(1) Jacques Carron, *observation sur l'efficacité de la potion de Rivière, Journal de la Société de médecine de Paris*, LXXXIII, page 26.

destinées spécialement aux enfans. Quelquefois les préparations de quina échouent complètement, et les douleurs deviennent, de plus, de jour en jour plus atroces. Je pense qu'on pourrait avec avantage employer la méthode endermique; ce que pourtant je n'ai jamais eu occasion de faire. Les vésicatoires et les autres rubéfians appliqués sur le point souffrant, ou dans ses alentours, augmentent en général les accès; cependant, j'ai vu M. Maunoir obtenir d'heureux résultats de la médication suivante: on dénude, au moyen d'un petit vésicatoire, et mieux encore avec la pommade de Gondret, dans la largeur d'une pièce de deux francs, l'épiderme dans les régions sus et infra-orbitaires qui correspondent aux trous du même nom. Puis, plaçant sur la partie supérieure dénudée un disque de la pile de Volta au pôle positif, tandis qu'inférieurement on place un disque négatif; ces deux corps métalliques sont mis en rapport au moyen de deux fils de laiton. Aussitôt que le courant est établi, on ne tarde pas à observer la sécrétion très abondante d'une sérosité limpide, transparente, qui s'échappe des surfaces dénudées : les accidens nerveux se calment instantanément : c'est surtout sur le blépharospasme que cette médication exerce une influence aussi prompte qu'efficace. Il est rare de rencontrer des névralgies qui résistent à deux ou trois applications de cette nature.

Voici maintenant des faits.

Obs. I. — En 1822, M. le chevalier d'Andujar et madame la supérieure de la Visitation de Sainte-Marie, de Lisbonne, m'adressèrent une jeune portugaise atteinte de cataracte congéniale à l'œil droit, et de cataracte accidentelle à l'œil gauche, et datant de cinq ou six mois seulement, mais assez complète pour nécessiter l'opération. Je me décidai cependant à commencer par l'œil atteint de l'affection congéniale, parce que j'avais la certitude que la cataracte était entièrement fluide. Cette conviction influa aussi sur le choix du procédé opératoire, car je pratiquai la kératonyxis par la méthode de Saunders, avec la seule différence qu'après avoir vidé la capsule, je ne la laissai point en place comme lui; mais après l'avoir détachée dans sa grande circonférence, elle fut brisée en fragmens, et jetée dans la chambre antérieure pour y être abandonnée à l'absorption.

L'opération fut pratiquée le 1er mars 1822, en présence du docteur Andrea Torres, parent de la malade et de MM. Andujar et Ferral, amis de sa famille. L'opération n'offrit rien de remarquable; elle fut peu douloureuse, et la malade aperçut très distinctement la lumière et les reflets métalliques. Tout se passa sans accident jusqu'au quinzième jour, époque à laquelle l'opérée fut tout à coup atteinte de douleur sus-orbitaires tellement atroces, qu'elle poussait des cris perçans. La face était rouge, animée, le pouls dur, vibrant; on pratiqua une saignée au pied, de deux fortes palettes; en même temps on frictionnait le pourtour de l'orbite et la tempe avec de l'extrait de belladone. La douleur fut calmée, mais elle revint deux jours après, à la même heure et avec non moins d'intensité.

Je pensai alors à combattre cette névralgie accidentelle par l'administration d'un remède qui avait si bien réussi à mon père dans les névralgies ordinaires ; je veux dire la potion effervescente de Rivière. Aussitôt que l'accès fut calmé, la malade reprit sa sérénité habituelle, et n'éprouva pas la moindre souffrance jusqu'au moment où elle ressentit de nouveaux signes avant-coureurs du paroxisme. Alors je lui fis prendre tous les quarts d'heure demi-once de la potion effervescente sus nommée. L'accès ne fut presque pas douloureux; il se manifesta seulement par un épiphora abondant et par du blépharospasme. Deux jours après, légers prodromes d'accès qui sont dissipés par la même prescription. A dater de ce moment, la guérison fut complète, et au moyen des précautions généralement usitées, la malade obtint tous les bénéfices qu'elle pouvait attendre de son opération. Elle est maintenant fixée à Madrid, jouissant de la vue des deux yeux; car celui qui avait été subsidiairement affecté de cataracte accidentelle, a été opéré avec succès par un oculiste voyageur, que je crois être M. Luzardi.

Obs. II. — Prosper Bartoluzzi, âgé de soixante ans, d'un tempérament triste et mélancolique, fut

reçu à l'hôpital de Pavie dans les premiers jours de
mars 1823. Cet homme, originaire de Savone,
avait exercé dès son enfance la profession de vitrier,
et commis de nombreux actes d'intempérance par
l'usage des boissons alcooliques. Lorsqu'il fut reçu
à l'hôpital, il disait que sa vue était embrouillée depuis long-temps, et le professeur Flarer, après
l'avoir examiné, diagnostiqua deux cataractes lenticulaires, dures, compliquées d'ophtalmie chronique catarrhale; les yeux étaient excessivement
enfoncés dans l'orbite. Le professeur dont nous venons de parler, après avoir combattu l'ophtalmie
chronique par de légers astringens, pratiqua l'a-
baissement le 2 mars. L'opération fut rapidement
terminée, et le malade déclara avoir parfaitement
reconnu les corps environnans. Dans la soirée, il
se plaignit d'un sentiment de douleur dans l'œil
opéré, accompagné de larmoiement. Le pouls étant
dur et fréquent, on pratiqua une saignée d'une livre,
et le malade prit intérieurement, toutes les deux
heures, une cuillerée d'une émulsion qui contenait
six grains d'extrait de jusquiame. Les quatre jours
suivans, on fut obligé de revenir à trois nouvelles
saignées, suivies de l'application de douze sangsues
derrière les oreilles; en même temps, on pratiquait
sur le pourtour de l'orbite des frictions avec l'extrait de belladone : à l'intérieur, on donnait des
poudres composées de trois grains de calomel et de
quinze grains de jalap, afin d'entretenir la liberté
du ventre. Ce traitement fut continué jusqu'au dix-

neuvième jour ; le malade était sans douleurs et voyait assez bien. Tout à coup, le vingtième jour, il fut repris de nouvelles douleurs, qui se renouvelèrent les vingt-unième et vingt-cinquième jours, à des heurs fixes et en forme d'accès. C'est en vain qu'on leur opposa les moyens antiphlogistiques, les frictions de belladone, les révulsifs intestinaux et les autres remèdes appropriés, elles persistèrent, et devinrent aussi aiguës qu'une violente douleur de dents. Pendant leur durée, qui était environ d'une demi-heure, le malade voyait des étincelles, des rubans de feu, accompagnés de spasmes dans les paupières, dans les sourcils et dans les joues. Après avoir vu tous les traitemens échouer, et même la maladie acquérir de l'intensité, on eut recours au carbonate de fer, employé avec tant de succès par le docteur Hutchinson. Le remède fut donné sous la formule suivante : on mêla deux scrupules de carbonate de fer à deux gros de sucre, pour faire dix poudres à prendre dans la journée. L'on commença l'usage de ce médicament le 20 avril ; le 21, on reconnut une diminution notable dans l'intensité et dans la fréquence des accès ; quelques jours après, le malade était radicalement guéri. Cependant, pour consolider sa guérison, on continua l'usage du carbonate de fer jusqu'aux premiers jours de mai. On songea alors à pratiquer l'opération à l'autre œil par le même procédé ; l'opération réussit parfaitement. Quelques jours après, le malade ayant été assailli de nouveaux

phénomènes nerveux, on les combattit instantanément par le carbonate de fer avec un plein succès :
le 10 juin, Bartoluzzi sortit de l'hôpital, ayant recouvré la vue aux deux yeux.

Cette observation prouve jusqu'à l'évidence l'efficacité du carbonate de fer pour combattre les accidens nerveux qui avaient résisté aux traitemens
les plus rationnels employés jusqu'alors.

Obs. III. Marguerite Massa, de Pavie, âgée de
trente ans, de faible constitution, sujette aux accès
hystériques, avait été souvent atteinte de fièvre
nerveuse et rhumatique. C'est après un violent accès de cette nature, ayant son siége dans la tête,
qu'elle fut affectée de cataracte aux deux yeux.
Celle-ci paraissait de consistence dure ; l'œil était
sain, seulement la pupille était un peu contractée.
Le 15 novembre 1822, elle fut opérée par abaissement, des deux côtés.

L'opération fut prompte et facile ; les yeux furent momentanément recouverts de légères fomentations froides que l'on suspendit à l'entrée de la
nuit, vu l'état général de la santé de la malade.
Tout à coup, au milieu de la nuit, elle fut attaquée
de douleurs extrêmement violentes dans la région
sourcilière, accompagnées d'un sentiment de chaleur excessive. Le lendemain matin, le pouls était
dur, fréquent, les yeux larmoyans, ce qui néces-
sita une saignée de neuf onces, ainsi que l'emploi
de la jusquiame unie au nitre et prise intérieure-

ment, en même temps que l'on fomentait les yeux avec de l'eau froide. Ce traitement soulagea légèrement la malade ; mais, vers le soir, les douleurs ayant repris avec une nouvelle intensité, on fit placer des sangsues en assez grand nombre derrière les oreilles. Cette évacution sanguine améliora la position de la malade ; les douleurs diminuèrent un peu ; la cornée était transparente et sans injection, et l'irritation de la conjonctive était presque nulle. Tout à coup il survint un accès hystérique, accompagné de contraction et de délire ; cet accident renouvela les douleurs, quoique moins intenses. On prescrivit de nouveau les sangsues ; on ajouta à cette médication des pilules de calomel, et des frictions de jusquiame et d'opium pratiquées dans la région sourcilière. L'effet de ces prescriptions fut tel, que le sixième jour après l'opération, la malade enleva son bandeau, et put se convaincre que cette opération serait heureuse. La vue était parfaite, quoiqu'il restât encore un peu trop de sensibilité à la lumière. On suspendit peu à peu l'usage des médicamens. Le 26 novembre, la malade se promenait librement dans l'hôpital. Mais ayant fatigué ses yeux à force de les essuyer, elle fut prise d'une nouvelle irritation que l'on combattit de nouveau par les sangsues. Elle continua à se bien porter jusqu'au 2 décembre, époque où elle fut en proie à des douleurs violentes dont le siége principal était, il est vrai, dans le sourcil et au fond de l'orbite, mais qui en même temps s'irradiaient dans la narine et l'occiput. La malade poussait des cris aigus, se prenait la tête avec les mains, s'accroupissait vers la terre, qu'elle frappait du pied. Les douleurs étaient si lancinéantes, qu'elle les comparait à des coups d'instrument tranchant.

L'œil, gonflé et saillant, était baigné de larmes âcres et abondantes : la moindre lumière renouvelait les souffrances : ces phénomènes étaient accompagnés de loquacité, de délire, de spasme et de divers autres symptômes hystériques. Lorsque l'accès était fini, la malade se trouvait sans douleurs, excessivement fatiguée ; cet état persistait jusqu'à un nouvel accès qui se reproduisait avec toutes les mêmes phases. L'état du pouls ne permettant plus l'emploi des évacuations sanguines, on eut recours aux purgatifs composés de jalap et de calomel ; ensuite l'on appliqua trois vésicatoires à l'occiput ; ceux-ci étant sans effet, on passa à l'application de moxas sur les apophyses mastoïdes, le tout sans succès. Cependant on frictionnait l'œil avec des substances narcotiques, à l'intérieur, on donnait des émulsions nitrées, des pilules composées avec la jusquiame et le sulfure doré d'antimoine. Ces moyens se trouvant aussi complètement inutiles que tout ce qu'on avait fait jusqu'alors, on administra le quinquina uni aux poudres de Dower, aux pilules et aux lavemens d'assa-fœtida camphrée. De là on passa aux frictions d'onguent napolitain et aux fomentations d'eau distillée de laurier-cerise. Sous l'influence de tous ces moyens, les douleurs diminuaient, mais ne disparaissaient point ; l'usage prolongé du sulfate de quinine était le seul médicament qui pût éloigner un peu les paroxismes et en affaiblir l'intensité. Dans les premiers jours de mars 1823, cette malheureuse femme quitta l'hôpital dans l'espoir que le changement d'air pourrait améliorer sa position. Vain espoir ! à peine fut-elle en son domicile, que les douleurs reparurent avec une intensité sans égale, et que la malade se vit obligée de rentrer à l'hôpital en toute hâte ; car deux saignées qu'on lui avait pratiquées chez elle n'avaient fait qu'exaspérer ses souffrances ; la vue, du reste, avait considérablement diminué. Ce fut alors que le professeur Flarer, encouragé par le succès obtenu sur Prosper Bartoluzzi, mit en usage le carbonate de fer. Treize doses, d'un scrupule chaque, mélangées avec du sucre, suffirent pour détruire cette affection si rebelle. La vue se rétablit, et la malade resta encore un mois à l'hôpital pour se confirmer dans la certitude d'une guérison radicale. Après cette époque, elle reprit ses occupations habituelles ; et quelles qu'eussent été les intempéries de l'atmosphère auxquelles elle s'exposa, la névralgie ne se manifesta plus.

Voilà deux cas remarquables de guérisons obtenues par l'emploi du carbonate de fer dans des névralgies rebelles, et qui, par l'acuité des douleurs qu'elles produisaient, auraient pu irrévocablement compromettre le succès de deux opérations faites par un chirurgien aussi habile et aussi heureux que le professeur Flarer. Ces faits, joint à ceux qu'a publiés le docteur Elliotson, et qui sont rapportés dans l'Annuaire médico-chirurgical de 1826 et 1832, sont de nature à fixer de plus en plus l'attention des gens de l'art sur cet agent thérapeutique.

S'il est des cas où le sulfate de quinine a échoué dans le traitement des névralgies accidentelles ou traumatique, il en est d'autres où son usage a produit le plus heureux résultat.

Obs. IV. Madame B***, demeurant rue Basse-du-Boulevart des Capucines, n° 32, me fut adressée par M. le docteur Chavernac. Cette dame portait à l'œil droit une cataracte complète, survenue pendant sa dernière grossesse : l'opacité cristalline était complète, et paraissait de nature caséeuse, quoique l'œil gauche fût sain. Madame B***, voulait se faire opérer, parce qu'elle s'apercevait que la vue de l'œil sain était vacillante, amblyophique, toutes les fois qu'elle tenait l'œil cataracté ouvert, et que ces accidens disparaissaient aussitôt que l'on suspendait complètement l'action de la lumière sur l'œil cataracté.

Madame B***, fut opérée par abaissement le 26 juillet, en présence de MM. Chavernac, Branzeau, Pauly et Therrin ; la cataracte molle, ainsi que je l'avais annoncé, fut broyée et réduite en pièces, ainsi que la capsule; mais comme elle était de nature gélatineuse, il me fut impossible d'en faire passer les fragmens dans la chambre antérieure;

j'éprouvai la même difficulté pour les immerger dans le cristallin. Je me résignai donc, ainsi que l'a recommandé Barbette, à les laisser en place pour attendre leur dissolution par l'humeur aqueuse. Les premiers jours de l'opération se passèrent sans accidens : une large saignée fit justice de quelques légers malaises. Tout à coup, vers le vingtième jour environ, la malade fut prise de douleurs analogues à celles que nous avons décrites dans les observations précédentes ; elles furent d'autant plus vives que l'opérée était plus impressionable et douée d'un tempérament éminemment nerveux, ces accès s'étant renouvelés périodiquement à cinq ou six jours de distance, et augmentant d'intensité, M. Chavernac, médecin ordinaire de la malade, fit placer douze sangsues derrière les apophyses mastoïdes, qui donnèrent issue à une grande quantité de sang. La malade en fut soulagée, mais les accès reparurent avec la même régularité ; on fit placer un vésicatoire au bras, et en même temps l'on prescrivit les pilules de sulfate de quinine et des lavemens de même substance. Ces prescriptions suspendirent entièrement les accès jusqu'au cinquantième jour après l'opération, époque où ils parurent de nouveau, et furent de rechef combattus par le sulfate de quinine. L'action de ce médicament fut aussi héroïque que la première fois, et en en continuant l'usage pendant quelque temps, l'on obtint une guérison radicale.

CHAPITRE IX.

DE L'OPHTALMORRAGIE.

Lorsqu'un instrument tranchant ou piquant a divisé quelques-uns des nombreux vaisseaux sanguins qui serpentent dans l'œil, il se manifeste une hémorragie qui peut souvent être assez considérable ; quoique on en dise, les règles précises de l'opération, et les notions anatomiques les plus exactes ne sont pas toujours suffisantes pour obvier à cet accident. Cependant, en suivant avec exactitude les principes que nous émettrons pour chaque espèce d'opération, l'on aura moins à redouter l'accident qui nous occupe.

Il est des hommes qui sont plus sujets que d'autres aux hémorragies ; ce sont ceux dont la peau est vulnérable, ou bien qui sont affectés de maladies scrofuleuses, scorbutiques, et chez lesquels l'on rencontre à la peau des taches hémorragiques (*morbus hemorragicus* ou *purpura hemorragica.* Warloff). Les ophtalmies anciennes et profondes de l'œil sont aussi des causes occasionelles d'hémophtalmie, en ce qu'il se forme des vaisseaux sanguins accidentels qui mettent en défaut les connaissances anatomiques les plus exactes. Ainsi, il n'est pas rare de rencontrer une quantité d'adhérences morbides qui unissent la face antérieure du cristallin à l'uvée, et qui sont presque exclusivement composées des vaisseaux sanguins dont on apprécie facilement le caractère et la forme au moyen des diverses puissances microscopiques. Cette complication peut provoquer un épanchement sanguin dans la chambre postérieure de l'œil sans que l'on ait transgressé aucun des préceptes donnés par les maîtres de l'art. Le moindre effort pour détruire cette synéchie postérieure, suffit pour provoquer une hémorragie souvent plus considérable que celle produite par la lésion d'une des artères ciliaires, si bien figurées par Sœmmering dans son admirable ouvrage à la planche sixième (1). Quand l'hémorragie est très abondante dans l'opération de la cataracte par abaissement, l'humeur aqueuse s'obscurcit et ne permet plus de suivre les mouvemens de l'aiguille. Cependant un chirurgien habile peut, malgré cela, terminer l'opération. Il se manifeste rarement des accidens graves à la suite de cet épanchement sanguin ; il se résorbe dans la plupart des cas, mais il donne quelquefois lieu à une iritis qui produit une secrétion accidentelle de lymphe, qui enveloppe le caillot sanguin avant son entière absorption, ce qui occasione souvent alors une espèce particulière de cataracte que les ophtalmologues allemands ont nommée cataracte secondaire grumeuse (*cataracta grumosa secundaria*). Quand l'hémorragie est abondante, la chambre antérieure se remplit elle-même de sang

---

(1) Sœmmering, Samuel Thomas. *Icones oculi humani in folio, Francoforti.* Tabula VI, fig. 1.

qui, le lendemain, n'est plus qu'un énorme caillot. Dans ce cas, il ne faut point tarder à faire une légère incision à la cornée pour l'extraire ; car cette dernière peut souvent tomber en gangrène, ainsi que l'avaient observé les professeurs Penchiennati et Rossi (1). Quand on pratique l'extraction, l'hémorragie est souvent due à ce que l'on a commencé l'incision beaucoup trop près de l'union de la cornée à la sclérotique ; on doit aussi attribuer cet accident aux développemens morbides des vaisseaux de la conjonctive. Dans l'extraction, l'hémorragie est moins à redouter, parce que la matière épanchée trouve facilement une issue, et qu'il est plus aisé d'en débarrasser le malade, même artificiellement. En effet, lorsqu'un épanchement de sang a lieu pendant l'opération, il faut en exciter la résolution par des lotions d'eau froide, répétées avant d'ouvrir la capsule du cristallin, et de tenter son extraction, ainsi que le pratiquait Marc-Antoine Petit (2). Forlenza arrivait encore plus facilement au même but en ayant recours à de petites injections faites avec une petite seringue remplie d'eau distillée tiède. (3)

---

(1) Rossi, *Élémens de médecine opératoire*, page 284, tome I.
(2) Marc-Antoine Petit, ouvrage cité, page 74.
(3) *Compte rendu des opérations de cataracte pratiquées à Strasbourg*, rédigé par le professeur Flamment, page 9.

CHAPITRE X.

DE L'IRITIS.

De tous les accidens qui surviennent à la suite de l'opération de la cataracte, n'importe le procédé mis en usage, le plus formidable et le plus commun est, sans contredit, l'inflammation de l'iris. Cette maladie que l'on nomme iritis, peut exister à l'état aigu ou chronique. Rien n'est plus désespérant, en effet, pour un chirurgien, que de voir une opération exécutée avec promptitude et habileté, échouer à la suite des phénomènes inflammatoires qui se développent sur l'iris, et souvent s'irradient dans tout l'œil, ainsi qu'on l'observe très souvent dans l'opération de la cataracte par extraction et plus rarement, lorsqu'on a mis en usage la scléroticonyxis. Le malade est bien disposé, d'une santé générale parfaite, aucun des principes fondamentaux, aucune règle générale de l'opération n'ont été transgressés, la constitution atmosphérique et les soins hygiéniques ne laissent rien à désirer, et cependant l'inflammation se manifeste sans qu'on puisse lui assigner une cause. Il est néanmoins des cas où il est facile de reconnaître les circonstances qui ont provoqué l'inflammation de l'iris à la suite de l'opération. Les unes dépendent souvent du tempérament du malade et de sa mauvaise constitution, de l'irritabilité ou de l'extrême pusillanimité de son caractère. Les individus cacochymes, dartreux, scorbutiques, gouteux et scrofuleux sont disposés plus que tout autre à être affectés d'iritis. Cette prédisposition sera augmentée par la transgression des lois hygiéniques, un pansement défectueux, ou par les manœuvres de l'opérateur.

Il ne faut point se dissimuler que le chirurgien n'entre pour beaucoup dans les causes qui produisent l'iritis ; en effet, si en pratiquant l'abaissement, il a mal choisi le point par où doit pénétrer l'aiguille ; si celle-ci est trop grosse et trop volumineuse, s'il la maintient trop long-temps dans l'œil, et s'il fatigue celui-ci par des mouvemens imprudens et peu mesurés ; s'il a laissé à cheval sur l'iris de trop gros fragmens de la lentille brisée, destinée à être projettés dans la chambre antérieure, ou lorsque le cristallin a passé en grande partie ou en totalité dans celle-ci ; enfin si l'opérateur ou son aide presse trop sur le bulbe afin de le contenir en place, l'on ne sera pas étonné de voir surgir une inflammation grave que les pathologistes allemands nomment iritis phlegmoneuse.

Les mêmes symptômes seront produits également par les imprudentes tentatives d'extraction de la cataracte, lorsqu'il existe un iridiospasme violent ou des adhérences anormales entre l'uvée et le cristallin. La lésion de l'iris avec le kératotôme, le kystitôme, l'airigne sont aussi les causes fréquentes de l'inflammation traumatique de l'iris ; c'est surtout quand on est obligé plusieurs fois de porter la curette dans la chambre postérieure pour extraire un cristallin mou ou ses accompagnemens, que l'on a à redouter de graves accidens consécutifs.

Il est donc important d'étudier avec soin les symptômes qui peuvent faire reconnaître la complication dont nous nous occupons, afin de lui opposer en temps utile, un traitement énergique et rationnel capable de la combattre. Ainsi, toutes les fois qu'un homme opéré de cataracte est pris, quelques heures après son opération ou même beaucoup plus tard, d'une douleur dans l'œil ou ses annexes, plus ou moins violente, et qui tend à s'agraver, l'opérateur est en droit de craindre qu'il ne survienne un iritis : ses craintes seront d'autant plus fondées que la douleur ira en augmentant, qu'elle commencera vers le point où l'œil a été blessé, et que la sensation ressemblera à une pression incommode, lancinante, s'irradiant aux régions suprà et infrà-orbitales, et envahissant peu à peu la moitié de la tête. Les paupières sont atteintes de blépharospasme, la glande lacrymale s'irrite et secrète des larmes abondantes, âcres, brûlantes, qui fluent sans interruption (1) ; peu à peu la conjonctive palpébrale se gonfle, les paupières deviennent œdémateuses, la joue du côté

---

(1) Il ne faut pas confondre le larmoiement avec l'épiphora périodique qui se manifeste quelquefois dans les premiers jours après l'opération, et qui n'est due qu'à un surcroît d'activité de la glande.

correspondant se rubéfie, le bulbe de l'œil est le siége de douleurs pungitives et lancinantes, brûlantes, accompagnées de sentiment de tension dans l'organe, et de phénomènes fantastiques, scintillans, phosphorescens, qui se renouvellent à l'instar des commotions électriques. La fièvre s'allume, la moindre lumière devient insupportable, la soif et la douleur sont extrêmes : les carotides battent avec force, et occasionent des tintemens dans les oreilles. Tous ces symptômes généraux sont souvent accompagnés de douleurs violentes dans l'intérieur du crâne, de vomissemens et de délire.

Je crois, sans contredit, que c'est cette irradiation de l'inflammation locale au centre nerveux qui produit la mort, car comment expliquer celle-ci autrement? Dans les autopsies des personnes qui ont succombé aux accidens primitifs survenus après l'opération de la cataracte, l'on a toujours trouvé des traces non équivoques de l'inflammation du cerveau et de ses enveloppes. Quant à moi, j'ai vu pratiquer un nombre prodigieux d'opérations de cataracte à l'étranger, et je n'ai jamais vu qu'elles fussent suivies de la mort. Cependant cette funeste terminaison n'est pas rare à l'hôpital de la Charité, ainsi qu'on peut s'en assurer en suivant les opérations que l'on y pratique. La personne qui en recueille pour moi les histoires, m'a transmis plusieurs résultats promptement mortels qui seront consignés dans la thèse de mon ami Théodore Maunoir. La *Lancette française* rapporte en outre un cas où l'opération pratiquée par M. Guersent fils, dans le service de M. Bougon, fut rapidement suivie de la mort(1).

En général dans la maladie en question, l'iris change de couleur, perd ses facultés contractiles, ou on les voit s'exalter à un degré extrême, phénomène qu'il est du reste fort difficile de constater, vu le haut degré de phobtophobie dont est tourmenté le malade, ainsi que par l'obscurcissement qui s'empare de la cornée aussitôt que la maladie acquiert un certain degré d'intensité, et qui est due à l'inflammation de la tunique de l'humeur aqueuse.

Une affection aussi douloureuse, aussi rapide que promptement funeste au succès de l'opération de la cataracte, demande une médication énergique et en rapport avec la gravité des symptômes. La moindre hésitation au début du traitement peut faire naître les plus déplorables résultats. Si l'on considère ici la nature de la maladie, les symptômes éminemment inflammatoires qui la caractérisent, les causes traumatiques qui l'occasionent, la fièvre générale qu'elle allume, les désordres qu'elle produit dans la circulation, l'on ne balancera point à recourir à un traitement franchement antiphlogistique. Ainsi, les saignées des pieds abondantes seront l'un des premiers moyens

---

(1) *Lancette française*, tome 1ᵉʳ, page 14, année 1829.

qu'il faudra employer toujours largement, et qu'il conviendra de réitérer en raison de la gravité des symptômes et des forces de l'individu.

Les évacuations sanguines générales, quelque avantageuses qu'elles soient, ne remplissent pas tout à fait leur but, et devraient être poussées à un degré extrême, ce qu'il n'est pas toujours permis de faire; il faut donc avoir recours aux déplétions locales qui produisent alors un effet merveilleux. Il ne s'agit que de choisir le moment opportun : l'application des ventouses à la nuque et aux tempes calme très-rapidement les douleurs. Les praticiens anglais préfèrent cette médication à l'application des sangsues qui est, selon eux, plus incertaine et moins énergique. Aussitôt que les accidens généraux et violens seront appaisés, l'on prescrira les applications d'eau froide, soit en affusion, soit en plaçant, sur la région oculaire, des linges légers qu'on en a imbibés. J'ai vu ce moyen produire de merveilleux effets à la clinique ophtalmologique de Pavie. Mais, pour obtenir [les avantages dont nous parlons, il faut renouveler et continuer cette application pendant long-temps. L'inflammation qui ne serait pas assez grave pour entretenir la suppuration de l'œil, ou l'altération de ses humeurs intérieures, serait plus que suffisante pour produire l'occlusion complète de la pupille, soit que cet accident fut occasioné par l'adhésion des bords pupillaires entre eux, soit qu'il devint le résultat de la sécrétion d'une lymphe coagulable qui pourrait engendrer des membranules et autres produits accidentels capables d'empêcher la vision. Il faut donc, par tous les moyens possibles, tenir les bords de la pupille éloignés, en cherchant à effectuer le plus grand degré de dilatation possible de cette ouverture, au moyen de doses suffisantes d'extrait de jusquiame, prises intérieurement et employées en frictions. Quand on craint que l'absorption ne se fasse trop lentement, il faut introduire dans les narines des tempons imbibés d'extrait de belladone. Mais on doit bien se garder d'appliquer immédiatement le remède sur la conjonctive oculaire; il produirait des effets en sens inverse de ceux que l'on désire. Depuis plusieurs années, j'emploie, avec beaucoup de succès, l'eau distillée de laurier-cerise à haute dose, intérieurement et extérieurement; elle remplace, avec avantage, l'eau froide, surtout quand on a soin de la frapper légèrement de glace. Rasori, Borda, Fabini ont contesté la qualité contre-stimulante de cette substance, ainsi que je l'ai prouvé dans un travail spécial (1). Quand l'état de l'estomac ne permet pas l'ingestion des substances médicamenteuses, on les administre alors par la voie du rectum; les lavemens mucilagineux, contenant quelques gouttes de teinture de digitale pourprée, et un gros d'eau distillée

---

(1) Carron du Villards, *Mémoire*, couronné par l'Athénée de médecine de Paris, *sur l'emploi thérapeutique du laurier-cerise. Revue médicale*, Paris, septembre 1830.

de laurier-cerise, servent merveilleusement à calmer l'éréthysme général. Il faut surtout insister sur l'emploi des narcotiques toutes les fois que l'on a dû pratiquer de nombreuses évacuations sanguines, générales et locales, car celles-ci, en détruisant l'équilibre nécessaire entre les systèmes sanguin et nerveux, il se manifeste quelquefois des phénomènes nerveux qui sont indépendans de la maladie, et qui, non-seulement fatiguent beaucoup le malade, mais encore alarment singulièrement ceux qui l'entourent. Cet éréthysme nerveux se révèle par une excitation générale, par l'insomnie, une loquacité apyrectique et un sentiment de vide très-incommode dans le cerveau : le malade est fatigué par le moindre bruit, quoiqu'il soit sans douleur, et la phobtophobie est extrême. Cet état qui a très-bien été décrit par Beer et Jüngken, se dissipe facilement sous l'influence des narcotiques à haute dose. Il est aisé de voir que ce n'est qu'un symptôme, et que c'est à tort que M. Lisfranc le considère comme une ophtalmie nerveuse (1). Lorsque l'on a à redouter la sécrétion de la lymphe coagulable, ou que l'inflammation ne passe pas à l'état chronique, il faut pratiquer des frictions sur le front et la base de l'orbite avec un demi-gros, matin et soir, de la pommade suivante :

---

(1) *Clinique chirurgicale de la Pitié*, recueilli par M. P. Boyer, *Gazette Médicale*, 1832.

R. onguent neap. dup. . . . . 3 j.
Extr. belladon. . . . . 3 j.
Olei essent laur. ceras g^tes. . iv.
Fiat secundum art unguentum.

Le professeur Ammon, de Dresde, a retiré de très grands avantages de cette prescription dont je n'ai aussi qu'à me louer. A l'intérieur, on prescrit quelques légères doses de calomel, et si le tube intestinal est sain, il sera fort avantageux de procurer une dérivation sur les intestins, au moyen de quelques médicamens légèrement drastiques; il faut insister sur la diète pendant que persistent la fièvre et la douleur.

Schiantarelli (1), dans un ouvrage publié à Brescia, en 1819, prétend que le moyen le plus sûr de prévenir les accidens inflammatoires, après l'opération de la cataracte, ou de les combattre lorsqu'ils sont survenus, consistent à placer sur les yeux de petits tampons de charpie imbibée de teinture de thébaïque. Pour peu que l'on réfléchisse à l'action de la teinture thébaïque sur la conjonctive, aux phénomènes qu'elle produit, à la douleur et au larmoiement qu'elle provoque, n'est-il pas aisé de se convaincre que l'empirisme le plus aveugle peut seul mettre en usage une médication de cette nature, qui peut être la source des plus graves accidens ?

---

(1) Schiantarelli. *Sull' ago da cateratta sul methodo di cura dopo l'operazione. Brescia*, 1819. Page 84.

Les traitemens divers que nous venons d'indiquer ne sont pas toujours suffisans pour arrêter les phénomènes inflammatoires de l'iritis ; la conjonctive oculaire se boursouffle, forme un véritable chémosis, les humeurs de l'œil se troublent, et souvent il s'y forme une suppuration abondante, accompagnée de production de fausses membranes. La vue alors court de grands dangers, et il faut traiter chacune de ces complications fâcheuses par les moyens que chacune réclame, et qui sont indiqués dans tous les auteurs. On consultera, avec fruit, les ouvrages de Beer, et la dissertation de S. B. Schindler (1).

CHAPITRE XI.

DE L'IRITIS CHRONIQUE.

L'inflammation de l'iris ne débute pas toujours d'une manière aussi aiguë que nous venons de le dire précédemment, elle reste quelquefois plusieurs jours avant de se développer ; elle commence par de légères douleurs que le malade ressent dans la région orbitaire, accompagnées d'élancemens passagers dans le globe de l'œil. A ces symptômes se joignent un larmoiement très opiniâtre. Dans le commencement de cette affection, l'on croit, de pré-

---

(1) *Commentatio ophtalmica de iritide chronica ex keratonyxide suborta. Vrastilaviæ.* 1820, in-4, et *Journal de Langenbeck*, 3ᵉ fascicule.

férence, qu'il va se développer une névralgie ; peu à peu la conjonctive rougit, les vaisseaux sanguins de l'iris s'injectent, sa contractilité diminue et sa coloration s'obscurcit quand l'œil est bleu ou gris, et prend un reflet légèrement jaunâtre quand les yeux sont noirs ou bruns foncés. Alors le malade ouvre difficilement les yeux à cause de la contraction spasmodique des paupières, et lorsque le chirurgien veut vaincre ce spasme pour examiner l'œil, celui-ci se porte en haut et il devient fort difficile de s'assurer de son état. Ces phénomènes sont en tout semblables à ceux que l'on remarque chez les enfans atteints de choroïdite scrofuleuse. Peu à peu la pupille se contracte au point d'être à peine appréciable à l'œil nu ; la phobtophobie se développe graduellement, et avec elle surviennent les douleurs dans l'intérieur du globe. Guillaume Benedict (1) avait observé que l'iritis chronique se déclarait surtout chez les individus qui avaient été affectés de cataracte molle, mixte et dure élastique; parce que ces cataractes demandent, en général, de plus grands efforts pour être abaissées en entier, et que les fragmens, que l'on pousse dans la chambre antérieure, pour en favoriser l'absorption, fatiguent la face antérieure de l'iris, tandis que ceux qui nagent dans la chambre postérieure produisent des effets semblables sur l'uvée. Quoique les

---

(1) W. Benedict. *Monographia cataractæ.* Vratislaviæ, 1814, page 166.

accidens suscités par l'iritis chronique soient moins dangereux pour le succès de l'opération que ceux qui sont occasionés par l'iritis phlégmoneuse, je suis loin cependant de partager l'opinion de quelques ophtalmologues allemands qui prétendent, je ne sais pourquoi, que l'iritis se guérit d'autant plus facilement qu'elle se développe plus tard (1). Il suffit de réfléchir un instant et de comparer les faits que l'on a observés pour juger combien cette opération est paradoxale. En effet, combien d'iritis chroniques ne sont-elles pas suivies d'hypopion, d'exsudations plastiques, de suppuration et d'occlusion complète de la pupille ? accidens tous plus ou moins graves et qui compromettent la vue. L'œil s'atrophie aussi quelquefois, et ses humeurs antérieures ne reprennent jamais leur transparence. Il est donc important de s'occuper sérieusement de l'iritis chronique, il faut dès son début, recourir aux évacutions sanguines générales et locales selon l'intensité de la maladie, aux frictions d'extrait de belladone, aux fomentations froides de laurier-cerise, puis lorsque la turgescence inflammatoire est évanouie, on retirera de très bons effets de l'application des ventouses sèches à la nuque, des vésicatoires et souvent des moxa et des cautères placés derrière les apophyses mastoïdes ; mais, dans les cas assez nombreux, où il est nécessaire

---

(1) Molinari. *Dissertatio inauguralis de scleronyxidis seque-lis earum que cura. Ticini Regii*, 1823, ex T. Bizzoni.

de déterminer une irritation prompte et durable et
en même temps graduée dans le voisinage du crâne,
les épispastiques ne secondent pas toujours les intentions du praticien ; ils agissent tardivement et
avec trop peu d'énergie. Les escharrotiques au
contraire produisent quelquefois une réaction trop
vive : c'est pour cela que le docteur Guillé (1) recommande de les remplacer par l'application sur
le cuir chevelu rasé, d'un emplâtre antimonial composé de :

B. Tart. ant. pot.   . 3 j.
Empl. citr. (2). . 3 iij.
Fiat. S : A.

Cet emplâtre, qui produit de très bons effets,
doit être renouvelé tous les jours jusqu'à ce qu'il
apparaisse sur la peau des vésicules noires, que l'on
panse ensuite comme un vésicatoire ordinaire.

J'emploie aussi quelquefois avec beaucoup de
succès des frictions de pommade stibiée simple ou
avec l'alcoolat d'acide Formique et la pommade de
Lausanne placée derrière les oreilles.

Pour seconder ce traitement on prescrit intérieurement de legères doses de calomel uni au jalap

---

(1) Guillié. *Bibliothèque ophtalmologique*, page 197.
(2) Emplast citrinum pharmacopeæ Vindebonensis.

R. Therebentinæ Venætæ
sebi ovis. . . . .
Resinæ. . . . . } āā equalem partem.
Ceræ flavæ. . . . . . .
mis f. s. a. E. . . . .

dont on élève la dose jusqu'à l'effet drastique toutes les fois que l'état général des intestins ne s'oppose pas à cette médication. Dans l'iritis chronique
on retire aussi les plus grands effets des frictions
mercurielles et des préparations d'or. Puis à la fin
de la maladie, on peut prescrire des douches en ar-
rosoir, composées avec de l'eau simple, froide, que
l'on coupe avec des doses graduées d'eau minérale
de Barèges ou de Marienbad : finalement, quand il
ne reste plus que de légères traces d'inflammation,
on les combat par l'application de vésicatoires au
bras, et par l'usage intérieur de la pulsatille noire.
Mon père, feu le professeur Carron, recommandait dans ces cas, d'irriter la muqueuse nasale par
l'usage de la poudre céphalique et sternutatoire de
Saint-Ange.

On peut quelquefois retirer de bons effets en exposant les yeux à la vapeur du baume de Fiora-
venti dont on provoque l'évaporation en frottant
la paume des mains imbibée de cette substance.

Charles Graefe, pour rendre cette médication
plus profitable, a fait construire un petit appareil
dont il a donné la description et le dessin dans son
Répertoire sur la matière médicale oculaire, page
236 (1).

Pendant tout le traitement, il faut exposer le
malade à une lumière modérée, et tâcher de le

---

(1) Ritter, Carl Graefe, *Repertorium augenärztlicher heil-
formeln*. Berlin 1817.

maintenir dans une température uniforme, car rien n'est plus contraire au traitement de l'iritis que les brusques variations atmosphériques.

CHAPITRE XII.

DE L'ÉRÉTHISME OCULAIRE.

Quoique cette affection ne soit pas très fréquente, il arrive quelquefois qu'après les opérations de cataracte, n'importe le procédé mis en usage, il se manifeste dans l'œil opéré un surcroît de vie, une exaltation de la sensibilité, telle que le malade ne peut nullement supporter la lumière, et se trouve réduit à l'état d'héliophobie la plus fatigante. Non seulement les corps éclairés lui causent des sensations pénibles, mais encore ceux qui sont dans l'obscurité lui paraissent éclairés par une lumière anormale, au point de pouvoir lire dans l'obscurité. J'ai vu un homme qui avait acquis une puissance visuelle si prononcée, que dans la plus profonde obscurité il lisait facilement, tandis que j'avais, moi, la plus grande peine à découvrir le lit où il était couché. Cet état ne fut que passager, tandis que l'individu dont (1) Beer raconte l'histoire, put lire et écrire plusieurs mois pendant la nuit sans lumière, et ne parvint à supporter celle-ci qu'en accoutumant graduellement ses yeux à son action,

---

(1) Beer, *Das auge Vienn*, 1813, page 13 et 14.

et en portant des verres de lunettes très colorés. Il faut combattre cet état lorsqu'il est compliqué de pléthore, par les saignées de pied, les sangsues au siége, et surtout par l'usage intérieur de la jusquiame et celui extérieur de la pommade dont nous avons donné la formule à l'article Iritis page 92. Peu à peu l'on accoutumera le malade à l'action de la lumière jusqu'à ce qu'il puisse sortir, en conservant toutefois, pour quelque temps encore, des lunettes colorées.

Il ne nous reste plus à parler maintenant, en fait de symptômes morbides compliquant en général les opérations de cataracte, que du dérangement des fonctions de l'estomac, que quelques personnes attibuent à des sabures gastriques, tandis que d'autres n'y voient qu'une irritation sympathique du gaster. On ne peut révoquer en doute l'étroite sympathie qui unit les fonctions digestives à celles de l'organe de la vision ; elle se révèle chaque jour par l'influence qu'exercent sur l'œil des substances introduites dans l'estomac. M. Lœbstein (1) a décrit avec beaucoup de soin ces sympathies dans son ouvrage sur la sémeiologie de l'œil, et Assalini (2), Larrey (3), Herbeer, et après eux Clot-Bey (4)

---

(1) Lœbstein-Lebel. *Traité de la séméiologie de l'œil.* Strasbourg, 1818 ; 676 et suiv.

(2) Assalini. *Manuale di chirurgia militare,* page 111.

(3) Larrey. *Histoire chirurgicale de l'armée d'Orient,* page 208.

(4) *Annales de la médecine physiologique.* 1833.

avaient observé que l'ophtalmie d'Egypte se liait presque toujours à une maladie ou à un dérangement antérieur du tube intestinal.

C'était donc pour combattre les effets de l'intime relation de l'estomac avec les yeux que la plupart des ophtalmologues faisaient précéder l'opération de la cataracte d'un traitement préparatoire dont la diète et le régime constituaient la base, et qui, par conséquent, devait avoir une grande action sur ce viscère; l'expérience a prouvé cependant que, malgré ces précautions, il se manifestait souvent des phénomènes gastriques, et que ceux-ci cédaient bien plutôt à l'usage de tartre stibié en lavage, ainsi que l'enseignait l'illustre Scarpa, qu'à l'emploi des évacuations sanguines locales. Cependant, il est des cas où la maladie se propage au cerveau, et peut produire des accidens tellement graves, qu'ils entraînent quelquefois la mort, et qu'il importe de surveiller de près. Nous entrerons dans de plus amples détails à ce sujet, en parlant du traitement consécutif de l'opération.

CHAPITRE XIII.

DU TRAITEMENT CONSÉCUTIF.

Quoique nous ne soyons plus au temps où Ambroise Paré disait: « Je te pansay, Dieu te guérira » il est encore malheureusement des chirurgiens qui abandonnent presque aux seuls efforts de la nature le soin du traitement des accidens primitifs qui suivent l'opération de la cataracte. Tout chirurgien sensé sera convaincu de l'absurdité d'une pareille conduite, puisqu'il est bien reconnu que l'habileté et le bonheur avec lesquels une opération a été exécutée, sont loin de toujours préserver le malade de la gravité des accidens consécutifs : et comme il n'est donné à personne de pouvoir calculer jusqu'à quel point ceux-ci peuvent s'aggraver, il en résulte que c'est une imprudence impardonnable de ne pas s'empresser de les combattre en temps utile, au moment où l'on a un espoir fondé de résolution. C'était dans l'intention d'obvier au développement des symptômes primitifs que le baron de Wenzel et Benjamin Bell faisaient pratiquer, une heure après l'opération, une forte saignée au bras : le chirurgien anglais recommandait même d'ouvrir la jugulaire ou l'artère temporale si la première saignée ne faisait pas disparaître les accidens primitifs. Ces deux opérateurs avaient même observé que l'évacuation sanguine, pratiquée peu de temps après l'opération, faisait avorter toute réaction inflammatoire. M. Lisfranc ainsi que moi, suivons les mêmes principes, et l'on peut se convaincre en fréquentant l'hôpital où il est attaché, des avantages de cette pratique. Ce que nous venons de dire des propriétés préservatives de la saignée après l'opération, pourrait-il s'appliquer à l'emploi d'un vésicatoire à la nuque, posé une heure ou deux avant l'opération, ainsi que le fait

M. Roux ? Si l'on calcule la nature des effets produits dans un grand nombre de circonstances par
l'application d'un vésicatoire, chez les personnes
irritables surtout, on sera en droit de répondre
par la négative. Quel est le praticien qui n'a pas vu
survenir à la suite de l'application d'un escharro-
tique, un mouvement réactionnaire qui passe souvent à l'état fébrile ? Ce phénomène sera bien plus
évident lorsque viendront se joindre à son action
l'excitation et la douleur, suites inséparables de
l'opération la plus heureuse et la mieux exécutée.
Les raisons que je viens d'alléguer acquerront une
plus grande valeur lorsque l'on saura que la plupart des ophtalmologistes allemands rejettent,
dans les affections aiguës de l'œil l'emploi des vésicatoires et des sétons, comme capables de donner
lieu à une réaction dont on ne peut pas calculer
la force et qu'il est souvent difficile d'arrêter. En
outre, la douleur locale est un empêchement à ce
que le malade puisse facilement se tenir couché
sur le dos, position indispensable pendant les premiers jours qui suivent l'opération de la cataracte.
Je crois donc que l'action du vésicatoire est nuisible, qu'il doit être exclu entièrement comme
moyen préservatif, tandis qu'au contraire il peut
servir à combattre les accidens qui ont déjà résisté
aux saignées générales et locales. Quand on se rappelle tout ce qui a été dit concernant les divers
phénomènes morbides qui entravent le succès de
l'opération, on se convaincra qu'il ne faut pas se

fier à la légéreté, à l'absence même des douleurs ;
car cet état de choses peut persister pendant vingt-
quatre ou trente-six heures, puis changer de face
tout à coup, et compromettre les résultats de l'o-
pération. J'ai toujours observé que, quand les
douleurs sont très violentes, l'œil est plus en danger que lorsqu'elles le sont moins. Les chirurgiens
les plus heureux ne sont pas, selon moi, ceux qui
opèrent le mieux, mais bien ceux qui soignent leurs
malades avec le plus d'attention, et qui, par des
médications énergiques, arrêtent les symptômes
dès leur début. Il est bien reconnu aujourd'hui
que, dans les insuccès de l'opération de la cataracte, les phénomènes inflammatoires généraux sont
le plus à craindre, et que la plupart des yeux sont
détruits par la suppuration. Quoique cette terminaison soit plus fréquente dans l'opération par
extraction que dans les autres, on observe cependant la fonte de l'œil à la suite de l'abaissement
ou de la kératonyxis. Il se déclare d'abord une inflammation très vive de la conjonctive oculaire et
palpébrale : cette membrane se boursoufle considérablement, et forme des villosités qui, en se ras-
semblant, occasionent un gros bourrelet muqueux
qui renverse en dehors la paupière supérieure
comme dans les cas de blépharophtalmie. Cette
saillie, qui arrive quelquefois à la grosseur d'une
noix, se complique bien souvent d'un état œdéma-
teux ou érysipélateux de la paupière. Cette muqueuse, ainsi hypérémiée, sécrète d'abord un

fluide purulent, puis ensuite un pus véritable.
Quand on a pratiqué l'abaissement, quelque grave
que soit cet accident, on peut cependant espérer
d'en arrêter la marche : mais lorsque l'extraction a
été mise en usage, cette sécrétion morbide ayant
lieu avant la réunion du lambeau de la cornée, la
suppuration s'introduit dans l'œil, l'enflamme et
presque toujours en amène la dissolution. Aussitôt
que l'on apercevra des symptômes de congestion
oculaire, il faudra se hâter de recourir aux saignées
générales au bras ou au pied, puis à l'application
des ventouses scarifiées aux tempes et derrière les
apophyses mastoïdes, l'expérience m'ayant convaincu de la supériorité de ce moyen sur les sangsues qui, ainsi que l'a prouvé M. Larrey dans le
traitement de l'ophtalmie égyptienne, conges-
tionnent l'œil au lieu de le débarrasser. Malheureusement ce traitement ne suffit pas toujours pour
empêcher la formation du bourrelet ; je crois que,
dans ce cas, il faut se hâter de faire une saignée
locale, en emportant avec les ciseaux de grands
lambeaux de membrane muqueuse pour détruire
l'étranglement local, ainsi que le pratiquent les
chirurgiens anglais pour l'ophtalmie égyptienne.
Lorsque l'on a arrêté les symptômes inflammatoires, il est avantageux de recourir aux collyres
astringens ; mais ce moyen n'est profitable, que
lorsque l'on a pratiqué l'abaissement ou la kératonyxis. Si, malgré ce traitement, l'œil est envahi par
la suppuration, il est toujours perdu irrévocable-

ment, et il ne reste plus qu'à évacuer la collection purulente à l'aide d'une incision convenable. Cette maladie ne doit pas être confondue avec le chémosis traumatique accidentel, produit par la lésion des vaisseaux de la conjonctive, et qui ne tarde pas à se résoudre de lui-même. L'expérience m'a appris que l'on combattait plus facilement et avec plus d'avantage, les accidens qui surviennent à la suite de l'abaissement, que ceux qui compliquent l'extraction. J'ai vu des yeux revenir, comme on dit vulgairement, de bien bas, tandis que le contraire arrive dans l'extraction. Au reste, dans tous les cas, le traitement que nous venons d'exposer doit être secondé par un régime et des indications appropriés.

CHAPITRE XIV.

DE L'EXPOSITION PRÉMATURÉE DE L'OEIL A LA LUMIÈRE.

Après avoir parlé du traitement à suivre après l'opération de la cataracte, il me reste à considérer un accident d'autant plus grave qu'on y est à chaque instant exposé dans les premiers jours de l'opération ; je veux dire l'exposition prématurée de l'œil du patient à la lumière. Je ne doute nullement que c'est à cette imprudence que l'on ne doive attribuer la plus grande partie des insuccès dans les opérations de cataracte. En effet, quoique une opération ait réussi à souhait, et que tous les temps qui la composent aient été accomplis avec aisance et facilité, il est certain que, malgré cela, ses suites produiront dans l'œil un grand degré d'excitation qu'un rien peut faire dégénérer en une véritable inflammation. C'est surtout trois ou quatre jours après, comme dans toutes les autres opérations, qu'il se détermine dans l'organe opéré un mouvement fluctionnaire dont on ne peut prévoir l'intensité et la durée. Cet état est toujours accompagné d'une phobtophobie plus ou moins vive, et qui a toujours une grande tendance à s'aggraver par le contact de l'œil avec les rayons lumineux. Je suis convaincu que les succès étonnans obtenus par le professeur Scarpa, étaient dûs surtout à ce qu'il tenait ses malades dans une obscurité parfaite, principe qu'il ne transgressait jamais et qui est encore aujourd'hui en vigueur à la clinique ophtalmologique de Pavie, où une salle spéciale, dite salle des opérés, est placée dans une obscurité convenable, que l'on peut augmenter ou diminuer à volonté. L'homme à qui l'on vient de faire l'opération de la cataracte est comme un prisonnier qui, après avoir pendant long-temps habité des cachots obscurs, serait tout à coup exposé à la lumière. Ce passage subit d'une situation ténébreuse à une situation qui ne l'est pas, provoque chez tous deux une sensation douloureuse, poignante, et qui force les individus à porter leurs mains devant les yeux pour arrêter brusquement l'influence des rayons lumineux qui, dans d'autres circonstances, auraient été supportés par eux sans inconvénient. C'est en partie aux soins extrêmes que prenait M. Maunoir, de préserver ses malades de l'influence de la lumière, qu'il est redevable de ses surprenans succès. Aussi, quand dans la plupart des hôpitaux de France, je vois des malheureux opérés abandonnés au milieu de salles éclairées, dans des lits garnis de rideaux blancs, n'ayant pour se préserver de la lumière qu'un simple bandeau noir sur les yeux, je me rends raison d'un grand nombre d'insuccès indépendans tout à fait de l'habileté des opérateurs.

Quand on a pratiqué l'abaissement, je crois que toutes les fois que le malade n'éprouve aucune douleur dans l'œil, qu'il ne ressent ni gonflement ni gradulations dans les paupières, qu'aucune exsudation purulente ne flue de celles-ci, il faut s'abstenir d'ouvrir l'œil jusqu'au quatrième jour, et se contenter des précautions que nous indiquerons en traitant du pansement. Lorsqu'on a pratiqué l'extraction, si le malade est sans douleur, on peut laisser écouler les premières vingt-quatre heures sans examiner l'œil opéré; mais, ce temps passé, l'opérateur doit y jeter une inspection rapide, en ne se servant que de la lumière indispensable pour s'assurer s'il n'y a ni staphylôme de l'iris ni collection purulente dans la chambre antérieure, parce qu'il est important de remédier sans délai à ces accidens. Après ce terme, on peut aller jusqu'au quatrième jour sans renouveler l'examen, parce que, non seulement, l'œil souffrirait de son exposition à la lumière, mais encore l'on risquerait d'empêcher la réunion immédiate de la blessure de la cornée. Quoiqu'il soit, en général, assez difficile d'assigner une époque fixe à cette réunion, l'expérience a appris que dans cette opération comme dans les autres où l'on tente la réunion par première intention, elle se fait ordinairement vers le troisième jour. A mesure que la guérison se confirme, que l'époque probable des accidens s'éloigne, il faut peu à peu diminuer l'obscurité qui environne le malade, afin que son œil s'accoutume graduellement à l'influence de la lumière. Par ce moyen l'on évitera une foule d'accidens. Ce n'est guère qu'après la cinquième ou la sixième semaine que le malade pourra se promener au grand jour, et encore devra-t-il se munir d'un garde-vue et de lunettes colorées.

Ce que je viens de dire pour la lumière, doit s'entendre surtout pour l'application des lunettes dites à cataracte, et dont l'influence est excessivement fâcheuse toutes les fois que l'œil y est exposé avant d'avoir repris son aplomb, son assiette ordinaire, et lorsqu'il ne lui reste plus ce surcroît de vie, qu'y avait développé l'opération. Ce n'est guère que trois mois et plus après l'opération qu'on peut oser mettre l'œil en rapport avec des verres convexes destinés à concentrer les rayons lumineux, et à remplacer le cristallin abaissé ou extrait. Je connais un grand nombre de personnes qui voyaient parfaitement bien à la suite de l'opération, et dont la vue s'est complètement perdue par l'usage imprudent et prématuré de lunettes à foyer.

CHAPITRE XV.

DES CAUSES D'INSUCCÈS PROPRES A L'ABAISSEMENT.

Après avoir examiné les accidens généraux qui peuvent s'opposer à la réussite de l'opération de la cataracte, communs à tous les procédés, nous allons maintenant passer en revue ceux qui sont propres à chaque procédé en particulier. L'opération de la cataracte par abaissement étant la plus ancienne, et figurant aussi la première sur notre tableau, c'est par elle que nous allons commencer.

Diverses causes peuvent s'opposer au succès de l'opération de la cataracte par abaissement, et nous les examinerons dans l'ordre suivant.

1° Le staphylôme partiel de la sclérotique; 2° la difficulté ou l'impossibilité d'abaisser le cristallin en masse avec sa capsule, soit à cause de ses adhérences morbides avec les parties environnantes, soit à cause de sa conformation fluide, caséeuse, ou glutineuse; 3° les obstacles que l'on rencontre, quand on pratique le broiement, à faire passer les fragmens de la lentille, partie dans le corps vitré, partie dans la chambre antérieure; 4° le passage du cristallin entier ou en trop gros fragmens dans la chambre antérieure où il produit souvent des accidens notables; 5° la fuite de la lentille au devant de l'aiguille, dans divers points du globe oculaire, et son étranglement au milieu de la pupille ; 6° la réascension du cristallin, et la cataracte secondaire. 7°. enfin l'amaurose.

CHAPITRE XVI.

DU STAPHYLÔME PARTIEL DE L'ALBUGINÉE.

Autant les staphylômes partiels de la cornée transparente sont fréquens, autant ceux de la sclérotique se rencontrent rarement, et ne sont en général observés qu'à la suite des lésions traumatiques, et des ophtalmies arthritiques, avec inflammation de la sclérotique. Pendant long-temps j'ai cru avoir été le premier qui eût observé le staphylôme partiel de l'albuginée, à la suite de la piqûre faite avec l'aiguille à cataracte. Cette croyance était chez moi permise, puisque aucun ophtalmographe n'en avait fait mention. Si j'eusse eu un nombre de faits suffisans, j'aurais publié il y a dix ans, un petit travail qui m'eût assuré la priorité dans la description de cette affection de l'œil ; mais, en fait de sciences, il ne faut pas trop se hâter de conclure. Le hasard m'a fait tomber entre les mains une thèse soutenue à Pavie en 1823, par le docteur Molinari, où se trouve rapporté un fait qui, joint aux deux que j'ai vus moi-même, ne laisse aucun doute sur la nature de la petite tumeur qui s'était formée dans la partie de la sclérotique traversée par l'aiguille.

Dans le fait observé par M. Molinari, il s'agissait d'un homme qui fut opéré le 12 décembre 1822 par le professeur Flarer. Ce professeur pratiqua la scléroticonyxis sur l'œil gauche d'un nommé Antoine Albiati, âgé de 35 ans, homme d'un tempérament cachectique, et qui avait été tourmenté toute sa vie par diverses maladies spécifiques ou constitutionnelles, telles que les scrofules, les dartres et les affections siphylitiques. Pendant la nuit qui suivit l'opération, il fut pris d'une inflammation de l'œil tellement intense qu'elle dura quinze jours malgré que dans cet espace de temps, l'on eût pratiqué sept abondantes saignées, et que l'on eût appliqué plusieurs fois un assez grand nombre de sangsues. L'inflammation s'étant ensuite un peu appaisée, l'on aperçut, dans le point de la sclérotique correspondant à la piqûre de l'aiguille, une petite tumeur du volume d'un grain de riz, blanchâtre, indolente et immobile. On ne tarda pas à reconnaître qu'elle était produite par un amas de matières, résultant de l'accumulation de la lymphe dans le trajet de la plaie. Cette petite tumeur se rompit et donna passage à la lymphe accumulée, puis, peu à peu, la sclérotique environnante s'hypérémia et s'éleva sous la forme d'une petite tumeur conique circonscrite. Les symptômes d'inflammation ne tardèrent point à diminuer de jour en jour sous l'usage de l'extrait de jusquiame et du calomel; l'œil reprit ses fonctions, mais la petite tumeur persista. Le docteur Molinari se demande quel nom l'on doit donner à cette maladie, et si véritablement on peut la considérer comme un staphylôme partiel de la sclérotique, et quelle pourrait en être la cause.

Les deux faits que j'ai observés étant analogues au sien, je crois pouvoir affirmer que le nom de staphylôme partiel, est légitimement acquis à cette maladie, quoiqu'elle ne se développe pas toujours de la même manière. Ainsi, dans les cas que j'ai remarqués, l'un était un staphylôme proprement dit, immobile, indolent et dur comme un grain de plomb; l'autre, au contraire, offrait une tumeur moins élevée, entourée de petites veines bleuâtres, et paraissait se déprimer sous la pulpe du doigt. Cet homme qui avait été opéré en 1821, par feu Duchelard, oculiste du roi de Naples, s'aperçut, peu de jours après l'opération, de la formation de cette petite tumeur qui ne lui occasionait, il est vrai, aucune douleur, mais qui gênait quelquefois le mouvement de la paupière. En 1826, il succomba à la suite d'une affection cérébrale; et il me fut permis d'examiner l'œil avec soin. Je ne tardai pas à m'apercevoir que cette humeur avait été formée, par quelques veines variqueuses de la choroïde qui avait distendu, aminci et chassé devant elle la sclérotique, et y avait produit une petite tumeur analogue à celles observées et décrites à la partie postérieure de l'œil par Jacobson et Scarpa qui lui avaient donné improprement le nom de staphylôme postérieur de l'œil. (*Staphylôma posticum oculi.*)

La première espèce de ce staphylôme est sans danger, tandis que l'autre étant le résultat d'une affection phlébectasique des vaisseaux choroïdaux, cet état peut se propager aux vaisseaux de la sclérotique et de la conjonctive, et produire une cirsophtalmie grave qui peut compromettre l'état de l'œil.

Je crois, qu'aussitôt qu'il se forme une petite tumeur lymphatique ou purulente sur le point qui a été traversé par l'aiguille, il faut se hâter d'emporter la conjonctive qui la couvre, avec des ciseaux courbes, puis pratiquer immédiatement une petite cautérisation avec le nitrate d'argent fondu : ce qui selon moi, sera plus que suffisant pour arrêter les développemens ultérieurs de la tumeur. Mais lorsque l'on a affaire à un refoulement de la sclérotique par l'action variqueuse des vaisseaux choroïdaux, il faut pratiquer la compression avec une lame de plomb, placée sur la paupière. Cette médication devra d'autant plus offrir des chances de réussite que, ainsi que nous le verrons plus tard, Forlenza et un grand nombre d'autres hommes de l'art, traitaient les staphylômes consécutifs à l'incision de la cornée transparente par le moyen que nous venons d'indiquer, avec un succès remarquable : nous reviendrons plus tard sur cette médication.

———

CHAPITRE XVII.

DIFFICULTÉ OU IMPOSSIBILITÉ D'ABAISSER LE CRISTALLIN EN MASSE.

Toutes les fois que l'on rencontre une cataracte dure et résistante, rien n'est plus facile que de l'abaisser et de l'immerger au milieu de l'humeur vitrée, si l'on a eu soin surtout de méditer attentivement les préceptes donnés par le professeur Scarpa pour exécuter sûrement l'abaissement; principes qui, ainsi que l'a fait observer (1) Léveillé, ont convaincu des chirurgiens du premier ordre, Dubois, Dupuis et Dupuytren, que les succès obtenus par le professeur de Pavie n'étaient point fabuleux ni imaginaires, comme le prétendaient les partisans de l'extraction. Pour rendre le procédé de Scarpa plus facile, je dois renvoyer à des considérations anatomiques et chirurgicales que j'ai publiées dans un journal de médecine (2).

Ainsi que nous l'avons dit, les cataractes molles sont très nombreuses, et c'est leur fréquence qui, en offrant beaucoup de difficultés pour l'abaissement, avait conduit notre illustre maître à pratiquer le broiement du cristallin, toutes les fois qu'il ne pouvait pas le déprimer en masse. En effet, le cristallin et sa capsule sont quelquefois très moux et

______

(1) Léveillé, *Nouvelle doctrine chirurgicale*, vol. IV, page 360.
(2) *Bulletin thérapeutique*, tome IV, page 210; tome V, page 82.

friables, tandis que la zonule ciliaire et la hyaloïde offrent une si grande résistance, qu'en présentant l'aiguille par le dos sur l'opacité cristalline, ainsi que le recommande le professeur Panizza, la capsule se rompt, et l'instrument pénètre en totalité dans le cristallin qui est divisé en plusieurs fragmens. A peine cette rupture est elle pratiquée que l'on voit le cristallin tantôt fluide, tantôt caséeux, se répandre en dehors, en partie ou en totalité. Dans le premier cas, l'humeur aqueuse est troublée en entier : la pointe de l'aiguille n'est plus apparente, et il n'est pas rare de trouver de jeunes opérateurs embarrassés au point de ne pouvoir continuer l'opération. Si l'humeur aqueuse ne se trouble pas, si le cristallin se sépare en grands lambeaux flottans, au moyen d'une aiguille très courbe, l'on peut chercher à accrocher les plus gros fragmens, et les porter au fond de l'œil. Cette manœuvre est cependant très difficile, et l'on a plus davantage à les faire passer dans la chambre antérieure pour les exposer à l'action de l'humeur aqueuse qui les dissout très rapidement, et en facilite l'absorption ; pour arriver à ce but, il est bien important de se pénétrer de l'anatomie chirurgicale de l'œil, dont nous avons, dans le journal cité (1), ébauché les caractères les plus saillans. Le point fondamental consiste à briser le cristallin et ses enveloppes en un aussi grand nombre de fragmens que possible.

---

(1) *Bull. thérap.*, l. cit.

A cet effet, il faudra, au moyen de l'aiguille, décrire des arcs de cercle, et des cônes dont la base correspondra à l'extrémité de l'aiguille et le sommet à la tige qui appuie sur le trou de la sclérotique. Ces circonvolutions coniques seront d'autant plus étendues, que l'on portera l'aiguille plus en avant du côté de l'angle interne de l'œil, en la retirant, on les amoindrira, et par ce moyen, l'on sera sûr d'avoir attaqué le cristallin dans tous ses diamètres, et de l'avoir rompu en une quantité de fragmens suffisamment ténus pour les faire passer à travers la pupille dans la chambre antérieure, en suivant toujours dans cette manœuvre un mouvement de rotation de haut en bas, et jamais d'arrière en avant. Par de petits mouvemens saccadés, on accroche les lambeaux flottans du cristallin et de sa capsule, et on les jette dans la chambre antérieure. C'est dans cette espèce de cataracte surtout qu'il est excessivement important que l'opérateur, en introduisant l'aiguille, fasse attention de ne point pénétrer entre la capsule et le cristallin : car il pourrait bien, ainsi que cela s'est vu plusieurs fois, briser le cristallin sans intéresser la capsule antérieure, et il n'y a pas long-temps que j'ai été témoin d'un fait pareil, arrivé à l'un des chirurgiens les plus célèbres de la capitale, chez une dame de Granville, qui a été secondairement atteinte d'une cataracte capsulaire antérieure qui lui a fait perdre tous les bénéfices de son opération. C'est dans la destruction des cataractes molles que, ainsi que je l'ai dit dans le commencement de cet ouvrage, l'on est à même d'apprécier les avantages de l'aiguille du professeur Scarpa.

Il y a des gens qui blâment dans l'opération de la cataracte par abaissement, l'emploi de l'extrait de belladone pour dilater la pupille. A défaut de bonnes raisons, ils avancent des paradoxes, et cependant, si l'expérience du professeur Scarpa et de ses élèves ne répondait pas victorieusement à de pareilles suppositions, le simple raisonnement ne suffirait-il pas pour prouver que, lorsqu'on a un vaste champ à parcourir avec l'aiguille, sans crainte d'accrocher l'iris, l'on peut bien plus facilement détruire le cristallin et ses annexes! S'agit-il de faire passer dans la chambre antérieure les fragmens de la lentille opaque? Rien n'est plus facile lorsque la dilatation de la pupille laisse à peine une petite arrête à franchir; en outre, on ne court pas la chance de laisser les fragmens à cheval sur l'iris où ils détermineraient des accidens dont les moindres conséquences pourraient être une violente inflammation de l'iris, la production de fausses membranes et leur adhérence avec lui. D'ailleurs, le narcotisme produit par la belladone sur l'iris, rendra moins douloureux ses rapports avec les fragmens du cristallin et le dos de l'aiguille.

Si pendant l'opération la pupille se trouvait trop dilatée, on peut facilement remédier à cet accident par les moyens suivans :

1° Appliquer contre la face postérieure de l'iris,

le dos de l'aiguille, et toucher celle-ci avec deux petites plaques de la pile à main de Le Baillif; le plus léger courant galvanique suffit pour faire contracter l'iris.

2º Toucher le segment supérieur de la cornée avec un petit pinceau à miniature, imbibé d'un peu de solution de nitrate d'argent allongée.

3º Passer dans le nez le même pinceau saturé de teinture alcoolique de café torréfié, très forte.

Mais de tous ces moyens, les deux premiers sont les plus sûrs, et sans danger.

Peu-ton, dans tous les cas, faire passer le cristallin dans la chambre antérieure? On aurait grand tort de l'affirmer, car l'expérience de tous les jours prouve le contraire. Diverses causes peuvent s'opposer au succès de cette manœuvre : ainsi que pour l'abaissement en masse, il y a souvent défaut d'équilibre entre la pesanteur spécifique de l'humeur aqueuse et celle des fragmens du cristallin. Il n'est pas rare de voir les fragmens, de la capsule surtout, flotter les premiers jours, tantôt dans la chambre antérieure, tantôt dans la postérieure: mais ils finissent par s'imbiber d'humeur aqueuse : alors devenant plus pesans ils se précipitent dans les parties les plus déclives des chambres; mais il se passe souvent plusieurs semaines avant que cette précipitation ait lieu. Très-souvent les débris du cristallin et de ses annexes forment une masse agglomérée au centre de la pupille qui ne se débarrasse point; dans ce cas, lorsque tous les phénomènes inflammatoires sont dissipés, il faut porter de nouveau l'aiguille dans l'œil, et débarrasser cet obstacle à la vision.

Souvent dans la manœuvre pour briser le cristallin et ses enveloppes, ce corps peut passer en entier dans la chambre antérieure, et l'effort de distension occasioné par ce passage dans le bord libre de l'iris peut produire un iridiospasme, ou une contraction telle de la pupille qu'il faille renoncer à l'espoir de terminer l'opération; le cristallin reste alors dans la chambre antérieure. Souvent la pression sur la cornée est telle que cette partie de l'œil se sphacèle, et part de toutes parts comme un verre de montre qui s'échappe de sa rainure. J'ai vu en 1832 un fait de cette nature arrivé chez une vieille femme opérée par M. Lisfranc, et couchée au N° 3 de la salle St-Augustin. Il n'est pas rare de voir le cristallin contracter de nouvelles adhérences dans la chambre antérieure, y vivre sans s'absorber, et devenir un obstacle complet à la vision. Je connais plusieurs faits analogues, et dernièrement M. de la Roque, l'un des médecins les plus distingués de la capitale, m'a donné connaissance d'un fait pareil pour lequel on courut les chances de l'extraction. Le cristallin adhérait à l'iris et à la cornée : les rayons lumineux étaient perçus en partie : l'extraction fut faite par M. Roux : c'est tout dire quant à l'habileté de l'opérateur ; mais était-il raisonnable de tenter ce moyen ? L'issue en fut funeste : on devait en être presque sûr davance.

Je crois que lorsque le cristallin a passé en entier dans la chambre antérieure, il faut se hâter de pratiquer une incision à la partie inférieure de la cornée, et l'extraire par cette voie, avec les pinces à crochet de Maunoir. Si on peut, sur le moment, le raccrocher avec l'aiguille dans la chambre antérieure, on l'abaissera de nouveau comme l'a pratiqué avec tant de succès, M. Dupuytren.

Lorsqu'il aura contracté des adhérences il serait tout à fait imprudent de tenter l'extraction; il faut se borner à chercher à rétablir la vision, en pratiquant une pupille artificielle, dans une partie de la circonférence de l'iris, en choisissant le procédé convenable à la nature de la maladie.

Quand, avant l'opération de la cataracte, on a diagnostiqué une ou plusieurs adhérences de l'iris avec le cristallin, il faut alors prendre de très grandes précautions, car l'opération est très difficile, si difficile même, que Richter l'a regardée comme excessivement hasardée. Quant à moi, pourvu que dans le côté externe, dans le lieu d'élection où l'on enfonce l'aiguille de Scarpa, il se trouve un petit point de l'iris libre, je me fais fort de terminer l'opération en observant les régles suivantes :

1º Chercher à obtenir la plus grande dilatation possible de la pupille pour suivre avec exactitude les mouvemens de l'aiguille.

2º En introduisant l'instrument comme dans le procédé ordinaire, le conduire jusqu'au centre de la pupille : de là, si l'adhérence est du côté du grand angle de l'œil, je pousse l'instrument, la pointe en bas, jusqu'au moment où, avoisinant l'adhérence, j'abaisse le manche, élève la pointe que je porte légèrement sur la bride que je mets en contact avec l'arête la plus saillante de l'instrument : quelques légers mouvemens de grattement imprimés au crochet suffisent alors pour détacher les adhérences anormales qui retiennent le cristallin ou sa capsule.

Cette manœuvre, plus simple à exécuter qu'à décrire, atteint presque toujours son but; puis, quand on attaque le cristallin, si l'on aperçoit qu'il existe encore des brides, il faut ramener l'instrument au centre de la pupille, et recommencer à détacher les liens anormaux qui s'opposent à l'abaissement de la lentille. Dans ses intéressantes lettres adressées à M. Maunoir de Genève, Scarpa (1) analysant les opinions d'Adams, dit que si : les adhérences sont très nombreuses, il faut, au lieu de tenter de les détruire, pratiquer l'opération de la pupille artificielle. Je crois, malgré mon respect sans bornes pour les opinions de mon illustre maître, que l'on peut, en suivant un procédé qui m'est propre, vaincre toutes les difficultés. Je me suis convaincu, par diverses tentatives heureuses, que l'on arrive à ce but en pratiquant une opération en deux temps, qui doivent être assez éloignés l'un de l'autre, pour que dans la seconde opération,

---

(1) Scarpa, *Lettere al professore Maunoir,* op. cit., p. 155.

on n'ait à redouter aucun reste d'inflammation dépendant de la première.

Pourquoi n'adopterait-on pas pour un procédé spécial et *à priori*, ce que les circonstances forcent à mettre en pratique *à posteriori*, c'est-à-dire faire une première opération, puis, lorsque l'on a obtenu le résultat désiré par la première tentative, passer à une seconde ?

Voici le procédé que j'ai employé dans des cas très graves, et dont l'exécution est très facile.

On introduit dans le point d'élection pour l'abaissement de la cataracte, l'aiguille à deux tranchans de Saunders, mais exécutée sur un échelle plus petite, on la pousse jusqu'au point où existent les adhérences, en ayant soin de tenir le tranchant (1) perpendiculaire à l'axe du corps. Aussitôt que l'on est arrivé sur le point où il est nécessaire de faire agir le tranchant, on fait exécuter au manche des mouvemens d'élévation et d'abaissement, qui se transmettent à la partie coupante de l'aiguille, et lui permettent de détruire les brides. Il est facile de s'apercevoir que l'on a réussi par le changement subit qui s'opère dans la forme de la pupille, forme qui varie à mesure que l'on exécute de nouveaux débridemens. Il faut toujours commencer l'opération vers le grand angle de

---

(1) C'est encore à l'habileté de M. Charrière que je dois la précision de cet instrument, que, jusqu'alors, j'étais obligé de faire confectionner à Londres.

l'œil, l'aiguille n'a que la longueur suffisante pour arriver à la grande circonférence de l'iris, et c'est en retirant l'instrument que l'on agit sur l'adhérence qui existe à la partie supérieure et inférieure et à l'angle externe. A peine suinte-t-il quelquefois une gouttelette de sang toujours insuffisante pour entraver l'opération. Aussitôt que celle-ci est terminée, il faut instiller dans les deux yeux quelques gouttes de solution de belladone afin d'obtenir, dans le plus bref délai, la plus grande dilatation possible de la pupille : on doit faire pratiquer une large saignée au pied, afin d'empêcher toute congestion vers l'organe.

Si cette opération ne réussissait pas il resterait la ressource de perforer la cataracte dans son centre, et de procurer par là un passage aux rayons lumineux. Cette opération, déjà pratiquée par Heister et Bertrandi (1), a été rendu plus facile par Saunders qui employait son aiguille tranchante à travers la cornée transparente pour forer la cataracte, principe sur lequel il a basé son procédé pour l'opération de la cataracte congéniale.

Quant au moyen du procédé que j'ai proposé et décrit pour détruire les adhérences, on a débarassé le cristallin des entraves qui s'opposaient à son abaissement ou à la dilacération ; on pratique ensuite la dépression consécutive avec la plus

---

(1) Heister, *Institutiones chirurgicæ*, p. 521, tom. I; Bertrandi, *Traité des opérations*, page 280.

grande facilité. Il est cependant des cristallins glu'
tineux qui ne peuvent être ni abaissés ni reduits
en fragmens assez minces pour être jetés dans la
chambre antérieure; il faut, dans ce cas, les briser en autant de pièces que possible, et attendre
qu'il soit absorbé sur place, précepte fort ancien,
car il appartient à Barbette, qui le publia en 1683
en ces termes : *Licet* (dit-il) *cataracta non satis
intra pupillæ regionem sit depressa , dummodo in
particulas sit divisa perfecta visio intra sex aut octo
septimanas sæpissimæ redit, licet tota operatio , abs-
que nullo fructu peracta videatur; quod aliquoties
experientia edoctus loquar* (1). Barbette, d'ailleurs,
avait été conduit à donner ce conseil que l'expérience de tant d'oculistes a verifié, d'après un fait
observé en 1622 par Bannister. Le même phénomène se manifeste sur des fragmens voltigeans ou
dans les lambeaux de capsule qui peuvent rester
adhérens à l'iris, à l'uvée, ou au rebord ciliaire.

CHAPITRE XVIII.

DE LA RÉASCENSION DU CRISTALLIN ET DE LA CATARACTE CAPSULAIRE CONSÉCUTIVE.

Le cristallin peut remonter après avoir été
abaissé, et cette terminaison qui fait presque tou-

---

(1) *Chirurgia Barbetti*, Genevæ, 1683, p. 49.

jours échouer l'opération de la cataracte et nécessite une seconde opération, a été sans contredit l'objection la plus redoutable et la plus souvent mise en avant par les partisans de l'extraction. Cette réascension peut avoir lieu immédiatement après que l'opérateur a retiré l'aiguille, ou plusieurs années plus tard, ainsi que le rapportent Celse, Jeannin, Hey, Richter, Warner et Benj. Bell. Adams (1) rapporte que sur six opérations faites par Morand, le cristallin remonta trois fois, et en s'appuyant sur le témoignage de M. Este qui avait étudié à Pavie, de 1782 à 1792, il avance que, quoique Scarpa soit généralement heureux, M. Este a vu trois fois la réascension du cristallin nécessiter une seconde opération. Mais le professeur de Pavie n'était pas homme à laisser tomber une assertion de cette nature sans y répondre, et dans sa lettre à Maunoir (2) il nie positivement le fait, en disant que le jeune chirurgien anglais avait pris pour une cataracte remontée la formation d'une cataracte capsulaire secondaire. Sans parler ici de ce que j'ai vu et de ce que j'ai fait, je citerai en faveur de l'assertion du professeur Scarpa, le témoignage du professeur Flarer, son successeur, élève de Beer, et qui vint à Pavie apportant avec lui tous les préjugés de l'école de Vienne contre l'abaissement. Il s'exprime en ces

----

(1) Adams, op. cit., p. 97.
(2) *Lettere al Maunoir*, op. cit., 158.

termes, dans une thèse soutenue par le docteur Molinari, (1) son élève particulier : *Revera si chirurgus ante depressionem, consilio summi preceptoris (Scarpa), capsulam scindat lentem que resorpioni tradat, quam experientia atque anatomico-pathologica perlustratio jam docuerunt, præterea, si cataracta sit dura, nec ullo morbi sociata, depressa inter abducentem et deprimentem musculum, superiora numquam revocabit.*

La réascension du cristallin est due à plusieurs causes : les principales sont l'élasticité du corps vitré et des capsules hyaloïdiennes ; les adhérences qui persisteraient entre la zonule ciliaire et le cristallin, deux espèces de cataracte particulière, celle dite cataracte à ressort, et celle appelée par Schmidt aride-siliqueuse ; les mouvemens imprudens du malade, exécutés avec la tête ou avec l'œil ; enfin une position défectueuse donnée au cristallin après l'abaissement.

L'élasticité du corps vitré peut, il est vrai, avoir quelqu'influence sur la réascension de la cataracte, mais il y a loin du fait existant aux opinions exprimées par Adams (2) dans son ouvrage, qui compare cette élasticité à un ressort (*propelling power*), exagération dont le professeur Scarpa a fait prompte et sévère justice dans sa correspondance avec son ami Maunoir. En examinant avec

---

(1) Molinari, ouv. cité, page 28.
(2) Voir les notes à la fin de l'ouvrage.

attention les expériences faites par M. Panizza et par moi, consignées dans l'ouvrage de ce professeur ainsi que dans le Bulletin Thérapeutique (1), l'on pourra apprécier à leur juste valeur l'influence et les effets de l'élasticité du cristallin. Les mêmes travaux prouveront aussi jusqu'à l'évidence que pour balancer la différence qui existe entre la pesanteur spécifique du cristallin et de l'humeur vitrée, il faut rompre en divers sens et sans crainte les cellules de l'humeur vitrée, précepte déjà donné par Bertrandi, recommandé comme fondamental par le professeur Scarpa, et que l'on a eu grand tort, dans ce dernier temps, d'attribuer à M. M. Bretonneau et Velpeau. (2) En effet, il résulte de cette manœuvre et des expériences sur lesquelles elle est basée, que la pesanteur spécifique de l'humeur vitrée renfermée dans ces cellules est à peu près égale à celle du cristallin, et qu'en les rompant, on liquéfie leur contenu, ce qui détruit l'équilibre à l'avantage du cristallin.

Lorsque l'on a affaire, à une cataracte élastique ou à ressort, qui est presque toujours le résultat d'une inflammation antérieure, les liens qui retiennent le cristallin en place, sont tellement légers, que le moindre contact de l'aiguille avec la lentille détache celle-ci, qui fuit au devant de l'instrument avec tant de rapidité, que tous les efforts pour la

---

(1) Ouvr. cité.
(2) Velpeau, *Médecine opératoire*, tome I, page 709.

déprimer sont inutiles. La cataracte aride-siliqueuse offre des difficultés d'un autre genre; car
vu l'état de ses adhérences anormales, ou en raison
de son poids, il est presque'impossible de l'enfoncer dans l'humeur vitrée.

En général, quand la cataracte est molle et
qu'elle se rompt en plusieurs pièces, il faut se contenter seulement d'immerger dans l'humeur vitrée
les gros fragmens, d'abandonner les petits à l'absorption; si l'on voulait s'entêter à les porter au
fond de l'œil, on prolongerait trop l'opération, et
l'on aurait à redouter les accidens consécutifs. Nul
doute que les imprudences commises par le malade,
les mouvemens désordonnés de la tête, les vomissemens, ne puissent dans quelques circonstances, produire la réascension du cristallin, surtout si on a eu
affaire à une cataracte aride-siliqueuse; car en général celle-ci a contracté avec la hyaloïde des adhérences morbides, qui la tiennent comme suspendue,
et qui, en raison de l'exiguité de son poids et de la
résistence de l'instrument la rendent très difficile à
immerger profondement. Le professeur Flarer a
observé un fait de cette nature, chez un enfant auquel il pratiqua ensuite, quelques mois après, l'extraction.

Rien selon moi n'est plus rare que la réascension
d'un cristallin dur, lorsque l'opération est bien
faite, et je puis assurer que pendant tout le
temps que j'ai été à Pavie, je n'ai jamais été témoin
de ce fait. Si j'étais seul pour affirmer cela, on

pourrait le taxer d'éxagération; mais il a eu pour témoins une foule de chirurgiens distingués, mes condisciples et mes amis, qui forment aujourd'hui l'élite de la chirurgie italienne et allemande. Ce fait est encore confirmé par le professeur Scarpa, lorsqu'il s'exprime en ces termes : « La cataracte « dure, séparée de tous ses liens, et plongée con- « venablement, ainsi que je l'ai expliqué, dans l'hu- « meur vitrée, ne remonte jamais (1). » D'après ce qui a été dit plus haut, et ce que nous avons été à même d'observer, il faut attribuer la réascension du cristallin, si fréquente dans quelques hôpitaux de France, à l'imperfection de l'exécution du pro-cédé du professeur Scarpa, et à la transgression des principes fondamentaux sur lesquels est basée sa méthode.

Je ne veux point révoquer en doute la réascen-sion du cristallin après des semaines, des mois, des années; mais je puis déclarer que jamais je n'ai été témoin d'un fait de cette nature. Ceux qui ont ouvert des yeux dans lesquels le cristallin avait été abaissé depuis plusieurs années, comprendront sûrement la nature de mes doutes lorsqu'ils se rap-pelleront les liens anormaux qui environnent cette lentille dans la partie de l'œil où elle a été dépo-sée (1).

---

(1) Scarpa, *Trattato delle principali malattie degli occhi.* Pavie, 1816, vol. II, page 72.

(2) Sœmmering, op. cit.; Cloquet, *Thèse du concours de pathologie.*

Espérons donc que cet accident deviendra plus rare et que les efforts faits par les élèves du professeur Scarpa, pour faire comprendre et exécuter sa méthode, ne seront point perdus pour la science.

CHAPITRE XIX.

CATARACTE CAPSULAIRE CONSÉCUTIVE A L'ABAISSEMENT.

Lorsque la cataracte capsulaire existe au moment où l'on déprime le cristallin, rien n'est plus facile que de la reconnaître et de la détruire en l'incisant en diverses directions et en accrochant les lambeaux avec la pointe recourbée de l'aiguille de Scarpa. Mais quand on a abaissé en masse un cristallin opaque, et que la pupille apparaît entièrement noire, on serait dans l'erreur si l'on pensait que l'opération est terminée et qu'elle sera heureuse : il peut être resté en place une partie de la capsule dont la transparence et la ténuité est un obstacle à ce qu'elle soit reconnue. Il faut donc dans tous les cas, aussitôt que le cristallin est abaissé, ramener l'aiguille au centre de la pupille, l'y porter plusieurs fois, en haut, en bas et en avant, en décrivant des cônes ainsi que nous l'avons dit à la page 116, pour détruire cette enveloppe du cristallin et en faciliter la résorption. Il est bien reconnu aujourd'hui que les opérateurs qui déchirent la cristalloïde antérieure comme le proposait Ferrein, afin de rendre le cristallin plus facile à abaisser, étaient beaucoup plus sujets que les autres à voir leurs opérations suivies de cataracte capsulaire. J'ai déjà dit ailleurs (1) que l'on pouvait, en agissant avec précaution, déprimer la capsule antérieure du cristallin en ayant soin d'appuyer sur la lentille opaque avec le dos de l'instrument, dont la pointe est tournée en avant. Le professeur Panizza (2) a prouvé jusqu'à l'évidence que dans un grand nombre de cataractes molles, l'on pouvait par cette manœuvre, déprimer le cris- tallin avec la capsule antérieure sans briser ni l'un ni l'autre. C'était pour arriver au même but que Lusardi (3) recommandait qu'aussitôt que l'aiguille est arrivée au devant de la cristalloïde, de détacher avec l'aiguille la membrane capsulaire dans toute sa circonférence afin de la déprimer en même temps que le cristallin.

Pour peu que ce chirurgien eût réfléchi sur la difficulté de ce procédé, il se fût abstenu d'avancer qu'il était d'une facile exécution; car cette sépara- tion est même difficile pour l'anatomiste quand il y procède après avoir préalablement détaché les membranes de l'œil. D'un autre côté, l'opérateur dans ce cas, doit agir à tâtons, parce que malgré la plus grande dilatation possible de la pupille, on ne peut apercevoir le siége de la zonule ciliaire. Enfin

---

(1) *Bull. thérap.*, art. cité.

(2) Panizza, ouvrage cité, page 64.

(3) Lusardi, *Traité de l'altération du cristallin et de ses annexes*, page 187.

lorsque l'on voudrait séparer la cristalloïde de celle-ci on ne manquerait pas de blesser les procès ciliaires, ce qui n'est pas sans de graves inconvéniens. Le professeur Panizza pense que lorsque la pupille est fort dilatée, l'on pourrait dans le premier temps de l'opération faire passer l'aiguille à travers le corps vitré, d'abord derrière le cristallin, puis le porter à la partie supérieure de la lentille, et en se servant peu à peu du dos de l'instrument, rompre petit à petit la hyaloïde et la zonule ciliaire en glissant sur les procès ciliaires, jusqu'à ce que l'instrument fut arrivé au centre de la pupille : alors on terminerait l'opération comme dans les cas ordinaires, et 'on pourrait immerger, avec une très grande facilité, le cristallin dans l'humeur vitrée.

Au reste, de tous les accidens consécutifs à la cataracte par dépression, la cataracte secondaire est la moins redoutable ; car, lorsqu'elle survient, même à une époque très éloignée de l'opération, on peut la détruire par une seconde opération dont nous donnerons les détails en traitant de la cataracte capsulaire consécutive à l'extraction.

CHAPITRE XX.

DE L'AMAUROSE, SUITE DE L'ABAISSEMENT.

Je me suis demandé plusieurs fois si le reproche d'exposer à l'amaurose est bien fondé, quand on l'attribue au procédé de l'abaissement. Si j'avais ici à faire le parallèle des méthodes, et à fournir des tables synoptiques, l'on serait peut-être bien étonné de voir que l'extraction est malheureusement bien souvent suivie de cette funeste terminaison. Je suis convaincu, du reste, que dans la plupart des cas et dans les deux procédés dont nous venons de parler, il existait déjà, avant l'opération, des symptômes d'amaurose que les effets traumatiques de l'opération ont aggravé. Je ne saurais donc trop recommander de suivre attentivement les préceptes que j'ai indiqués à la page 26, pour acquérir quelque certitude à cet égard.

L'amaurose consécutive à l'abaissement, peut tenir à plusieurs causes, dont les principales sont les manœuvres imprudentes pour abaisser le cristallin, la blessure des nerfs ciliaires, la pression du cristallin sur la rétine, l'inflammation de celle-ci.

Il est malheureusement bien reconnu que des manœuvres imprudentes exercées sur l'œil peuvent déterminer des accidens tellement graves, que cet organe devient le siége d'une inflammation si forte qu'elle peut même compromettre l'existence de l'individu, ainsi que nous l'avons prouvé par l'exemple que nous avons cité page 88.

Nul doute aussi qu'en déprimant le cristallin avec trop de force et avec une aiguille trop longue, on ne puisse contondre ou déchirer la rétine, ce qui, sans contredit, serait une cause plus que suffisante pour produire l'amaurose. Adams (1) croit que dans un grand nombre de cas le poids seul d'un cristallin très dur peut occasioner cet accident, et que lorsque l'humeur vitrée est très fluide, ce qui est très fréquent selon cet auteur, le crisallin sera sans cesse flottant et ira frapper contre la rétine à chaque mouvement de la tête, ce qui produira des douleurs intolérables, l'inflammation de la rétine et enfin la goutte sereine. Daviel en disséquant les yeux de personnes qui n'avaient point recouvré la vue après l'abaissement trouva la rétine et la choroïde déchirées par la pression du cristallin. En général, quand la pression est cause de l'amaurose, celle-ci diminue à mesure que le cristallin s'absorbe; mais si ce cristallin est dur, osseux ou pierreux, il faut en général renoncer à l'espoir de la guérison : Richter (2) recommandait dans ce cas de secouer fortement la tête du malade et de lui imprimer des commotions brusques, afin de tâcher par là de faire changer le cristallin de place par cette manœuvre, et alors on peut en tenter l'extraction. Ce moyen ayant été mis en pratique, et l'on peut s'en convaincre en lisant son ouvrage où ce fait est rapporté, page 113. Le hasard produit souvent les mêmes faits; ainsi Beer (3) raconte qu'après

----

(1) Ouvrage cité, page 108.

(2) *OEuvres chirurg.*, tome III, traduction italienne.

(3) Praktische Beobacht. *Uber den gr. staar.* Wien., 1791, tome VIII, page 113.

avoir fait avec succès une opération de cataracte
par abaissement, chez un homme de trente-quatre
ans: celui-ci vit parfaitement les premiers jours ;
mais à la suite de douleurs excessivement vives, il
fut atteint d'une goutte sereine qui lui fit perdre
tous les bénéfices de son opération. Un an après,
il fit une chute dans un escalier très rapide, et
après un long évanouissement il reprit ses sens, et
s'aperçut, avec étonnement, qu'il avait recouvré
la lumière. Morhenheim (1) pense que le moyen
proposé n'est pas convenable et qu'il vaut mieux
exercer des pressions sur le bulbe de l'œil, afin de
faire remonter la cataracte jusqu'au niveau de la
pupille. Alors on inciserait la cornée, et avec un
petit crochet rien ne serait plus facile que d'extraire
la lentille. Pour peu que l'on réfléchisse, il est très
facile de se convaincre que le conseil donné par
Morhenheim n'est qu'un lapsus de son imagination,
et que rien ne peut justifier sa théorie. Contre l'a-
maurose, en général, il ne reste d'espoir que dans
l'emploi des moyens médicaux sagement combinés
et pour lesquels je renvoie aux ouvrages qui en
traitent *ex professo*. Je ramènerai seulement l'attention de mes lecteurs sur deux nouveaux procédés curatifs récemment introduits dans la thérapeutique de cette maladie, je veux dire, la cautérisation

---

(1) Joseph Morhenheim, Wienn, Beitrach, 1780, in-8,
page 302.

de la cornée transparente, proposée par M. Serre, d'Usès (1), et dont il a retiré des grands avantages.

J'ai été à même de vérifier la puissance de cette médication, et j'en ai consigné les faits dans le *Répertoire annuel de clinique médico-chirurgicale* 1832.

Le traitement par la méthode du docteur Shortt (2), c'est-à-dire la strychnine employée par la méthode endermique, a fourni de très heureux succès au docteur Bennati, et surtout à mon ami le docteur Miquel qui a fait des cures remarquables.

Mais pour que cette médication soit profitable, il est une foule de précautions qu'il est de la dernière importance de ne pas négliger, et desquelles dépend le succès du traitement. Je ne saurais donc trop recommander la lecture de l'article du Bulletin *thérapeutique*, où M. Miquel a traité cette matière avec sa sagacité ordinaire (3).

---

(1) *De la cautérisation de la cornée transparente.* Paris, 1830. *Revue médicale*, page 151 tome III.

(2) *The treatment of amaurosis by strychnine. The Edimburg medical an surgical journal*, october 1830. *The Lancet*, 1830-1831, vol. I, page 90

(3) Bulletin général de Thérapeutique Médico-Chirurg. 1836.

DEUXIÈME PARTIE.

CHAPITRE PREMIER.

ACCIDENS QUI PEUVENT FAIRE ÉCHOUER L'OPÉRATION DE LA CATARACTE PAR LES DIVERS PROCÉDÉS DE L'EXTRACTION.

Ainsi que nous l'avons dit dans l'introduction de ce travail, la plus grande hérésie chirurgicale du siècle consiste à vouloir adapter un seul procédé opératoire à tous les cas, à toutes les complications d'une même affection. Aussi est-il des opérateurs qui croient avoir tout dit en déclarant *qu'ils ne pratiquent jamais l'extraction, ou bien, qu'ils ne font jamais que l'abaissement.*

Ces idées préconçues sont presque toujours mises en pratique, et si vous voulez voir extraire des cristallins, vous devez fréquenter tel hôpital, car l'abaissement y est proscrit. Le contraire a lieu dans tel autre établissement.

Supposez maintenant que, après avoir bien reconnu et diagnostiqué une cataracte (voyez p. 15), le chirurgien se soit convaincu que l'extraction doit être préférée, ou que tout au moins elle offre autant de chances de succès que l'abaissement, il lui reste encore beaucoup à faire pour obtenir une opération heureuse.

Malgré les données anatomiques les plus précises, l'habileté manuelle la plus parfaite, la connaissance la plus intime des règles générales de l'opération, il peut arriver que celle-ci échoue, et cela autant par l'oubli de quelques préceptes minutieux que l'on est trop souvent porté à considérer comme oiseux, que parce qu'il est de petites précautions que l'on ne prend qu'après avoir été guidé par sa propre expérience et instruit par ses revers.

Je vais donc, dans l'intérêt de mes jeunes confrères, rechercher, avec toute l'attention dont je suis capable, les causes qui occasionnent le plus souvent les insuccès de l'opération de la cataracte par extraction, en les classant sous les neuf points suivans :

1° Les accidens propres à toutes les opérations de cataracte (voir la page 13). 2° La trop petite dimension de l'incision de la cornée, son irrégularité, sa trop grande proportion et sa position vicieuse; la rupture de l'instrument et la sortie prématurée de l'humeur aqueuse. 3° Le renversement du lambeau de la cornée en arrière ou en avant, avec impossibilité de réunir par première intention., par suite de la flétrissure ou autre cause.

4º La blessure de l'iris, sa hernie ou son arrachement, sa contraction spasmodique ou irridiospasme; son adhérence au cristallin, à sa capsule ou à la cornée; sa forme bombée en avant, de manière à envahir la chambre antérieure; une pupille naturellement trop étroite ou trop dilatée.

5º La chute de l'humeur vitrée, le blépharospasme et les convulsions du globe oculaire et de ses muscles.

6º La difficulté d'extraire la cataracte en entier ou en partie, la nécessité de l'abandonner en partie ou en totalité; la cataracte capsulaire primitive ou secondaire, et l'hypopion.

7º L'introduction de l'air dans l'œil, et son séjour dans cet organe.

8º Enfin la mauvaise méthode de pansement après l'opération; les cicatrices vicieuses et le staphylôme de la cornée.

CHAPITRE II.

Il est, en général, extrêmement difficile d'assigner une dimension fixe à l'incision de la cornée pour qu'elle soit dans des proportions convenables. La différence de la conformation de l'œil et de la position de l'iris, est un écueil contre lequel viennent échouer tous les calculs. En général l'on recommande de comprendre dans l'incision la moitié de la cornée. Ware même recommande (1) d'inciser les 9/16 de la circonférence, ce qui fait la moitié plus une fraction. Il faut en général que la cataracte puisse passer facilement sans nécessiter une trop grande pression, ce qui pourrait non-seulement produire la hernie de l'humeur vitrée, mais encore la sortie par jet, accident très-fâcheux arrivé plusieurs fois en ma présence à feu le professeur Volpi, et dont les faits sont consignés dans les examens critiques de sa clinique, publiés à Lugano, en 1819 (2). L'incision, par les raisons que je viens d'indiquer, ne doit pas toujours être commencée à la même place. Si la cornée est très-convexe, et que l'iris en soit fort éloigné, on peut sans inconvénient commencer l'incision à une demi-ligne de l'union de la cornée à la sclérotique, et faire ressortir la pointe de l'instrument à la même distance du côté du grand angle de l'œil : si la cornée est au contraire très applatie, comme chez quelques presbytes, si la chambre antérieure est presque toute envahie par l'iris, il faut, dans ce cas, faire la ponction à une ligne au moins de l'insertion de la cornée à la sclérotique, mais sans outre-passer cette mesure, car pour éviter un ac-

----

(1) Ware, *Inquiry in to the causes of failure in extracting the cataract*, page 283, London, 1805.

(2) *Cenni critici intorno la clinica chirurgica di Pavia.* Lugano, 1819, page 21.

cident grave, à la vérité, la blessure de l'iris, il ne faut point courir la chance d'avoir une incision trop petite, ce qui est encore plus contraire au succès de l'opération.

Il est des opérateurs qui font l'incision aussi petite et même plus petite que la cataracte, et cependant leurs succès sont merveilleux et incontestables : M. Maunoir, de Genève, agit ainsi. L'extraction du cristallin est alors un véritable accouchement ; il faut procéder lentement, presser avec beaucoup de précaution et souvent même saisir la lentille opaque avec une petite érigne, ou mieux encore, ainsi que le pratique l'habile chirurgien genevois, avec de petite pinces à crochet ou des brucelles à lentilles fenêtrées ; mais je suis loin de conseiller une semblable méthode, malgré les succès de son auteur. La difficulté de faire une incision suffisamment grande a été, dès l'origine de la réintégration de l'extraction dans la chirurgie moderne, un écueil auquel Daviel lui-même avait cherché à échapper en pratiquant son opération en deux temps, dont le premier était exécuté avec son couteau à lance, et le second, tantôt avec le couteau mousse à un seul tranchant, tantôt avec les ciseaux coudés qui portent son nom. Quand ensuite on a modifié de tant de manières les principes de Daviel, l'accident est resté le même, et, dans la plupart des cas on a dû recourir à l'incision secondaire avec ses ciseaux.

L'excessive mobilité de l'œil est sans doute une

des causes principales de la petitesse extrême de l'incision. En effet, dès qu'il se sent blessé, l'organe fuit au devant de l'instrument en se portant vers le nez, au point que la cornée, presque tout entière, disparaît à la vue de l'opérateur, et cela, souvent même avant que cette membrane de l'œil ait été entièrement traversée. De cette manière l'opérateur se voit dans la nécessité de terminer l'opération, ou tout au moins de la continuer sans pouvoir suivre les progrès de son couteau. D'un autre côté, on peut aussi compromettre le succès de l'incision en enfonçant le kératotôme un peu au dessous du diamètre transversal de la cornée; car alors si la pointe ressort dans le point correspondant, l'incision sera trop petite, et l'on sera obligé de faire de grands efforts pour extraire le cristallin, ou bien de recourir aux ciseaux de Daviel pour agrandir l'ouverture, ou aux pinces de Maunoir pour terminer l'opération.

Dès les premiers succès de l'extraction, on a senti tous les désavantages du retrait de l'œil vers la face interne de l'angle nasal; c'est pour obvier à cet inconvénient que Wolhouse, Petit, Béranger, Pamard, Rumpelt, Sigwart, Demours jeune, etc., proposèrent, pour fixer cet organe, des instrumens sur lesquels l'expérience a passé condamnation. La Faye, en simplifiant le procédé de Daviel, avait déjà prouvé que cet accident pouvait être combattu victorieusement par le premier temps de l'exécution de l'opération. Mais il était réservé à M. de

Wenzel père de donner des principes tellement sûrs, que pour peu qu'on médite son ouvrage, on sera convaincu de leur supériorité ainsi que de leur efficacité.

Le professeur Scarpa avait vu opérer plusieurs fois M. le Baron Wenzel, et il me disait bien souvent : *Si l'expérience de tous les jours ne m'avait pas convaincu de la supériorité de l'abaissement de la cataracte sur l'extraction, j'adopterais sans réserve le procédé opératoire de M. Wenzel.* Cependant, ce procédé est presque généralement abandonné aujourd'hui ; il est presque impossible de se procurer un modèle exact de l'instrument du fameux opérateur allemand, sans recourir aux héritiers de son nom et de sa profession. Grâce à l'obligeance de M. Maunoir, je possède un modèle qui fut exécuté sous les yeux même de l'inventeur. J'ai déjà dit que ceux qui se vendent chez les couteliers sont tellement défectueux que je ne suis pas étonné de la difficulté, j'oserai même dire, de l'impossibilité où l'on se trouve d'exécuter avec eux l'opération telle qu'elle est décrite par le baron de Wenzel.

Il est donc important de ramener l'attention des chirurgiens sur ce procédé, et pour ne rien changer à la description du manuel opératoire, je dois ici le transcrire textuellement d'après le mémoire publié par son fils, en 1786 (1).

---

(1) Wenzel, *Op. cit.,* page 76.

« Le malade étant jugé dans le cas de l'opération,
« et ayant été disposé comme je l'ai dit, on le fait
« asseoir sur une chaise basse, à un jour qui ne soit
« pas trop vif, parce que, pour l'incision de la cor-
« née même, un jour médiocre est plus favorable,
« et que d'ailleurs le malade est plus tranquille,
« comme nous l'avons toujours observé ; seconde-
« ment, lorsqu'il est question d'extraire le cristallin,
« il est essentiel que la pupille ne se resserre pas
« trop, et c'est l'effet que produirait une vive lu-
« mière sur la partie contractile de l'iris. On couvre
« l'œil sain d'une compresse retenue par un ban-
« deau ; un aide, placée derrière, tient la tête du
« malade et l'appuie sur sa poitrine ; il soulève avec
« le doigt index de la main qui n'est point occupée
« à fixer la tête, la paupière supérieure de l'œil à
« opérer, et tient le tarse assujéti avec l'extrémité
« du doigt contre le bord supérieur de l'orbite. Pour
« réussir à cette manœuvre et pour fixer convena-
« blement la paupière supérieure, l'aide doit avoir
« soin de relever la peau au dessus de l'orbite, et
« de faire plisser fortement les tégumens qui sou-
« tiennent les sourcils ; par ce moyen, il découvre
« en entier l'œil ; il évite de presser le globe, il ne
« gêne en rien celui qui opère, et il fixe tellement
« la paupière, qu'elle ne peut faire aucun mouve-
« ment. »

« L'opérateur s'établit sur une chaise un peu
« plus haute que le malade. Comme les yeux se
« tournent constamment vers le lieu le plus éclairé,

« l'opérateur a soin de placer son malade oblique-
« ment vers une fenêtre, de façon que l'œil à opé-
« rer se tourne du côté du petit angle, et rende
« plus facile la sortie de la pointe de l'instrument
« du côté opposé à celui par lequel il est entré. Il
« place près du malade une chaise sur laquelle il
« appuie le pied droit; le genou qui, dans cette
« position, se trouve plus élevé, sert à soutenir
« le coude du bras droit, et à mettre la main à la
« hauteur de l'œil à opérer. L'opérateur prend
« alors le *kératotôme* de la main droite, si c'est
« l'œil gauche qu'il doit opérer, et *vice versa*; il le
« tient comme une plume à écrire ; il pose sa main
« et l'assure au côté externe de l'œil, en plaçant le
« petit doigt un peu écarté des autres, sur le bord
« de l'orbite. Dans cette position, et ayant pris ce
« léger point d'appui, il ne se presse point de faire
« l'opération, et il attend que l'œil, ordinairement
« très-agité par les préparatifs, soit en repos ; ce
« qui arrive toujours après quelques instans, et
« rend inutiles les instrumens proposés pour fixer
« l'œil, comme je l'ai dit fort en détail.

« Lorsque l'œil est en repos, et tourné vers le
« petit angle, ce qu'on a soin de recommander au
« malade, de façon qu'on puisse voir avec facilité
« le point de la cornée par lequel la pointe de l'ins-
« trument doit ressortir, alors l'opérateur plonge
« l'instrument dans la partie supérieure et un peu
« externe de la cornée, à un quart de ligne de la
« sclérotique, de sorte que la lame soit dirigée

« obliquement de haut en bas et de dehors en de-
« dans, dans le plan de l'iris. L'opérateur abaisse
« en même temps la paupière inférieure, par le
« moyen des doigts *index* et *medius*, qu'il tient lé-
« gèrement écartés l'un de l'autre, et il doit avoir
« l'attention la plus scrupuleuse de ne faire au-
« cune compression sur le globe, et de le laisser
« parfaitement libre; ce qui est le moyen le plus
« sûr de diminuer sa mobilité et de le fixer.

« Quand l'instrument, après avoir pénétré dans
« la cornée, arrive vis-à-vis de la pupille, on plonge
« sa pointe dans cette ouverture par un léger mou-
« vement de la main en avant, on incise la capsule
« du cristallin avec la pointe du kératotôme; puis,
« par un autre léger mouvement opposé au pre-
« mier, on la dégage de la pupille; on traverse la
« chambre antérieure; on sort vers la partie infé-
« rieure de la cornée, un peu du côté du grand an-
« gle, à la même distance de la sclérotique que
« celle à laquelle on a percé la cornée par en haut;
« et, continuant de pousser l'instrument, on achève
« ainsi l'incision de la cornée le plus près possible
« de la sclérotique. Si l'on dirige convenablement
« le *kératotôme*, si l'on se sert à propos des deux
« doigts *index* et *medius* de la main opposée, la
« section se trouvera grande, semi-circulaire, et
« assez près de la sclérotique, comme cela doit
« toujours être.

« Quand on fait l'incision de la cornée très près
« de la sclérotique, il arrive assez souvent qu'il

« sort du sang. Cela ne doit point du tout inquié-
« ter. Ce sont quelques-uns des vaisseaux san-
« guins de la conjonctive, qui rampent au bord
« de la cornée, et qui se trouvent incisés en même
« temps que cette tunique. Cette très légère sai-
« gnée locale ne peut être que très avantageuse,
« bien loin de faire craindre aucun accident. Je
« suis tellement persuadé que cela peut être utile,
« que je tâche, autant qu'il est possible, de diri-
« ger l'incision de la cornée très près de la scléro-
« tique, pour réussir à inciser ces vaisseaux et à
« les dégorger légèrement. Il m'a même paru que,
« très souvent, cela évitait de l'inflammation : au
« reste il ne faut pas intéresser la sclérotique.

« Si le bord supérieur de l'orbite est fort sail-
« lant, et que l'œil soit fort petit et fort enfoncé
« dans la cavité orbitaire, il serait très difficile de
« faire l'incision presque perpendiculaire, parce
« que le coronal gênerait, et obligerait de tenir
« l'instrument trop obliquement, par rapport au
« plan de l'iris. Il serait impossible de sortir de la
« cornée à la distance convenable. Dans ce cas, il
« faut diriger et tenir l'instrument beaucoup
« moins perpendiculairement ; mais, cependant,
« il ne doit pas être horizontal. »

Le procédé de M. de Wenzel, tel que nous venons de le rapporter, offre de très grands avantages. La difficulté de fixer l'œil était sans doute l'é-
cueil capital qu'il fallait éviter : c'est vers ce but
que se sont dirigées les recherches et les médita-

tions de l'opérateur dont nous venons de parler.
En perçant la cornée dans le point choisi par Daviel
et par La Faye, le baron de Wenzel n'avait pas tardé
à se convaincre que dans la majorité des cas, l'œil
fuyait au devant du kératotôme le mieux affilé,
surtout quand on opérait des enfans, des personnes
peu raisonnables et pusillanimes. Ce retrait de l'œil
était encore favorisé par la recommandation faite
au malade de regarder son nez. Dans ce moment
l'attention de l'opéré étant fixée sur ce point, pour
peu que la contraction des muscles grands et petits
obliques soit forte, la cornée disparaît sous la
duplicature de la conjonctive qui forme, chez
l'homme, l'onglet de la membrane clignotante.
M. de Wenzel, en recommandant au malade de
regarder en bas, avait à lutter contre un antagonisme
musculaire limité, car l'œil, en se portant directement en bas, ne peut fuir très profondement : par
ce moyen la cornée offre un vaste champ à la pointe
de l'instrument, qui, par un mouvement sec et
un peu brusque, la traverse en entier, et arrive
dans la partie moyenne et supérieure de l'espace
pupillaire, ainsi qu'on peut le voir au numéro 10
de la planche II.

Ce que la plupart des opérateurs considèrent
comme un tour de force ou une espèce *d'escamotage*,
était regardé par M. de Wenzel comme un principe
fondamental de sa méthode, à laquelle il n'était
arrivé que par le temps, l'expérience, et qui repo-
sait sur trois points capitaux : 1° Fixer l'œil d'une

manière invariable; 2° traverser la cornée par une ponction franche et décidée, sans labourer ses lames; 3° ouvrir en même temps la capsule et éviter ainsi les contractions secondaires de l'iris qui, quelquefois, ne permettent pas de le faire dans la seconde partie de l'opération. Il faut, il est vrai, une grande habitude pour exécuter les divers temps de l'opération dans un espace de temps fort limité, et j'ai peine à concevoir qu'un jeune opérateur puisse s'extasier sur la facilité de cette manœuvre (*Lancette française*, 1830). Je n'ai qu'un mot à répondre pour donner la mesure de l'enthousiasme : il avait largement dilaté la pupille au moyen de l'extrait de belladone, tandis que le baron de Wenzel n'employait pas ce moyen qui n'était pas connu de son temps.

Les ophthalmostats sont aujourd'hui généralement proscrits pour l'extraction de la cataracte, et, à ma connaissance, M. Pamart fils, d'Avignon, est le seul qui mette en usage un instrument contentif : c'est la pique (1) inventée par un de ses ancêtres. La pratique de ce chirurgien n'est pas plus heureuse que celle des autres extracteurs, et ne justifie point sa prédilection pour les doctrines et les traditions de sa famille. M. le professeur Græfe m'a affirmé qu'en Allemagne les ophthalmostats étaient tout à fait abandonnés.

---

(1) Pamart, *Dissert. inaugurale et Transactions médicales,* 1832.

Il est cependant quelquefois nécessaire de fixer
l'œil, surtout quand on opère par le procédé de
La Faye, modifié par A. G. Richter, et plus récemment encore par Beer. Dans ce cas, malgré l'opinion contraire de M. de Wenzel (1), je crois que
l'on doit chercher à contenir l'œil en le compri-
mant légèrement en place, surtout du côté du
grand angle, au moyen du doigt *medius* de la main
qui abaisse la paupière inférieure, tandis que l'indicateur maintient cette dernière et presse légèrement sur le bulbe, précepte donné en ces termes par Richter. « *Digitus ille qui palpebram infe-*
« *riorem deprimit, comprimit simul, paululum oculi*
« *bulbum et sic illius motum cohibet* (2) ». Quoi de plus
incertain cependant que ce mot *paululum!* puisque
Richter ne définit point le degré de cette pression
et l'instant où l'on doit la cesser.

En médecine opératoire *un peu* ne signifie rien,
ainsi que l'observait judicieusement M. Lisfranc
dans son cours d'opérations. Le même reproche
peut aussi s'adresser aux conseils que donne à ce
sujet La Faye (3). Ware, dont l'opinion est d'un
si grand poids en fait d'opérations de cataracte,
pense que des principes aussi vagues que ceux émis

---

(1) Wenzel, ouvrage cité.

(2) Richter, *Observationes chirurgicæ.* Fasc. prim. Gotting.,
1770, p. 17.

(3) *Mémoires de l'académie de chirurgie de Paris,* tome VI,
p. 313.

par Richter et La Faye, exposent à de grands dangers
par la crainte où ils laissent l'opérateur de continuer trop long-temps la pression ou de la cesser
trop tôt. Le célèbre chirurgien anglais que je viens
de citer, croit rectifier l'opinion de Richter en la
donnant en ces termes : « *Une pression modérée et*
« *régulière peut être continuée avec la plus parfaite*
« *sûreté sur le côté interne et inférieur de la scléro-*
« *tique, non seulement jusqu'à ce que le temps de la*
« *ponction ait été accompli en entier, mais encore*
« *jusqu'à ce que la pointe de l'instrument soit entière-*
« *ment ressortie au point opposé de la cornée, un peu*
« *plus bas que son diamètre transversal. Ce temps de*
« *l'opération étant exécuté, toute pression doit immé-*
« *diatement cesser de la part de l'opérateur, car son*
« *aide ne doit en aucune manière appuyer sur le*
« *globe* (1). » Toute pression est alors inutile et
peut même en quelque sorte justifier les craintes de
M. de Wenzel, et sa répugnance pour cette méthode. En effet, dans la plupart des cas, elle est
dangereuse, et nous examinerons plus tard la nature de ses périls. L'instrument ayant traversé la
cornée dans les deux points d'élection, fixe l'œil en
place, et la section s'accomplit en le poussant avec
régularité, lenteur, et obliquement en bas, jusqu'à
ce que le tranchant, traversant la cornée en entier,
l'ait divisée dans les 9/16 de sa circonférence, selon Ware, ou les 7/12 d'après M. Roux. Ce dernier

---

(1) Ware, ouvrage cité, page 340.

tient une conduite bien différente. Voici son procédé
tel que je lui ai vu exécuter bien souvent. Le malade étant assis en face de l'opérateur, la tête fixée
sur la poitrine d'un aide, celui-ci relève le bord
libre de la paupière supérieure avec le doigt indicateur, dont il avance la pulpe jusque dans le vide
qui existe entre la paupière relevée et le bulbe
qu'il comprime, tandis que M. Roux en fait autant
pour la paupière inférieure ; de façon que l'œil est
assujéti d'une manière assez fixe pour ne faire aucun mouvement. Ce chirurgien perce alors la cornée avec le couteau de Richter, tout près de son
union avec la sclérotique, à une ligne au moins au
dessus de l'extrémité externe du diamètre transversal de l'œil ; dans le premier temps, la pointe du
couteau est dirigé presque perpendiculairement à
l'épaisseur de la cornée, et l'instrument se trouve
alors lui-même dans une position plus près de la
verticale que de l'horizon. La cornée percée, la
lame du couteau est ramenée au parallélisme avec
l'iris et poussée ainsi vers l'angle interne de l'œil,
jusqu'à ce que la pointe aille ressortir un peu
au dessous de l'extrémité interne du diamètre
transversal de l'œil. M. Roux achève la section en
continuant à pousser le couteau sur le grand angle,
et ne craint point d'intéresser le sac lacrymal et la
caroncule, chose qui lui arrive très fréquemment :
quelquefois il hâte la section de la cornée en faisant dévier le tranchant du couteau de son parallélisme avec l'iris, de manière à le porter un peu en

avant. Au moment où la section va être achevée, les doigts de l'aide et de l'opérateur cessent, plus ou moins complètement, de comprimer l'œil; mais il est bien difficile que cette manœuvre soit toujours exécutée avec assez de perfection et d'ensemble pour ne pas avoir les inconvéniens que Wenzel et Ware ont signalés plusieurs fois dans leurs écrits, et sur lesquels nous reviendrons plus tard.

Pour obvier à la difficulté qu'apporte l'excessive mobilité de l'œil, à la section régulière de la cornée, M. Sparrow, de Dublin, qui avait fait de l'extraction de la cataracte une étude toute particulière, recommande de faire tirer très fortement en haut, par un aide, la paupière supérieure, en même temps que l'opérateur attire en bas, autant que possible, la paupière inférieure. Le chirurgien irlandais espérait, par ce moyen, fixer l'œil par la tension de la conjonctive palpébrale et oculaire (1). Peu de mots suffiront pour prouver combien ce moyen est incertain, douloureux, et peut avoir des conséquences fâcheuses. En effet, la conjonctive palpébrale et oculaire n'est pas tellement limitée dans ces attaches, qu'une pression plus ou moins prolongée puisse sur tous points lui donner la même tension. Si le fait était possible, ne suffirait-il pas à lui seul pour produire une brusque sortie du cristallin et peut-être de l'humeur vitrée? D'ailleurs, ce tiraillement en haut et en bas n'est-il

____

(1) *Medical facts and observations*, vol. I. London, 1791.

pas douloureux et inquiétant pour le malade?
MM. de Wenzel et Maunoir, dont l'expérience fait
autorité, recommandent de ne rien faire qui puisse
fixer l'attention de l'opéré (1).

CHAPITRE III.

Un accident tout opposé à celui qui vient de
nous occuper jusqu'à présent, consiste en une trop
grande incision de la cornée, qui peut non seulement produire la mortification de cette membrane,
observée dans certains cas par M. Maunoir, de
Genève, mais encore le renversement de ses bords
en dehors ou en dedans, avec impossibilité d'obtenir la réunion des lèvres de la plaie. Si M. Maunoir s'est exagéré (2) les dangers de la mortification de la cornée, il y a aussi erreur matérielle de
la part des auteurs qui paraissent révoquer en
doute la fréquence, même la possibilité de cet accident de la cornée. Aux faits cités par l'opérateur
genevois, je pourrais ajouter ceux dont j'ai été témoin, et dont un eut lieu à Turin, en 1828, sur
un vieillard opéré par M. Forlenza, dont les insuccès, depuis quelques années, avaient détruit
le bien qu'il avait pu faire, et dont l'odieuse con-

---

(1) Wenzel, ouv. cité, p. 78.

(2) Maunoir, *Mémoire sur la mortification de la cornée,
Journal de Montpellier.*

duite a été stygmatisée par M. Casimir Broussais (1).

Deux autres mortifications de la cornée se sont encore présentées à mon observation ; l'une sur un tailleur de pierre de Lyon, opéré par M. Cartier, et l'autre sur une jeune fille nommée Charvet, et opérée par M. Maunoir.

Ainsi que nous l'avons dit, M. Roux fait une très grande incision, et si cet opérateur n'a pas rencontré souvent l'accident dont je viens de parler, ses opérés sont très sujets à une cicatrisation vicieuse de la partie inférieure de la plaie, due à ce que le biseau du lambeau n'est pas en rapport exact avec la partie inférieure de l'incision sur laquelle il doit reposer. Il suffit de fréquenter quelque temps le service de M. Roux, à la Charité, pour se convaincre de l'exactitude du fait que j'avance et dont j'ai vu un cas très remarquable chez M***, brocheuse, rue de Savoie, N° 12, à Paris. Cet accident est surtout fréquent chez les vieillards qui ont la cornée très molle, et chez les adultes qui ont été atteints de légères hydrophtalmies antérieures de l'œil, soit de l'humeur aqueuse.

Ce dernier accident arrive aussi à d'autres opérateurs : il a été assez fréquemment observé par M. Maunoir pour lui fournir le sujet d'une note spéciale qu'il a lue à la société médico-chirurgicale de Genève, et qu'il m'a transmise dans une de ses lettres. Il s'agissait d'un vieillard de 82 ans, déjà

---

(1) Casimir Broussais, *Archives*, 1828.

affaibli par une opération de hernie étranglée qui avait été pratiquée il y avait six semaines environ.

Je cite textuellement la lettre de M. Maunoir:

« Aussitôt après une opération de cataracte bien
« faite, la cornée transparente conserve sa forme,
« la pupille est noire et circulaire, l'iris même ne
« paraît point appliqué contre la surface interne et
« concave de la cornée, la vue a lieu quelquefois
« d'une manière remarquablement nette. Cepen-
« dant l'œil est diminué de tout le diamètre du cris-
« tallin et de l'humeur aqueuse. Qu'est-ce qui rem-
« plit le vide qu'ils ont laissé ? Quand c'est de l'air,
« c'est un accident, même assez fâcheux.

« Cette question importante n'a pas été, que je
« sache, examinée par les physiologistes, pas même
« par les oculistes. La question toute simple que
« l'on aurait dû se faire depuis long-temps, est
« celle-ci: comment ce vide peut-il être rempli au
« moment de l'opération ? Quant à moi, je crois
« que l'action tonique des membranes de l'œil, et
« surtout des muscles, refoule l'humeur vitrée en
« avant, qu'il y a même une sécrétion instantanée
« d'humeur aqueuse, et en même temps une légère
« diminution des diamètres transverses de l'œil,
« de sorte que le vide se trouve tout à fait rempli.
« On rencontre souvent des personnes faibles et dé-
« licates chez lesquelles, après une opération bien
« faite d'ailleurs, ce vide ne se remplit point: cette
« action tonique dont je viens de parler n'a pas lieu,
« et la cornée reste affaissée et plissée; il y a un creux

« au lieu d'une surface arrondie et convexe, et les
« malades ne voient point ; les lèvres de la plaie ne
« se trouvent plus alors en contact, l'humeur
« aqueuse s'écoule à mesure qu'elle est sécrétée. Il
« s'ensuit une inflammation considérable et la
« perte irrémédiable de l'œil.

« Le 6 octobre 1829, j'ai opéré l'œil gauche de
« M. Millet, en faisant une incision en demi-cercle à
« la partie inférieure et un peu externe de la cornée,
« comprenant à peu près les 4/5 de sa circonfé-
« rence : j'ai coupé la capsule du cristallin avec une
« aiguille à cataracte, et cette lentille est sortie au
« moyen d'un léger frottement. La pupille est res-
« tée d'un beau noir et parfaitement intacte ; mais les
« chambres antérieure et postérieure ne se sont
« pas remplies, et la cornée s'est affaissée et ridée :
« quelques bulles d'air ont pénétré dans la cham-
« bre antérieure, et le malade n'a point vu. Ma pre-
« mière idée a été fort triste, et j'ai regardé cet œil
« comme perdu ! Un instant après, j'ai conçu la pen-
« sée de remplir cette cavité ; j'ai envoyé chercher
« de l'eau distillée chez le pharmacien le plus voi-
« sin ; j'ai fait chauffer cette eau au bain-marie, puis
« renversant en arrière la tête du malade, que j'avais
« fait coucher sur le dos, j'en ai rempli la cavité
« de la région orbitaire ; je lui ai fait alors ouvrir
« les paupières, puis, soulevant légèrement le lam-
« beau de la cornée, l'eau a pénétré dans toutes les
« cavités accessibles de l'œil, et les plis de la cornée
« ont disparu. Le malade a tenu les yeux fermés

« pendant quelques minutes, et lorsqu'il les a ou-
« vert, j'ai trouvé celui que je venais d'opérer dans
« l'état le plus satisfaisant. Il a eu le plaisir de dis-
« tinguer nettement tous les objets qui lui ont été
« présentés aussi bien qu'après l'opération la plus
« heureuse et la plus exempte de tout accident.

« Je dois faire observer qu'après l'introduction
« de l'eau, le malade éprouva une légère douleur
« qui a persisté quelques heures, mais la guérison
« a été complète et sans entraves. »

On voit par cette relation, à laquelle M. Maunoir
a donné, je crois, de plus amples détails dans la
bibliothèque universelle de Genève, mais qui y est
restée enfouie, puisque les traités d'opérations les
plus récens n'en parlent point, on voit, dis-je, que
le chirurgien de Genève a su, par une présence
d'esprit admirable, remédier à un accident qui
aurait certainement fait échouer une opération habilement exécutée.

La section de la cornée est irrégulière toutes les
fois que sa forme n'est pas semi-circulaire, et que
le lambeau est frangé. Ces deux accidens, d'où résultent, dans la plupart des cas, des cicatrices difformes, sont dus à ce que le couteau n'est pas enfoncé assez verticalement, lorsque l'on pratique le
temps de la ponction ; ou bien à ce que l'on a trop
rapidement ramené la pointe à l'horizon avant d'a-
voir un peu fait cheminer la lame dans la chambre
antérieure. Dans ces deux circonstances l'on a, en
apparence, un grand lambeau, et la partie de l'in-

cision qui correspond à la face interne ou concave de la cornée est trop petite, à cause du rebord falciforme, taillé dans ces lames internes. Dans ce cas l'extraction du cristallin est très difficile et souvent même impossible, car, s'il sort de sa capsule, il s'étrangle entre l'iris et l'incision, où il reste comme enclavé. S'il est dur, l'œil est presque irrévocablement perdu ; s'il est mou ou friable, on peut encore espérer de le retirer, mais il reste ordinairement à la partie inférieure une cicatrice leucomateuse qui gêne singulièrement la vision.

Ce dernier inconvénient peut se classer parmi ceux qui résultent de la position vicieuse de la cicatrice de la cornée. Quand on a vu faire un grand nombre d'extractions de cataracte par les opérateurs qui sacrifient la sûreté, le succès de l'opération à la gloriole d'une *prestigiation* déplorable, on ne tarde pas à se convaincre que la cicatrice de la cornée, qui résulte de l'incision faite selon la méthode de Richter, se trouve placée trop haut, que dans la plupart des cas, elle arrive presque au niveau de la prunelle, et que la vision, s'exerçant plutôt par le bas que par le haut, le bénéfice de l'opération se trouve détruit par l'obstacle matériel que présente la cicatrice.

Le procédé de M. Wenzel peut, à la rigueur, quand il est exécuté dans toute sa perfection, obvier à la plupart des accidens dont je viens de parler. Mais peu de personnes se résoudront à étudier ce procédé et surtout à faire les essais et manœuvres né-

cessaires pour arriver à la dextérité convenable.
La mode est d'ailleurs une souveraine malheureusement très despote, même dans l'art de guérir : je
vois tous les jours les procédés de Richter et de
Beer mis en usage, sans que les accidens qu'ils entraînent servent à éclairer les détracteurs de M. de
Wenzel.

Cependant, ce dernier opérateur avait bien senti
que, dans un grand nombre de cas, sa méthode ordinaire ne parait pas à tout; aussi, institua-t-il, pour des
cas spéciaux (1), une méthode particulière, préconi-
sée ensuite par Santarelli (2), B. Bell, Richter et Ware. Pendant long-temps ce procédé avait été négligé
par les ophtalmologistes de tous les pays, lorsqu'il
fut mis en usage avec des modifications particulières
par M. Alexandre, oculiste anglais, opérateur aussi
habile qu'heureux. On peut prendre une idée de
sa méthode, en parcourant la note publiée en 1821
par M. Wagner (3). C'est donc à tort que M. Jœger,
de Vienne, la revendique pour lui-même ; il n'a
droit qu'a la modification du couteau de Beer, auquel il a ajouté une nouvelle lame ; suivant en cela
l'exemple donné par Palluci, qui avait inventé un
instrument pour opérer la cataracte en deux temps:
cet instrument était composé d'une lance qui servait
à pratiquer la ponction, et ayant une coulisse dans

---

(1) Wenzel, ouvrage cité.
(2) Santarelli, ouvrage cité.
(3) Wagner, *Hecker's annalen.* D. Ges., 1821.

laquelle passait une lame qui achevait la section de la cornée.

En suivant la pratique de M. Roux, l'on se convaincra sans peine qu'un grand nombre de ses opérations échouent, parce que la paupière inférieure relève le lambeau de la cornée qui s'enflamme alors d'autant plus facilement que cet accident est favorisé par la méthode défectueuse de pansement adopté à la Charité , et que nous examinerons en temps et lieu. Mais un mérite incontestable de M. Jœger, c'est d'avoir généralisé l'emploi de la section par la partie supérieure de la cornée, et d'avoir réduit à un seul temps une opération qui en nécessite plusieurs; l'incision de la cornée avec un lambeau supérieur se recommande par les avantages suivans :

1° Guérison très prompte et très facile de la plaie de la cornée par première intention, lors même qu'une réaction inflammatoire assez forte a lieu, et lorsqu'il y a dans les deux chambres formation de pus.

2° Impossibilité physique d'une irritation de la plaie par le mouvement mécanique du bord de la paupière inférieure, dont l'action nuisible est bien reconnue.

3° Les larmes plus chaudes, plus âcres et plus abondamment sécrétées, retenues par la jonction des paupières, affectent bien moins la section supérieure de la cornée que l'incision inférieure, le long de laquelle elles sont continuellement conduites et dirigées dans leur écoulement.

4º Une suppuration moins fréquente des bords de la plaie.

5º Une procidence de l'iris bien plus rare, quelque imprudente que soit la conduite du malade.

6º L'écoulement plus difficile de l'humeur vitrée pendant l'acte de l'opération et après.

7º L'affaissement plus rare de la cornée et la régénération plus rapide, ainsi que l'amas plus prompt de l'humeur aqueuse.

8º Enfin une cicatrice moins difforme, moins saillante et moins nuisible aux facultés visuelles que lorsqu'elle existe en bas, puisque dans l'état naturel, la partie supérieure de la cornée est recouverte par la paupière supérieure.

Les détracteurs de cette méthode lui font les reproches suivans :

1º Aussitôt que l'œil est attaqué, il fuit, non seulement vers l'angle interne, mais encore il se cache en haut, car son mouvement naturel de rotation est plus facile de ce côté; ainsi l'on aura quelquefois à vaincre de grandes difficultés pour terminer la section;

2º L'extraction du cristallin et de ses annexes est plus laborieuse, des larmes âcres et abondantes s'introduisent sous le lambeau et l'irritent, enfin il peut y avoir un hypopion secondaire.

Il est facile de répondre à ces objections fondamentales portées contre la section à la partie supérieure. Celles qui sont secondaires tomberont d'elles-mêmes.

Il est beaucoup moins difficile de suivre les mou-

vemens de l'œil lorsqu'il se porte en haut, que lorsqu'il fuit vers le grand angle ; car si la paupière supérieure est relevée avec soin, l'on peut toujours
voir le trajet de l'instrument. Si l'opérateur se place
comme le fait le professeur Fabini, derrière le malade, il relève lui-même, avec le doigt indicateur,
la paupière supérieure, et place le *medius* vers le
grand angle, pour contenir l'œil de ce côté. Aussitôt que la cornée est transpercée, l'œil est fixé, et
la pression doit cesser. La section de la cornée
s'accomplit alors en faisant cheminer le couteau,
comme dans l'opération par la section inférieure.
Je crois que dans ce cas l'on pourrait retirer de très
grands avantages du mouvement que M. Roux fait
exécuter au tranchant du kératotôme pour accélérer la section du lambeau.

Pour obvier aux inconvéniens du retrait de l'œil
en dedans et en haut par la section supérieure,
M. Alexandre met en usage un procédé spécial, qui
lui est propre et qui consiste à employer deux instrumens, dont le premier, effilé et épais, sert à
transpercer la cornée ; le second tranchant, bou-
tonné, est destiné à former le lambeau. M. Maunoir
a vu opérer M. Alexandre et rend pleine et entière
justice à son habileté et à ses succès.

Je dois à l'obligeance de M. Chavernac, qui a
habité bien long-temps la Grande-Bretagne, d'avoir
eu l'occasion d'examiner les yeux d'une demoiselle
anglaise, opérée de la cataracte congéniale par l'o-
culiste dont je viens de parler, et chez laquelle j'ai

eu la plus grande peine à trouver la trace des sections de la cornée.

M. Forlenza avait adopté depuis bien des années la section par la partie supérieure, et aussitôt après la ponction des deux points correspondans de la cornée, il appuyait sur celle-ci, dans la partie qui devait former le lambeau, l'ongle de son doigt indicateur qu'il laissait croître, et taillait *ad hoc*.

Cet ophtalmostat d'un nouveau genre, et dont les traducteurs de Scarpa (1) se sont déclarés les ardens défenseurs, remplissait quelquefois son but. Je renvoie, pour les motifs de cette restriction à l'article déjà cité de M. Cas. Broussais. Souvent l'opérateur que nous venons de citer, afin de fixer l'œil avec plus de sûreté, se servait d'un couteau de Wenzel, très effilé, au moyen duquel il ponctionnait, ainsi que M. Alexandre, les deux points correspondans de la cornée, puis saisissant la pointe de l'instrument avec un crochet mousse il la soutenait en place, à mesure qu'il portait la lame en avant, à peu près comme le faisait Sigwart pour son couteau aiguille (2) dont la pointe allait s'appuyer sur une sonde placée perpendiculairement à l'axe de l'œil, et appuyée sur la joue et le front. (3).

Pour pratiquer la section de la cornée à la partie

---

(1) Scarpa, *Maladies des yeux*, traduit par Bousquet et Bellanger.

(2) *Compte rendu des opérations pratiquées à Strasbourg*, rédigé par MM. Flammant et Fodéré, page 9.

(3) *Sicone Ens. historia extractionis.* Tabula IV.

supérieure, Wenzel, Bell, Richter, Forlenza, Grœfe, Fabini, Sinogowitz et Maunoir se servaient de leurs kératotômes ordinaires et avec beaucoup de bonheur. Grœfe eut huit succès sur huit opérations, dont une fut pratiquée sur S. A. R. le duc de Cumberland (2). Fabini réussit vingt-deux fois sur vingt-quatre (3), et Sinogowitz deux fois dans des opérations pratiquées dans des conditions tellement défavorables que nous croyons devoir les citer ici toutes deux, bien que l'une ait fini par avoir des résultats peu avantageux.

Obs. I. Un homme agé de 30 ans, et qui avait, par des remèdes empyriques, supprimé une affection herpétique rebelle, fut affecté peu à peu d'obscurcissement de la vue, et on ne tarda pas à s'apercevoir qu'il était atteint de cataracte aux deux yeux. Un oculiste ambulant tenta l'opération des deux côtés avec un résultat malheureux; car un œil fut irrévocablement perdu, et l'autre ne fut pas débarrassé de la lentille opaque. Telle était la position de ce malade quand il fut examiné par le docteur Sinogowitz. Comme il percevait encore la lumière, et qu'il désirait recouvrer la vue à tout prix, il se résigna à une troisième opération, l'œil étant cependant dans des conditions peu favorables au succès. Le docteur Sinogowitz, ayant examiné l'organe avec soin, trouva le cristallin beaucoup plus

___

(1) Grœfe, journal cité.
(2) Fabini, journal cité.

plat qu'une lentille saine, et tremblant à tous les mouvemens de l'œil, sans cependant changer de place; le globe oculaire était petit, enfoncé dans l'orbite. M. Sinogowitz crut devoir pratiquer la dépression, dans la crainte de voir surgir, après une nouvelle opération, des accidens graves. Celle-ci fut faite avec facilité; le malade s'écria qu'il voyait distinctement les yeux de l'opérateur, qui enleva l'aiguille avec précaution; la pupille était nette. Cet homme était si heureux de voir, qu'il promit d'être excessivement docile, et il resta huit jours couché sur le dos. Ce terme passé, on examina l'œil et l'on trouva le cristallin dans le lieu qu'il occupait avant l'opération.

Cette opération, n'ayant été suivie d'aucun accident et d'aucune douleur, elle pouvait être considérée comme non avenue. On fit subir un traitement anti-herpétique au malade, et l'on se décida à une quatrième tentative. Ainsi que nous l'avons dit, l'œil était petit, enfoncé, et les paupières peu fendues : le docteur Sinogowitz, convaincu que la mobilité du cristallin serait un obstacle à son broiement, se décida, malgré les circonstances défavorables, à pratiquer l'extraction par la section de la cornée à la partie supérieure, d'autant plus que le malade étant tailleur, il était important pour lui que le segment inférieur ne portât pas de cicatrice.

Le malade, après avoir été placé sur un lit haut et étroit, l'opérateur, prit place vers le coin, immédiatement derrière la tête du malade, un aide fut placé en face de l'opéré, avec mission d'enfoncer, au grand angle de l'œil, à une demi-ligne de la cornée, le dard de Pamard, au même instant où le docteur Sinogowitz percerait la cornée du côté opposé. De la main gauche l'opérateur soulevait la paupière, tandis que, de la même main, l'aide contenait l'inférieure. L'incision fut faite avec le couteau de Beer, mais comme l'œil était très petit, le couteau se trouva trop long, et l'aide dût enlever très vite le dard, afin de pouvoir un peu laisser le couteau porter l'œil en dehors, pour achever la section qui fut très régulière ; mais le couteau coupa à ras quelques cils de la paupière supérieure, sans cependant intéresser celle-ci.

Pendant la section, l'œil était agité de mouvemens convulsifs, et les larmes coulaient en abondance. En retirant le couteau, il s'échappa un peu d'humeur vitrée, l'opérateur ferma promptement l'œil, le nétoya à l'extérieur, puis, quand le malade fût un peu remis, il porta, dans la solution de continuité, de petites pinces au moyen desquelles il retira la lentille opaque, qui portait l'empreinte des corps ciliaires, et qui était un tiers plus petite que dans l'état ordinaire. L'opération fut peu douloureuse, mais des suites assez graves en compromirent le succès, malgré le traitement habilement combiné qu'on leur opposa.

Obs. II. Un homme d'une cinquantaine d'années, vigoureux, adonné à la boisson, souvent tourmenté par la goutte, avait les yeux bleus, saillans, et offrait, sur tous deux, les traces d'un ptérigion commençant : l'iris jouissait de toute sa mobilité : quelques gouttes de solution d'extrait de belladone furent instillées dans l'œil, et le lendemain on trouva les pupilles largement et uniformément dilatées.

Le docteur Sinogowitz crut devoir, dans ce cas, pratiquer la section de la cornée dans son segment supérieur. L'incision fut donc faite de la même manière que dans le cas précédent, avec la seule différence qu'il fit usage d'un kératotôme plus court et plus large. L'instrument, de cette manière, n'approche pas trop du grand angle de l'œil, et le lambeau fut exactement semi-lunaire. A peine fut-il terminé que le cristallin tomba de lui-même sur la paupière inférieure. Il ne sortit point de corps vitré, et la pupille étant très nette, l'œil fut recouvert d'un bandeau.

L'opérateur fut frappé de l'indifférence du malade, qui distingua plusieurs objets qu'on lui montra, sans témoigner aucune joie, d'où il conclut qu'il avait déjà spéculé sur sa cécité, comme moyen de terminer sa vie dans l'oisiveté (1). Le lendemain

---

(1) Cette réflexion me rappelle avoir opéré, il y a quelques années, un mendiant : l'opération fut très heureuse ; cependant, il prétendit que je lui avais rendu un mauvais service. Une autre fois, deux frères qui spéculaient sur la cécité de leur cadet, atteint de cataracte congéniale, le cachèrent plusieurs jours dans les bois pour que je ne pusse l'opérer, afin de conserver ainsi, disaient-ils, un gagne-pain pour trois.

matin il était sans douleur. Le soir légères douleurs dans l'orbite, calmées par des fomentations froides. Le 3e jour il a plusieurs selles, et se promène beaucoup dans sa chambre. On soupçonne qu'il a fait quelques écarts de régime et on en acquiert la certitude. Avec un malade aussi peu raisonnable que celui-là, on devait craindre de fâcheux contre-temps; ils ne se firent point attendre. Il survint des accidens inflammatoires consécutifs, un hypopion secondaire qui fut très avantageusement combattu par des frictions mercurielles, mais qui provoqua une légère adhérence de l'iris à la partie supérieure de la cornée, ce qui eût été sans doute un obstacle à la vision, si l'incision eût été faite par le segment inférieur de la cornée. Le malade, au reste, voyait très bien; il était facile de s'en convaincre, quoiqu'il ne l'avouât pas volontiers.

M. Jœger, voulant donner à la méthode qu'il remettait en usage une sûreté plus grande dans les moyens d'exécution, et voulant surtout détruire l'objection la plus raisonnable faite à son procédé, la mobilité de l'œil, et partant, la difficulté de faire une section convenable, a imaginé un couteau à deux lames, qui est sans aucun doute le plus simple des instrumens compliqués, destinés au même objet. En se servant de cet instrument, l'opérateur peut, à volonté, se placer derrière le malade ou se mettre en face de lui pour opérer.

Cet instrument, qui a la forme d'un kératotôme ordinaire de Beer, est composé de deux lames posées l'une sur l'autre, et mises en contact par des surfaces planes très unies, tandis qu'à l'extérieur elles sont convexes. La plus grande des lames est fixée sur son manche et immobile; la seconde, plus petite, est placée dans une coulisse; sa tige métallique, en faisant ressort, la maintient en place, et se porte en avant ou en arrière au moyen d'un bouton dont le mécanisme ressemble un peu à celui des canifs à coulisse. Cet instrument demande une très grande perfection dans la construction : la petite lame doit être si exactement posée sur celle qui la déborde, que l'instrument puisse être promené sur la pulpe du doigt sans offrir la moindre aspérité. Sans cela, au moment où les lames fermées sont près de traverser la cornée, la lame interne pourrait s'ouvrir une fausse voie à travers les couches de celle-ci, et ainsi mettre le chirurgien dans l'impossibilité de terminer l'opération. Je ne sais si cet inconvénient a été observé sur le vivant, mais il arrive bien souvent en opérant sur le cadavre.

Pour opérer, on plonge le kératotôme dans la cornée, on pénètre dans la chambre antérieure, le tranchant tourné en haut, on le porte en avant, comme pour le procédé ordinaire. Pendant ce temps de l'opération, l'œil fuit vers le grand angle, et cherche à se porter en même temps en haut; mais en renversant légèrement la main en arrière, on suspend ce mouvement; la grande lame tient l'œil immobile; alors sans faire d'effort, on pousse, avec le doigt *medius*, le bouton de la petite lame, pour porter celle-ci en avant, de manière à ce qu'elle dépasse la première et achève la section. La parfaite coïncidence des deux lames du kératotôme double permet d'inciser avec netteté et précision, aussi facilement qu'avec un kératotôme simple, et la paupière est préservée de toute atteinte à cause de la fixité de l'œil, obtenue au moyen de la grande lame.

Quand M. Koreff publia dans la *Lancette française* une note sur le kératotôme double, M. Jœger affirmait avoir pratiqué quarante fois, dans l'espace de six mois, la section par la partie supérieure de la cornée, avec plus ou moins de succès.

Ainsi que nous l'avons dit, Grœfe s'est aussi servi huit fois avec succès de cette méthode, entre autre sur S. A. R. le duc de Cumberland, qui n'avait plus que l'œil droit (1). Mais il se servait d'un kératotôme ordinaire, ainsi que le professeur Fabini de Pesth, qui, sur 107 opérations de cataracte par extraction, en a pratiqué 24 par incision supérieure, et se trouve très bien de ce procédé (2), qui réussissait fort bien aussi entre les mains de M. Forlenza.

La rupture de la pointe du kératotôme est un accident d'autant plus fâcheux, qu'il arrive à une épo-

______

(1) Grœfe, journal cité.

(2) Fabini, *Journal complémentaire du dict. des sciences médicales*, tome XLI.

que où l'opération est peu avancée. Ainsi, si l'extrémité du kératotôme se rompt de suite en arrivant
dans la cornée, il n'y a pas moyen de passer outre,
et l'opération doit être suspendue. L'opérateur doit
alors chercher s'il est possible d'extraire le fragment de lame, ce qui est parfois assez difficile. Il essaie
d'abord de le saisir avec de petites pinces; s'il ne
peut réussir, il cherchera à le retirer au moyen
d'un petit crochet particulier, de mon invention,
figuré sous le n° 17 de la planche I.

L'instrument se rompt très souvent au moment
où il est sur le point de traverser la cornée vers le
grand angle, dans ce cas, il faut retirer l'instrument, agir comme si l'on avait affaire à une incision trop étroite (voyez page 175), et ne pas chercher à extraire le fragment, pour peu qu'on
éprouve de difficulté. Les manœuvres faites pour
enlever les corps étrangers sont souvent plus dan-
gereuses que leur présence. J'ai été témoin d'un
accident de cette nature, arrivé il y a bien des années à feu M. Duchelard, oculiste du roi de Naples,
chez un vieillard qu'il opéra à Genève, à l'hôtel des
Balances, en présence de MM. Jurine, Maunoir,
Terras père et Veillard. La pointe de l'instrument
éclata au moment où elle attaquait la surface interne
de la cornée, vers le grand angle de l'œil. L'opérateur termina l'opération avec les ciseaux de Daviel, et obtint facilement l'extraction du cristallin.
Mais il s'entêta, malgré les conseils des assistans, à
chercher le fragment du couteau, et l'introduction

réitérée des curettes, des pincettes et du crochet détermina des accidens qui occasionèrent la perte de l'œil dans vingt-quatre heures.

Le même accident se présenta quelques années après à M. Maunoir, qui, se gardant bien de chercher la pointe de l'instrument, termina l'opération avec les précautions usitées en pareil cas et avec un succès complet : je rapporte ici ce fait, comme très propre à fixer l'attention des jeunes chirurgiens. Les mêmes conseils peuvent être donnés pour les cas où la pointe de l'instrument se fausse, ce qui arrive quelquefois en suivant le procédé de M. de Wenzel, lorsque l'on rencontre un cristallin très dur.

Si, dès le début de sa pratique, Daviel eut à lutter contre la difficulté de faire une section uniforme, il eut aussi à combattre la trop petite dimension de l'ouverture. Pour obvier à cet accident, après avoir ouvert la cornée avec son couteau à lance, il dilatait l'incision à droite ou à gauche, avec son couteau mousse quand il y avait peu à ajouter à la solution de continuité ; mais il avait recours à ses ciseaux quand il fallait l'agrandir de beaucoup. Cette pratique a été, pendant long-temps, suivie par la plupart des chirurgiens qui pratiquent l'extraction ; mais pour peu que l'on réfléchisse à la manière d'agir des ciseaux, il est facile de se convaincre qu'ils agissent en contondant, et que après s'en être servi pour opérer la section de la cornée, l'on obtiendra plus difficilement la réunion par première intention, vu que les bords de la plaie seront

plus sujets à tomber en suppuration. Un autre inconvénient, c'est qu'en se servant des ciseaux de
Daviel, on ne peut pas prendre un point d'appui
sur la joue du malade, et que l'opérateur doit alors
opérer la main en l'air. Pour remédier à ce défaut,
A. G. Richter se servait de ciseaux plus petits et
dont les branches étaient assez coudées pour lui
permettre de s'appuyer sur la joue, et déviter ainsi
les accidens que produirait le défaut de sûreté dans
la main de l'opérateur. M. Maunoir est tellement
convaincu des dangers de l'emploi des ciseaux,
que depuis long-temps il les remplace par une petite lame mince, tranchante d'un seul côté et
mousse. M. Forlenza mettait en usage, à cet effet,
un couteau particulier.

Depuis quelques années, j'avais pensé pouvoir
remplacer les ciseaux de Daviel et ceux de Richter
par des ciseaux légèrement courbés, coupant en
dehors au moment où ils s'ouvraient, comme le lithotôme double de Fleurant, mais sans gaine. Cet
instrument avait l'avantage de couper en retirant,
sans contondre, on pouvait par un curseur, borner l'étendue de l'incision. Il était possible, cependant, d'obtenir quelque chose de plus parfait : des
essais, que j'avais fait faire, soit à Vienne, soit à
Londres, n'avaient point répondu à mes espérances : c'est à M. Charrière, dont je ne saurais assez
proclamer l'habileté et le désintéressement, que
je dois l'exécution parfaite d'un petit instrument
qui remplit tous mes désirs. On peut voir à la plan-

che nº I, une copie fidèle de cet instrument très simple qui peut agrandir l'incision à volonté, sans avoir les inconvéniens des ciseaux de Daviel ou de Richter, tout en en conservant les avantages.

C'est ainsi qu'on le voit : un petit lithotôme ayant à peine 5 ou 6 lignes de lougeur, large de deux, s'ouvrant par un léger mécanisme à bascule, se fermant à ressort, et assez courbé sur son plat pour inciser en demi-cercle la partie de la cornée que l'on veut agrandir. Pour rendre son action plus sûre, on peut en avoir plusieurs, trois au moins : le premier coupant à droite, le second à gauche, et le troisième de deux côtés. Lorsqu'il est fermé, les lames étant mousses, on peut l'introduire sans blesser l'iris : au moyen de sa forme particulière, on réduit les portions de cette membrane qui tendraient à faire hernie.

Si je ne me laisse éblouir par le mérite de mon invention, je crois pouvoir affirmer que ce petit instrument rendra de grands services dans l'opération de la cataracte par extraction.

Dans un grand nombre de cas difficiles, on pourrait pratiquer, avec beaucoup d'avantage, l'opération en deux temps, en ponctionnant d'abord la cornée avec le couteau de Daviel, perfectionné par Jœger, puis en agrandissant l'incision avec mon instrument. Ce procédé sera d'autant plus facile, surtout pour inciser la cornée à sa partie supérieure, que le danger de blesser l'iris, accident si fréquent par le procédé de Daviel, sera complètement évité par la dilatation de la pupille, avantage précieux, mais qui était inconnu au chirurgien de Marseille.

Quand on pratique l'extraction, il est un écueil qu'il est important d'éviter, et dont la fréquence et les dangers méritent un examen tout particulier: c'est la blessure de l'iris. Si cet accident est souvent produit par des causes indépendantes de la volonté, il est bien plus fréquemment encore le résultat du manque de précaution ou de la transgression d'un grand nombre de principes que le chirurgien ne doit jamais perdre de vue.

On blesse l'iris quand on n'a pas soin de dilater la pupille au moyen de l'extrait de belladone, premièrement dans le temps de la ponction de la cornée, ensuite lorsque l'humeur aqueuse, s'écoulant rapidement par l'effet de la mauvaise construction du couteau ou de la pression exercée sur l'œil, le cristallin chasse l'iris en avant sur la pointe du couteau, avant que celle-ci ait été ramenée parallèlement à cette membrane. Enfin, lorsqu'on ne peut pas empêcher l'œil de fuir vers le grand angle, ou lorsque l'aide qui maintient la paupière, la laisse tomber par maladresse ou parce qu'il s'évanouit (accident arrivé chez six aides différens du professeur Fabini) sur 107 opérations qu'il a pratiquées (1).

---

(1) Fabini, journal cité.

Il n'est pas rare de voir blesser l'iris quand on va ouvrir la capsule du cristallin avec le kystitôme de La Faye ou l'aiguille de Beer. -

Depuis long-temps, la plupart, j'oserai même dire tous ceux qui pratiquent l'extraction de la cataracte (1), dilatent la pupille avec l'extrait de belladone. M. Roux seul s'entête à rejeter ce moyen sans que les nombreux accidens qui lui arrivent aient pu lui arracher une concession ; cependant sur 179 cas d'opérations pratiquées pendant les années 1830, 32 et 33, à l'hôpital de la Charité par ce chirurgien, l'iris a été blessé 21 fois et si cet accident, que l'expérience m'a appris être du plus mauvais augure, n'entraîne pas la perte entière de la vision, il reste au moins une confusion dans la vue, et souvent une adhérence qui fait perdre tous les avantages de l'opération, ainsi que cela est arrivé aux huit malades couchés dans les salles de la clinique chirurgicale de la Charité. Je n'ai point l'injustice d'attribuer à M. Roux seul de semblables revers ; M. Maunoir, malgré son excessive habileté, éprouve quelquefois ce contre-temps, à l'œil droit surtout, et M. Fabini, dont tout le monde s'accorde à reconnaître les talens, a blessé l'iris neuf fois ; mais, ainsi que je l'ai dit, six fois ses aides avaient été pris de défaillance.

Malgré la dilatation artificielle de la pupille, la

---

(1) Fabini, journal cité.

section des nerfs communs à la cornée et à l'iris, produit la contraction instantanée de cette membrane, qui se porte au devant de la pointe du couteau; laquelle en est quelquefois coiffée, au point qu'en poussant l'instrument en avant, on court le risque de blesser l'iris en plusieurs points de sa circonférence. Wenzel (1) conseille de suspendre alors l'opération, sans retirer le couteau, et de placer la main devant l'œil pour obtenir, au moyen de l'obscurité, la dilatation pupillaire. Ware (2) recommande, quand ce moyen échoue, de légères frictions avec la pulpe du doigt sur la cornée. Il ordonnait à son aide de laisser tomber la paupière pendant quelques instans, et ne continuait l'opération que lorsque l'obcurité avait dégagé la pointe du couteau.

Marc-Antoine Petit, de Lyon, qui avait pratiqué l'extraction de la cataracte avec de très grands succès, recomminadait au contraire de retirer un peu le couteau, afin de dégager peu à peu l'iris, alors les deux doigts qui sont chargés d'assujétir la paupière inférieure, frictionnent la cornée. Dans la plupart des cas ce moyen suffit; mais il échoue presque toujours chez les sujets scrofuleux qui ont la cornée très saillante et l'humeur aqueuse très abondante. En effet, dans ce cas l'humeur aqueuse s'é-

---

(1) Wenzel, ouvrage cité, page 77.
(2) Ware, ouvrage cité.

chappe avec force, sous forme de jet, et la pointe du couteau est tellement embarrassée par l'iris, qu'il est impossible de la dégager.

La plupart des auteurs conseillent, dans cette circonstance, d'abandonner l'opération et d'y revenir quand la cornée est cicatrisée, ou de recourir à l'abaissement. M. A. Petit, au contraire, dit qu'il faut suspendre momentanément l'acte opératoire, puisque une demi-heure environ après, lorsque le spasme de l'iris est calmé, et l'humeur aqueuse sécrétée de nouveau, il faut introduire l'instrument dans la solution de continuité, et terminer l'opération (1).

M. Guthrie, chirurgien anglais d'un rare mérite, et qui préfère l'extraction dans tous les cas à l'abaissement, a été dans plus d'une circonstance, arrêté par la contraction de l'iris sur la pointe du couteau. Pénétré surtout de l'insuffisance des moyens employés pour dégager cette cloison mobile, il tourna ses méditations et ses recherches vers un système d'instrument qui pût, dans toutes les circonstances, obvier à ce fâcheux accident. Après une série d'expériences, il s'arrêta à un kératotôme de Ware (1), qu'il fit construire à deux lames, dont l'une plus longue, en acier, en recouvrait une mobile, en argent, que l'on pouvait, au moyen d'une coulisse, porter à volonté en avant, ce qui éloignait l'iris de la pointe

---

(1) Marc-Antoine Petit, ouvrage cité, page 73.

(2) Guthrie, *On the operative surgery*, page 192.

tranchante de l'instrument. Au moyen de ce couteau, on peut même éviter tout-à-fait cette membrane, en ayant soin, aussitôt que l'on est arrivé dans la chambre antérieure, de faire légèrement saillir la lame d'argent à mesure que l'on ramène le kératotôme au parallélisme avec l'iris, et jusqu'à ce que la lame de celui-ci soit parvenue à la place qu'elle doit perforer pour sortir. Je m'étonne que M. Velpeau, dont on vante généralement l'érudition, ait omis de parler de cet instrument, qui est décrit et figuré dans l'ouvrage du docteur Guthrie, dont la seconde édition a paru à Londres, en 1830.

Ce double couteau, dont l'application est très facile, nécessite, dans sa confection, des précautions très grandes, afin que les lames soient exactement appliquées l'une sur l'autre, et que la mobilité de celle d'argent, ne nuise en rien à son parallélisme et à son ajustement avec celle en acier.

C'est autant pour obvier aux accidens de l'irrégularité de la section de la cornée, que pour éviter la blessure de l'iris, que M. Alexandre se sert de deux couteaux, ainsi que nous l'avons dit plus haut. Ce praticien, employant l'extraction, même pour les cataractes congéniales, était très exposé à blesser l'iris; car dans le plus grand nombre des cas, la bourse, extrêmement ténue, qui contient l'humeur laiteuse, se rompt aussitôt que l'équilibre produit par la fuite de l'humeur aqueuse est détruit, et toute la chambre antérieure est obscurcie par un épanchement albumineux; alors l'opérateur

le plus habile risque de commettre de graves désordres. C'est dans ce cas surtout qu'il est dangereux
de blesser l'iris, quand on pratique l'opération
selon le procédé de Richter et de Beer. Il semble-
rait, à la rigeur, que le procédé de Wenzel devrait
exposer, plus que tout autre, à la lésion dont nous
venons de parler. Cependant les choses ne se passent pas ainsi; car le kératotôme, obturant exactement l'ouverture qu'il fait à la cornée, a le temps
de parvenir à la partie inférieure par laquelle il doit
sortir, avant que le déplacement de l'humeur
aqueuse ait permis au liquide latigineux d'envahir
entièrement la chambre antérieure.

CHAPITRE IV.

DES BLESSURES DE L'IRIS, SON DÉCOLLEMENT
ET SA HERNIE.

Malgré toutes les précautions dont nous venons
de parler, il arrive quelquefois que l'opérateur
blesse l'iris dans le premier temps de l'opération.
Cet accident a surtout lieu lorsque l'on pratique
l'extraction de la cataracte sans avoir préalablement dilaté l'iris avec les extraits de belladone ou
de jusquiame : M. Roux, ainsi que nous l'avons dit,
est surtout fort exposé à cet accident. Ceux qui se-
raient tentés de pratiquer l'opération selon le procédé de M. de Wenzel, auraient les mêmes chances
défavorables à subir, s'ils n'employaient point la di-

latation artificielle de la pupille. Il est d'autant plus important de se pénétrer de ce précepte, que l'expérience m'a appris à regarder la blessure de l'iris comme un accident fâcheux et qui, non seulement peut produire des troubles secondaires dans la vision, mais encore des accidens spasmodiques ou inflammatoires qui peuvent compromettre les succès de l'opération.

L'iris, divisé pendant le premier temps de l'opération, peut se réunir quelquefois après sa division. J'ai observé souvent ce fait dans la pratique de feu le professeur Volpi ; et M. Théodore Maunoir, qui marche dignement sur les traces de son oncle, a publié un certain nombre de faits analogues, recueillis dans le service de M. Roux, à la Charité. Malheureusement les choses ne se passent pas toujours ainsi. La blessure de l'iris ne se cicatrise pas ; et, selon sa conformation, elle forme tantôt une pupille irrégulière, immobile ou contractile, tantôt c'est une petite ouverture fenêtrée avec un lambeau flottant. La plupart de ces accidens gênent plus ou moins la vision et produisent souvent ou une amblyopie, ou une diploplie extrêmement fatigante. Mais de tous les accidens, les plus redoutables sont, sans contredit, l'iritis et l'iridio-spasme ; car l'hémorragie n'est qu'un accident secondaire dans l'opération par extraction, tandis que le contraire a lieu quand on pratique l'abaissement. Nous avons parlé de l'iritis et de son traitement dans l'article concernant les acci-

dens communs à toutes les espèces de méthodes
employées pour opérer la cataracte. Nous nous
occuperons de la contraction spasmodique de l'i-
ris, en traitant de l'extraction de la lentille et de
ses annexes.

C'est surtout quand on cherche à inciser la capsule avec le kystitôme de La Faye ou la lance de
Beer, que l'on court risque de blesser ou de décoller l'iris. Ce second temps de l'opération est fort
périlleux pour ceux qui ne dilatent point la pupille avec l'extrait de belladone. A peine l'humeur aqueuse s'est-elle échappée, que dans la plupart des cas le cristallin se porte en avant, contre
l'iris, qui se coarcte alors avec force ; l'ouverture
pupillaire est souvent imperceptible et persiste,
malgré les frictions sur la cornée, parce que l'iris
est comme enchatonnée sur le cristallin. Pour
peu que celui-ci soit entouré de mucosité, la pupille deviendra presque invisible. Si l'on porte sur
elle un instrument tranchant, on est presque
sûr de blesser l'iris, ce qui souvent augmente
encore sa contraction. Si, au contraire, l'on
introduit un instrument mousse, recouvrant une
lame, il n'est pas rare de voir cette manœuvre
refouler l'iris en arrière et produire son décollement dans quelque point de sa circonférence.
Quelque ingénieux que soient les instrumens
proposés par La Faye et Bancal, ils sont évidemment trop volumineux, je les ai toujours rem-
placés avec avantage par une aiguille à coulisse,

dont j'ai donné la description dans un Journal de médecine (1). Je crois que dans toutes les circonstances il faut éviter les instrumens dangereux, et l'usage de la lame du kératotôme, qui a servi à inciser la cornée, doit être proscrit dans tous les cas, puisque c'est l'instrument qui expose le plus aux diverses lésions de l'iris. Les opérateurs qui redoutent les instrumens compliqués, seront moins exposés aux inconvéniens dont nous venons de parler, en se servant du kystitôme de M. le professeur Boyer, ou de celui, plus simple encore, de M. Rey, ancien chirurgien de l'Hôtel-Dieu de Lyon.

L'iris, divisé par accident dans le premier ou dans le second temps de l'opération, peut se réunir après sa division. C'est un fait qui a été constaté dans tous les pays et par tous les opérateurs. J'ai observé moi-même plusieurs fois des cas de cette nature, et je me suis aussi convaincu que, dans un grand nombre de circonstances, il n'y avait qu'un simple rapprochement invisible à l'œil nu, mais très appréciable avec une forte lentille. Ce n'est pas ici le lieu de discuter la validité des opinions émises par M. Maunoir, sur la muscularité de cette membrane ; mais je puis affirmer, qu'en maintenant la pupille dilatée pendant plusieurs jours, au moyen de l'application de l'extrait

---

(1) *Gazette médicale*, 1831.

de belladone, on obtient la réunion des parties
divisées, lors même que cette cloison est divisée
avec un petit lambeau.

La hernie de l'iris se présente rarement dans le
premier temps de l'opération, si ce n'est quand on
a affaire à une cataracte molle qui se rompt aussitôt que l'humeur aqueuse est évacuée, ou lorsque l'on rencontre une cataracte tremblante, dont
le cristallin, racorni et atrophié, chasse l'iris au
devant de lui, sous la forme d'un sac herniaire,
qui est aussitôt étranglé, et qu'il est souvent fort
difficile de réduire. J'ai vu cet accident arriver une
fois à M. Milloz, un des chirurgiens divisionnaires
de l'armée d'Égypte; il ne put terminer l'opéra-
ration, et l'œil fut irrévocablement sacrifié. C'est
en vain que je proposai d'inciser le sac herniaire
pour en extraire le cristallin qui s'opposait à sa réduction, il ne voulut jamais y consentir. Il se manifesta des symptômes inflammatoires très graves,
une suppuration des bords de la plaie, et l'œil fut
malheureusement perdu. Cependant mes conseils
n'étaient point déplacés, puisque Marc-Antoine
Petit (1), dont nous aimons si souvent à invoquer
l'autorité et l'expérience, ne faisait point de difficulté d'exciser un lambeau de l'iris, toutes les fois
que cette cloison mobile le gênait dans l'extraction
du cristallin, ou lorsqu'il éprouvait l'impossibilité

---

(1) Marc-Antoine Petit, *Op. Cit.*, page 82.

de réduire la partie qui avait fait hernie (1); en procédant, disait-il, comme s'il eût eu affaire à une pupille artificielle, compliquée de cataracte.

Le staphylômes de l'iris surviennent plus ordinairement lorsque l'opération est terminée. Ils sont plus fréquens quand l'iris à été lésé ou décollé dans sa grande circonférence. Abandonnés aux forces de la nature, ils peuvent guérir quelquefois; mais dans le plus grand nombre des cas, ils entraînent des accidens graves qui compromettent plus ou moins le succès de l'opération, et qui malheureusement, dans beaucoup de circonstances, suspendent entièrement la vision. En effet, dès que la hernie de l'iris est un peu considérable, la pupille se déforme, devient irrégulière en guise de larme ou de raquette; pour peu que la staphylôme augmente, les deux bords opposés de l'iris se trouvent en contact; alors il n'y a plus de vision possible, l'iris s'enflamme et il se forme des pseudo-membranes à sa partie postérieure, qui peuvent contracter des adhérences avec les rebords pupillaires qui se greffent l'un contre l'autre. La présence de l'iris dans la plaie de la cornée entraîne de son côté des accidens qui, unis à ceux que nous venons de décrire, font considérer par tous les opérateurs la hernie de l'iris comme un accident capable de compromettre, dans la plus grande majorité des cas, le succès d'une opération. Je crois donc qu'il est

____

(1) M. Petit, ouvrage cité, page 80.

important de s'occuper des moyens de remédier à cette fâcheuse complication, qui d'ailleurs cède facilement aux médications employées contre elle en temps utile. Ainsi la plupart de ceux qui ont écrit sur la cataracte, Beer, entre autres, recommande de repousser la partie herniée avec une aiguille d'or mousse, en même temps que l'on fait une légère friction sur la cornée transparente avec la pointe du doigt indicateur. Quelques praticiens ont conseillé de soulever avec une curette le lambeau de la cornée et de toucher simultanément la partie de l'iris herniée avec une petite parcelle de nitrate d'argent fondu. Ce moyen réussit quelquefois, mais, dans la plupart de cas, il entraîne une iritis consécutive, suivie bien souvent d'une oblitération complète de la pupille. Quant à moi, j'ai employé avec succès le galvanisme produit par l'action d'une pile voltaïque dont les disques renfermés dans un cylindre, à la manière de Le Baïllif, donnent un courant que l'on peut graduer à volonté. Dans les staphylômes légers qui se manifestent aussitôt après l'opération de la cataracte, il y a un moment où l'on peut espérer obtenir quelques avantages d'une compression douce, exercée sur le globe de l'œil pour maintenir en contact les lèvres de la plaie et empêcher une nouvelle sortie de la cloison mobile qui nous occupe. Mais dès que cette pression devient douloureuse, il faut la suspendre, car elle pourrait causer des accidens. Marc-Antoine Petit pense même qu'au moyen d'un appareil méthodiquement appliqué, l'on pourrait obtenir peu à peu la réduction d'un staphylôme. M. Maunoir, dont nous aimons à invoquer la longue expérience, a employé un moyen ingénieux dont la réussite a été complète, et qui se rattache, pour son exécution, aux idées qu'il a émises sur la structure de l'iris. Ce praticien, ayant opéré par extraction un homme qui n'avait plus qu'un seul œil, vit le succès de son opération tout à fait compromis par une hernie très volumineuse de l'iris, contre laquelle échouèrent les tentatives de réduction les plus habilement dirigées.

Le staphylôme était si volumineux que la pupille avait entièrement disparu. C'est alors que le chirurgien génevois imagina de pratiquer immédiatement une pupille artificielle, selon son procédé. D'une main, il souleva le lambeau de la cornée, et de l'autre, saisissant ses ciseaux à pupille artificielle, il en enfonça la branche affilée dans la grande circonférence de l'iris, le plus près possible des lèvres de la plaie de la cornée, tandis que la pointe mousse était dirigée sous le lambeau de celle-ci. Il commença par faire une première section parallèle à l'axe du corps, et par retirer l'instrument pour en pratiquer une seconde oblique, lorsqu'il s'aperçut qu'une contraction brusque de l'iris, produite par son contact avec l'instrument tranchant, avait amené la réduction du corps hernié. Le malade y vit distinctement aussitôt à travers une pupille en forme de larme, dont la pointe était en bas. L'opérateur ayant rempli son but, jugea la seconde section inutile. Le malade fut replacé dans son lit, et rien n'entrava désormais le succès de cette opération, lequel fut complet. Dès lors, M. Maunoir a plusieurs fois répété le même procédé, et toujours avec des avantages aussi signalés. Je l'ai employé aussi moi-même, et je le considère comme un perfectionnement important apporté à l'opération de la cataracte par extraction. Il remplacera avantageusement l'excision du staphylôme, recommandée et pratiquée si souvent par Petit. Il offre sur la méthode du chirurgien de Lyon de très grands avantages, parce qu'une simple incision de l'iris, parallèlement à l'axe du corps n'emporte qu'une légère irrégularité de la pupille, tandis que l'excision, selon la méthode de Petit, occasione une déformation dont on ne peut pas calculer l'étendue. En outre, si l'incision première, recommandée par Maunoir, n'était pas suffisante, en en pratiquant une seconde oblique, comme pour son procédé de la pupille artificielle, on serait sûr de réussir.

Il est une espèce de hernie de l'iris qui se forme plusieurs jours après l'opération et qui est occasionée par la non réunion d'une partie ou de la totalité du lambeau de la cornée. Dans ce cas, l'humeur aqueuse s'échappant à mesure qu'elle se sécrète, entraîne quelquefois avec elle une partie de l'iris qui constitue alors un staphylôme secondaire, prenant différens noms à raison de sa forme. Pour peu que l'iris reste étranglé dans la plaie, il y

détermine des accidens inflammatoires qui, lorsqu'ils sont légers, se bornent à établir des adhérences entre la partie étranglée et l'ouverture qui lui
donne passage. Mais dans le plus grand nombre
des cas, l'inflammation se propage aux parties
profondes de l'œil, à la suite de quoi celui-ci est
presque toujours perdu. Si l'on a soin d'examiner,
ainsi que nous l'avons dit, et avec précaution l'œil
opéré, on peut, aussitôt que l'on commence à
apercevoir la descente de l'iris, qui se revêle par
une petite bande ou un petit point noir, remédier
à cet accident, non seulement en faisant prendre
aux malades, intérieurement, quelques gouttes de
teinture de belladone, mais encore en pratiquant
à la base de l'orbite des frictions avec l'extrait de
cette plante. Par ce moyen, on obtient une dilatation grande et énergique de la pupille, ce qui, dans
la plupart des cas, fait disparaître la hernie commençante. Cet état de l'iris devra être provoqué et
maintenu pendant plusieurs jours, sans accidens
à redouter de cette médication. Pendant ce temps,
on cherchera à obtenir par tous les moyens possibles l'adhérence ou la cicatrisation de la cornée.

Toutes les fois que la hernie de l'iris existe depuis
quelques jours, ce moyen est inapplicable, parce que les adhérences anormales s'opposeraient à
son effet ; les mêmes causes s'opposeraient encore
à l'application de la compression, selon le procédé
de Petit. Il ne reste donc dans ce cas que l'emploi des
caustiques tels que le nitrate d'argent ou le beurre

d'antimoine. A l'aide de la cautérisation, on opère la mortification et la chute de la partie herniée ; d'où il résulte deux avantages : le premier c'est que la partie herniée se détachant spontanément, on peut obtenir une cicatrice non-vicieuse, tandisqu'en abandonnant ce travail aux seules forces de la nature, on a à craindre une déformation considérable de la cicatrice, produite non seulement par les pseudo-membranes qui se forment sur l'iris herniée, mais encore par les adhérences quelles contractent avec le feuillet de la conjonctive qui tend à les recouvrir. Secondement, l'action du caustique en même temps qu'elle occasione la chute du corps qu'il touche, produit une inflammation adhésive qui s'oppose à une nouvelle sortie de l'iris.

Je vais ici émettre une opinion qui m'est personnelle, et qui n'est basée encore que sur un petit nombre de faits. C'est la combinaison de l'excision et de la cautérisation applicable à tous les cas de staphylôme de l'iris secondaire. J'aime à croire que l'expérience sanctionnera cette pratique par un plus grand nombre de succès, et je serai très reconnaissant à ceux de mes confrères qui voudront bien me transmettre le résultat de leurs observations à cet égard.

Je m'étais convaincu que dans un grand nombre de hernies de l'iris, survenues par suite de la perforation de la cornée, faite avec des corps piquans ou coupans, ou bien produite par les exulcérations qui suivent les pustules varioliques développées sur la cornée, la cautérisation ne remédiait, dans la plupart des cas, qu'à la difformité externe, tandis que l'occlusion ou la déformation absolue de la pupille, persistait et entraînait après elle de grands désordres dans les falcultés visuelles. J'avais vu le professeur Scarpa arrêter des ulcérations perforantes de la cornée à l'état aigu, en les cautérisant avec un crayon de nitrate d'argent. Je me demandais donc si la méthode que le professeur de Pavie employait pour s'opposer à l'évacuation complète de la chambre antérieure et aux accidens qui en dérivent, ne pourrait pas être appliquée à la cicatrisation ou à l'oblitération du trou de la cornée, qui avait donné passage à la hernie de l'iris, lorsque celui-ci aurait été excisé. Voici le premier fait où le procédé en question fut mis en usage.

Obs. I. En 1820, le fils du portier de la maison que j'habitais à Turin, rue Madone-des-Anges, N° 37, reçut à la partie inférieure de l'œil droit un coup d'alène plate et tranchante, en voulant arracher cet instrument à son frère. L'humeur aqueuse fut évacuée en totalité, et lorsque je rentrai chez moi, je trouvai une hernie de l'iris assez considérable pour avoir fait disparaître entièrement la pupille. Je pratiquai inutilement des tentatives de réduction : la belladone prise à l'intérieur et administrée en friction, à doses assez grandes pour produire des phénomènes nerveux, ne put nullement opérer la réduction de l'iris. La vision était donc irrévocablement compromise dans cet œil, et je pouvais, sans inconvénient, tenter l'excision de la partie herniée. L'opération fut faite le lendemain en présence des docteurs Garneri, Averardi et Ventura. Je saisis l'iris avec l'érigne de Beer, et avec un kératotôme très affilé, je retranchai tout ce qui sortait de l'iris, ayant eu la précaution d'exercer une légère traction, afin de dégager ce qui était étranglé dans la plaie. A peine l'incision fut-elle faite, que nous aperçûmes une pupille très noire, mais fort irrégulière. Dans le but d'obtenir une constriction sur les lèvres de la plaie de manière à obvier à une nouvelle hernie, je la touchai avec un un petit pinceau imbibé d'acide phosphorique allongé (1).

Le malade éprouva instantanément une douleur très vive, accompagnée de larmoiement aux deux yeux. Là se bornèrent tous les accidens. En moins de huit jours la cicatrisation fut complète, la vision de cet œil intègre, et le léger albugo situé sur la cicatrice, grâce à l'instillation graduée de diverses espèces de laudanum, n'existait plus six semaines après.

Mes opinions sont tout à fait arrêtées sur les hernies primitives et traumatiques de l'iris; je les ai développées dans un journal périodique de médecine (1), et mes doutes ne reposent que sur l'application de ce moyen aux hernies secondaires. Voici

---

(1) *Accidum phosphoricum dilutum pharmacopeæ Borrussicæ.*
(2) *Bulletin thérapeutique*, 1834.

cependant deux faits que je livre aux méditations des praticiens.

OBS. II. Je fus consulté en 1827, pour une petite fille agée de six ans, qui, à la suite d'une ophtalmie variolique, avait été atteinte d'une ulcération perforante de la cornée, qui avait donné passage à une petite portion de l'iris, et qui formait un staphylôme de l'espèce dite myocéphalon. Quelque petite que fut la hernie, elle avait été plus que suffisante pour détruire presqu'en entier l'espace pupillaire qui se trouvait réduit à une ligne microscopique immobile et insensible à la lumière.

La hernie durait depuis huit-jours environ, et paraissait avoir déjà contracté quelques adhérences. L'application de la belladone n'ayant produit aucun effet, je pensai que l'excision du staphylôme ne pouvait aucunement aggraver la position de la malade, puisque, dans l'état où elle se trouvait, la vision était abolie à tout jamais dans l'œil affecté. Je m'empressai donc d'y recourir en suivant le même manuel opératoire. A peine l'extrémité saillante et un peu altérée au dehors du myocéphalon fut elle coupée, que l'iris rentra tout à coup, et qu'on ne tarda pas à apercevoir une pupille très noire, très ample, mais un peu frangée. Le trou qui avait donné passage à l'iris était deux fois plus petit que la partie qui faisait saillie extérieurement. Il s'écoula quelques gouttes d'humeur aqueuse par ce petit pertuis, mais l'ayant mis en contact avec un

crayon de nitrate d'argent fondu, il se ferma aussitôt. La cicatrisation alla s'opérant peu à peu, et il
ne resta de l'opération qu'un petit leucôma qui
se dissipa en quelques mois sous l'influence d'insuf-
flation de poudre composée de sucre candi et de
suie.

Obs. III. Un homme agé de vingt-six ans, ayant
reçu un coup de fouet sur l'œil, il se forma dans la
chambre antérieure de celui-ci un épanchement
sanguin assez abondant pour faire craindre que la
résorption n'en serait point complète. On avait
donc à redouter les accidens graves que nous signa-
lerons plus tard (1). Je me rappelai que feu le professeur Penchienati et son élève M. Rossi (2) premier chirurgien de S. M. le roi de Sardaigne, avaient
observé un grand nombre de cas de cette nature,
et où la présence du caillot sanguin avait produit
des désordres. Le résultat de leurs observations les
avait conduits à recommander d'évacuer toujours
les collections sanguines traumatiques ayant leur
siége dans la chambre antérieure de l'œil. J'y procédai donc, en faisant à la partie inférieure de la
cornée une petite incision avec le couteau de Daviel. Le sang épanché s'échappa en même temps
que l'humeur aqueuse ; la chambre antérieure fut

---

(1) Voyez les *Accidens hémorragiques*, page 81.
(2) Rossi, *Élémens de médecine opératoire*, page 284, tome I.

désobstruée; la pupille apparut très noire. Cette opération qui ne fut que peu douloureuse, se passa sans accidens jusqu'au cinquième jour; à cette époque l'œil devint le siége d'une douleur assez vive, et les bords de la plaie, qui semblaient réunis par première intention, se tuméfièrent et devinrent le siége d'une légère suppuration. Deux jours après, l'angle externe de la solution de continuité était complètement ulcéré et donnait passage à un myocéphalon, à la suite duquel la pupille disparut entièrement. Quelques saignées générales et l'application des ventouses scarifiées à la nuque maîtrisèrent les symptômes inflammatoires et calmèrent la douleur. Il ne restait que le staphylôme de l'iris dont on pouvait espérer la résolution. Enhardi par le succès obtenu dans l'observation qui précède, j'en pratiquai l'excision de la manière accoutumée, en la faisant immédiatement suivre d'une cautérisation assez énergique. Le même succès couronna cette médication et me donna de plus en plus confiance en elle pour l'avenir.

CHAPITRE V.

DE LA CHUTE DE L'HUMEUR VITRÉE ET DES ACCIDENS SPASMODIQUES DE L'OEIL ET DE SES ANNEXES PENDANT L'OPÉRATION.

Un accident qui a des résultats non moins fâcheux, concernant la réussite de l'opération de la cataracte est l'issue d'une partie du corps vitré, soit qu'elle ait lieu dans le premier temps de l'opération, soit qu'elle arrive dans le second. Après avoir examiné un certain nombre de cas où cet accident avait été observé, j'ai été surpris de voir qu'elle avait été l'influence funeste qui en résultait. M. Maunoir neveu a constaté à la Charité que sur dix-neuf opérations pratiquées par M. Roux, dans lesquelles l'on avait observé la chute de l'humeur vitrée, six seulement avaient été suivies de succès. Cet accident est, dans la plupart des cas, produit par la pression imprudente et trop longtemps continuée par les doigt de l'aide et de l'opérateur au moment où le couteau achève la section de la cornée. La sortie de l'humeur vitrée est surtout à craindre chez les individus dont la peau est vulnérable, le tempérament scrofuleux, et dont les yeux sont gonflés et saillans. Chez les individus éminemment irritables, tous les muscles de l'œil se contractent à la fois, attirent cet organe au fond de l'orbite, agissant comme le muscle orbito-scléroticien des animaux, qui est la cause principale de l'impossibilité de pratiquer l'opération de la cataracte par extraction chez la plupart des quadrupèdes.

On est vraiment étonné de voir que les auteurs attachent si peu d'importance à l'évacuation de l'humeur vitrée lorsque celle-ci n'a pas été évacuée en quantité suffisante. Mais l'étonnement s'accroit encore quand on voit Beer, qui avait la réputation d'un observateur judicieux et habile, formuler la quantité nécessaire de cette évacuation qui doit avoir lieu pour produire tel ou tel accident. Ainsi, selon le professeur de Vienne, la sortie d'un huitième ou même d'un quart de l'humeur vitrée, n'a pas ou presque pas d'influence sur la vision : si l'évacuation de ce liquide est portée à un tiers, la vision sera moins parfaite, et courra des chances graves si l'évacuation a été portée jusqu'à la moitié. Je sais, au reste, que pour son compte personnel, il redoutait singulièrement cet accident, quelque léger qu'il fût ; bien différent en cela du professeur Roux qui prétend que la perte d'une certaine quan. tité de l'humeur vitrée n'entraîne point de conséquences fâcheuses, surtout si les yeux sont gros. Les faits tirés de la pratique de ce professeur sont tout à fait opposés et contradictoires à ses opinions. Quant à moi, l'expérience m'a convaincu que l'issue du corps vitré est toujours un accident d'autant plus à redouter, que lorsqu'il a lieu, on ne peut en borner l'étendue : les cellules une fois rompues, l'œil peut se vider entièrement, ainsi que je l'ai vu arriver plusieurs fois au professeur Volpi (1).

Quand la sortie de l'humeur vitrée a lieu dans le second temps, elle est le plus souvent produite par la pression que l'on exerce sur l'œil pour faire sortir le cristallin. Cet accident est aussi occasioné par la contraction spasmodique des paupières après l'opération et ainsi que je l'ai dit plus haut, j'ai

______

(1) Volpi, *Op. cit.*, page 21, et de ce mémoire, page 140.

vu l'œil droit où l'opération avait été pratiquée sans accident, se vider par l'action du blépharospasme pendant que l'on faisait des efforts pour extraire le cristallin adhérent dans l'œil gauche. Au demeurant, cet accident est beaucoup plus commun quand on opère le malade assis, parce que les cellules de la hyaloïde ne sont pas suffisantes pour empêcher que l'humeur qu'elles contiennent ne suive les lois générales de la pesanteur.

Quoiqu'il en soit, la perte d'une certaine quantité d'humeur vitrée fait percevoir au malade la sensation d'un vide dans l'œil lorsqu'il fait quelque mouvement avec la tête. On distingue, lorsqu'on examine cet organe, une espèce de tremblement qui se communique à l'humeur aqueuse. Quelquefois il ne se forme qu'une simple hernie de l'humeur vitrée, qui s'oppose pendant quelques jours à la cicatrisation de la cornée; mais celle-ci finit par l'étrangler et la fait tomber en escharre en produisant sur elle l'effet d'une ligature. L'expérience a prouvé que son excision était sans résultats avantageux parce qu'elle se renouvelait presque toujours immédiatement et qu'en cherchant à l'extraire avec des pinces, on produisait des douleurs et des tiraillemens sur l'humeur vitrée, lesquels peuvent occasioner des accidens très graves.

Quand on opère des hommes nerveux, des femmes hystériques, il n'est pas rare de voir survenir, pendant l'opération, une contraction spasmodique involontaire des paupières, connue sous le nom de blépharospasmes et qui met des entraves souvent sérieuses à la terminaison de l'opération. Ce spasme des paupières ressemble assez à celui dont sont atteints les enfans affectés de phobtophobie scrofuleuse, et qui contractent d'autant plus vivement les paupières qu'on leur recommande de ne pas le faire. Cette contraction des paupières pendant l'opération de la cataracte, est une des causes qui produisent bien souvent l'expulsion partielle ou en totalité du corps vitré; et quand on opère les deux yeux à la fois, j'ai vu bien souvent l'œil gauche se vider pendant qu'on opérait le droit, et *vice versa*. Cet accident dont nous avons déjà parlé (1) ne suffirait-il pas pour engager les opérateurs à ne tenter l'extraction que sur un seul œil à la fois ?

Lorsque le blépharospasme est violent, il ne faut point s'entêter à poursuivre l'opération : si la section de la cornée est accomplie, il faut attendre que le calme soit revenu pour inciser la capsule, et extraire le cristallin. Il faut tranquilliser le malade, appeler son attention sur des objets étrangers à sa position, lui donner quelques cuillerées de potion calmante, et enfin lui placer à la nuque des linges imbibés dans l'eau très fraîche. J'ai vu ce moyen réussir plusieurs fois. Tout ce que nous venons de dire s'applique aussi aux mouvemens rotatoires de l'œil, qui ne sont dangereux qu'autant qu'on veut les vaincre instantanément.

---

(1) Voyez ce Mémoire, page 140.

CHAPITRE VI.

DES DIFFICULTÉS QUE L'ON RENCONTRE DANS L'EXTRACTION DE LA CATARACTE ET DE SES ANNEXES.

Lorsque la section de la cornée est achevée, il faut procéder à l'incision de la capsule du cristallin, toutes les fois que l'on n'a pas exécuté ce temps de l'opération en incisant la cornée selon le procédé de Wenzel père. Cependant un grand nombre d'oculistes pensent que cette partie de l'opération est inutile, parce que, dans un grand nombre de cas, le cristallin se présente spontanément de lui-même à l'ouverture de la cornée, tandis que d'autres fois la plus légère pression suffit pour arriver à ce but. Dans d'autres cas, au contraire, la membrane cristalline est très forte et très épaisse; et les efforts qui sont nécessaires pour la rompre, sont de nature à produire l'évacuation de l'humeur vitrée, la dilacération ou le décollement de l'iris et de sa hernie. D'ailleurs, ces efforts mêmes ne sont pas toujours couronnés de succès, et l'on peut quelquefois occasioner tous les accidens dont nous venons de faire mention sans obtenir l'extraction du cristallin. Nous croyons donc qu'il est nécessaire, dans tous les cas, d'ouvrir la capsule du cristallin, en l'attaquant non point comme on le fait généralement, en l'incisant crucialement, mais en agissant dans la plus grande circonférence. Par ce moyen on extrait en même temps que la lentille une grande

partie de son enveloppe. Pratiquée avec le kystitôme de Boyer, ou celui de Bancal, cette opération
ne serait point sans danger pour l'iris, vu le volume
de l'instrument, mais en se servant de l'aiguille de
Hilmer, ou de celle que j'ai fait construire et qui est
renfermée dans une gaine mousse, on ne court
aucune risque. Beer conseillait d'attaquer profondément le cristallin avec son aiguille à lame, et
d'imprimer par ce levier des mouvemens de bascule et de rotation, pour extraire en même temps le
cristallin et ses annexes. Cette pratique est généralement abandonnée aujourd'hui même par les opérateurs de Vienne.

En général quand la section de la cornée transparente a été faite avec promptitude et netteté,
rien n'est plus facile que d'aller ouvrir la capsule :
mais quand le premier temps de l'opération a été
difficultueux, lorsque l'on a affaire à des individus
nerveux et irritables, au moment où l'on cherche à
pratiquer le second temps, l'œil fuit au devant de
l'instrument, et en introduisant celui-ci de pointe on
risque de blesser l'iris. Pour éviter les divers accidens, le professeur Jüngken recommande d'introduire d'abord sous le lambeau de la cornée la tige
de l'aiguille parallèlement à l'axe transversal de la
section : par ce moyen on fixe l'œil, on le calme,
puis en retirant peu à peu le manche de l'instrument, la pointe entre sous le lambeau, et ce n'est
que lorsque l'on est arrivé au centre de la pupille
que l'opérateur écarte le manche, le porte en avant,

et présente et engage la lame dans l'espace pupillaire.

Quand l'œil est très irrité et que les mouvemens rotatoires sont très violens, on peut alors saisir le lambeau de la cornée avec les brucelles fenêtrées de M. Maunoir, et donner ainsi un temps d'arrêt à l'organe, tandisque l'on incise la capsule. Cette manœuvre est sans danger, toutes les fois qu'elle est exécutée avec précaution.

Malgré la dilatation opérée sur la pupille au moyen de l'instillation de la belladone, la pupille se contracte quelquefois avec force, et il est assez difficile d'inciser la capsule. Dans ce cas, il faut produire pendant quelques instans de l'obscurité dans la chambre, et sa pupille ne tarde pas à s'ouvrir.

Dans le plus grand nombre des cas, le cristallin s'échappe aussitôt que la cornée et la cristalloïde sont incisées. Cela se passe ainsi en général, lorsque l'incision de la cornée est très large, et lorsque l'aide ou l'opérateur ont un peu pressé sur l'œil.

Mais l'orsque la cornée a été ouverte dans les cinq sixièmes de sa circonférence, le cristallin ne sort point seul ; il faut, dans ce cas, presser légérement et graduellement sur l'œil, recouvert de sa paupière à sa partie supérieure, avec le manche du kératotôme ou celui de la curette, alors on voit la lentille opaque se présenter à l'ouverture pupillaire qui se dilate comme un sphincter et lui donne passage : cette pression continue le fait parvenir à la solution de la cornée où elle s'engage et s'étrangle quelquefois. Toute pression continuée est alors dangereuse; il vaut mieux saisir le corps opaque avec un petit crochet, et mieux encore avec les pinces à lentilles de M. Maunoir, ou celles à crochet du même chirurgien. J'ai dit ailleurs (1) que cet habile opérateur en faisant une incision, en général plus petite que le corps à extraire, opérait un véritable accouchement. Son expérience et ses succès l'autorisent à persister dans cette pratique. Dès la publication que je lui ai adressée, il a eu de nouveaux faits heureux qui sanctionnent une manœuvre que je n'hésiterais pas à taxer de dangereuse dans des mains moins habiles et moins exercées que les siennes.

Il est des circonstances dans lesquelles le crislallin ne change pas de place en dépit de la largeur de l'ouverture de la cornée et de la pression, même assez forte, exercée sur la partie supérieure de l'œil. Cet accident est dû dans le plus grand nombre des cas : 1° à la contraction spasmodique de l'iris ou iridio-spasme; 2° à l'adhérence du cristallin, à l'uvée ou à l'iris; 3° la fuite du cristallin à la partie supérieure de l'œil.

Dans le premier cas l'on conseille en général de mettre les malades dans l'obscurité, et de friction-

(1) Carron du Villards, *Lettre au professeur Maunoir, sur un nouvel instrument destiné à agrandir ou à rectifier l'incision de la cornée.*

ner légèrement les paupières : mais ces moyens échouent souvent, et il faut alors abandonner l'opération, si Marc-Antoine Petit (1), à qui la chirurgie oculaire doit de si heureux perfectionnemens, n'avait donné un conseil dont j'ai été à même de vérifier l'importance, et qui consiste à inciser l'iris perpendiculairement à l'axe du corps, dans la partie supérieure. Cette opération s'exécute facilement en introduisant entre le cristallin et l'iris, des ciseaux à pupille artificielle, et alors rien n'est plus simple que d'extraire le cristallin en pressant légèrement sur l'œil, ou en saisissant la lentille avec les pinces à lentilles ou à ressort.

En parlant de pression, je ne saurais trop blâmer ceux qui compriment l'œil très en arrière, parce qu'alors l'effort a lieu sur les cellules hyaloïdiennes qui peuvent se rompre et jeter l'humeur vitrée à la suite du cristallin.

Toute les fois que les efforts de pressions porteront le cristallin en haut, en bas ou de côté, il faudra les suspendre crainte d'évacuer l'humeur vitrée, et se décider à changer le cristallin avec la curette. Cet instrument dont l'usage a été si général n'en est pas moins défectueux : c'est pour cette raison que je le remplace toujours par les brucelles à lentilles de Maunoir, qui remplissent toutes les indications.

---

(1) Marc-Antoine Petit, ouvrage cité, page 75.

Quand on se sert de la curette, il faut avoir soin au moment ou on la porte dans la chambre postérieure pour changer le cristallin, de la porter de bas en haut, pour ne point précipiter la lentille dans les cellules du corps vitré, où il serait assez difficile de l'aller chercher.

Lorsque le cristallin est entouré de mucosités, M. A. Petit, recommande de ne pas hâter sa sortie par de fortes pressions, parce qu'alors le cristallin plus consistant et d'une forme glissante s'échappe seul, les accompagnemens restent, et ne peuvent être enlevés que par des nouvelles manœuvres et par l'usage de la curette.

Quand on comprime le cristallin, il arrive souvent qu'il se porte à droite ou à gauche, et par un mouvement de pendule, à chaque mouvement, la pupille s'éclaircit pour redevenir ensuite opaque : il faut dans ce cas inciser la bride, on y arrive facilement en introduisant des ciseaux à cataracte, ou l'instrument que je nomme kyotôme. Souvent cette bride est suffisante pour s'opposer à l'extraction, et il faut abandonner l'opération.

J'ai vu un grand nombre de cristallins qui n'avaient pu être extraits, être abaissés facilement dans des opérations subséquentes : le fait suivant est trop important pour que je le passe sous silence.

Obs. Etienne Magrotti, âgé de 60 ans, atteint de cataracte, livré à des travaux extrêmement pénibles, se fit opérer l'œil droit par le professeur Morigi, qui employa avec succès la dépression, en l'an 1816. Deux ans après, il s'aperçut que l'œil gauche s'obscurcissait, et en peu de temps la vision fut abolie. Le 23 avril, il entra dans la clinique ophtalmologique de Pavie, où je l'examinai avec soin. La pupille était suffisamment dilatée et impressionnable à la lumière : l'œil était convenablement saillant, la cornée était saine et bien conformée, le malade distinguait parfaitement le jour de la nuit, et il était plus que probable que la cataracte était lenticulaire.

Le 9 mai, mon savant ami, le professeur Panizza se décida à pratiquer l'extraction, uniquement pour montrer ce procédé aux élèves. Elle fut faite selon le procédé de Beer, et avec son couteau. Le premier temps de l'opération fut admirablement exécuté, mais quand vint celui d'extraction, il fut impossible d'y parvenir ; les pressions réitérées ne servirent qu'à produire une hernie du corps vitré, sans pouvoir changer de place le cristallin. Le professeur Panizza abandonna alors toute tentative et recouvrit l'œil de compresses imbibées d'eau froide. Quatre jours après, la réunion de la cornée était complète, et le malade sans fièvre ni douleur.

Quelques jours après, l'œil étant parfaitement guéri, M. Panizza tenta l'abaissement, et au moment où il y procédait, il reconnut que le cristallin était adhérent à sa partie supérieure. Il présenta alors à cette bride le crochet tranchant de l'instrument et il sépara l'adhérence au moyen de la manœuvre que j'ai indiquée, page 121. La guérison fut complète et radicale. Ce fait, dont j'ai été témoin, est inséré dans l'ouvrage de M. Panizza [1].

Quand le cristallin est adhérent dans plusieurs points de sa circonférence, Marc-Antoine Petit [2] déclare qu'il faut renoncer à l'espoir de l'extraire, mais que l'incision de la cornée étant faite, il faut enlever un lambeau triangulaire de l'iris et obtenir ainsi une pupille artificielle, opération sans danger et qui rend alors la vue.

Il n'est pas rare, dans les tentatives d'extraction du cristallin, d'être forcé de renoncer à l'espoir d'extraire le corps opaque, parce qu'il fuit tantôt d'un côté, tantôt de l'autre, et qu'en s'entêtant à le poursuivre, on court la chance de vider l'œil. C'est alors le cas de pratiquer la réclinaison antérieure pour précipiter le cristallin dans le corps vitré. Marc-Antoine Petit [3], de Lyon, après avoir conseillé cette opération et l'avoir souvent mise en pratique, déclare que, presque toujours, dans ce cas, le cristallin remonte, ou l'œil se fond par la suppuration; si l'expérience des oculistes arabes contemporains [4] n'était pas là pour combattre l'opinion de Petit, je pourrais lui opposer encore

---

(1) B. Panizza, *Opera citata*, p. 103.
(2) Marc-Antoine Petit, ouvrage cité, page 80.
(3) Marc-Antoine Petit, ouvrage cité, page 179.
(4) Pariset, *Correspondance d'Égypte*, *Moniteur*, 1829.

un certain nombre de faits qui me sont propres, ou dont j'ai été témoin, et qui prouvent que la kératomi-réclinaison antérieure peut être, dans ce cas, un auxiliaire aussi précieux que puissant pour abattre un cristallin errant. A l'appui, je crois de voir rapporter le fait suivant.

Antoine-Marie Robaglia, chevalier de la légion d'honneur et de la couronne de fer, né et habitant la rivière de Gênes, commandant un corsaire régulier, avait perdu l'œil droit à la suite d'une blessure. Le gauche, atteint d'ophtalmie égyptienne, contractée à Malte, était affecté d'occlusion complète de la pupille. La cornée transparente était saine; la chambre antérieure intacte, le malade distinguait parfaitement le jour de la nuit; il avait même la connaissance des couleurs éclatantes, tout faisait donc espérer que l'opération serait heureuse. J'y procédai le 1er février 1820, en présence d'un grand nombre de médecins, dont les principaux étaient, Delgreco, des îles Ioniennes, Sismonda, de Turin, et le professeur Garneri. L'opération fut pratiquée suivant le procédé du professeur Maunoir; mais comme je pensais rencontrer un cristallin entièrement sain, la solution de continuité de la cornée fut aussi petite que possible. A peine la double incision de l'iris eût-elle donné lieu à une pupille suffisamment ample que je reconnus une erreur de diagnostic matérielle, car le cristallin avait un commencement d'opacité, s'étendant à toute sa surface. Il ne me

restait à faire que son extraction ou son abaissement. Ce dernier parti me parut le plus convenable, d'autant plus que la déperdition de substance
faite sur l'iris, permettait à l'aiguille d'abaisser
plus profondément le cristallin. Le succès répondit parfaitement à mes espérances et le cristallin
n'est jamais remonté.

En 1829, je pratiquai une opération analogue,
à l'Hôtel-Dieu de Bourg en Bresse, en présence
de MM. Guillaumeau et Bien-Aymé. Le cristallin
fut complètement abaissé, mais l'ouverture pupillaire n'ayant été faite que sur une partie de
l'iris sans déperdition de substance, la plaie se
cicatrisa quelques jours après et fit perdre tout le
bénéfice de l'opération.

Lorsque le cristallin est mou, il se brise quelquefois dans la tentative d'extraction, et l'introduction réitérée de la curette produit alors des
accidens plus ou moins fâcheux. C'est pour y obvier que le docteur Forlenza faisait dans l'œil de
légères injections avec de l'eau distillée, tiède, qui
avait l'avantage d'entraîner les détritus du cristallin et de ses annexes. J'ai vu souvent employer ce
procédé, et je n'ai qu'à me louer personnellement
de son usage. Il est cependant des cas où il échoue;
il faut alors, avec une aiguille tranchante, broyer
tout ce qui reste, déchirer la capsule postérieure
et abandonner le tout à l'absorption, en ayant
soin de maintenir la pupille dilatée pendant les
premiers jours qui suivent l'opération.

Lorsque le cristallin est très petit, pierreux, et qu'il s'engage dans l'iris en formant une poche avec cette membrane, il faudra suivre les principes que j'ai émis à la page 185 de ce travail.

CHAPITRE VII.

DE LA CATARACTE CAPSULAIRE PRIMITIVE ET SECONDAIRE.

Nous avons déjà prouvé qu'il y avait erreur matérielle de la part de ceux qui avouent que les cataractes capsulaires sont très fréquentes, et en rétablissant la véritable proportion, il sera facile de se convaincre qu'il n'y a pas d'erreur possible, parce que nous l'avons établi dans les cas où l'on avait pratiqué l'extraction.

Je me suis aussi convaincu que la fréquence des cataractes consécutives était due principalement à la manière dont quelques opérateurs pratiquent l'extraction, ainsi cette terminaison de l'opération par ce procédé, qui en fait perdre presque tous les avantages, est très fréquente dans la pratique de M. Roux, tandis que celle de M. Maunoir aîné n'offre que très rarement une complication de cette nature. Une différence aussi tranchée dans les résultats est évidemment due à une cause spéciale que nous examinerons plus tard. Veut-on avoir une idée de la fréquence des cataractes capsulaires, à la Charité : voici des chiffres : sur 167 opérations, l'on trouve 15 cas de cataractes membraneuses bien tranchées, sans déformation de la pupille ; 6 dans lesquels le champ de la pupille était envahi par un corps opaque qui était évidemment produit par les accompagnemens du cristallin resté en place.

Or, cette fâcheuse terminaison de la cataracte, est dans la proportion suivante : 21 : 169 :: 1 : 8. Je me suis convaincu postérieurement que si l'on pouvait examiner les malades plusieurs mois après, la proportion défavorable augmenterait encore. Il est évident pour moi, et tous ceux qui ont vu opérer M. Roux, sont convaincus aussi qu'il faut attribuer à la manière dont ce chirurgien exécute le manuel opératoire, la cause de tant de cataractes capsulaires, et qui rendent si souvent infructueuse une opération qu'il pratique avec une dextérité si remarquable, enviée par tous ceux qui pratiquent la chirurgie oculaire : en effet, si on se rappelle que M. Roux ne dilate point la pupille avec l'extrait de belladone, et qu'il ne fait à la cristalloïde antérieure qu'une simple incision, d'autant plus difficile à pratiquer, que le spasme de l'iris à rendu la voie plus étroite, les résultats de cette manière de faire, sont évidens. Dans un grand nombre de cas, il n'y a qu'une simple énucléation du cristallin, et la capsule peut rester dans l'œil et y devenir opaque. Ce contre-temps n'arrive point lorsque l'on a largement dilaté la pupille, et que par ce moyen on a attaqué la capsule sur plusieurs points, comme le conseille Beer, ou comme je l'ai indiqué plus haut, en l'incisant dans sa grande circonférence. Dans cette manière de procéder, la capsule antérieure est presque toujours entraînée par la hernie du cristallin. Aussitôt que le cristallin est sorti, il faut encore inciser la capsule postérieure, car je partage l'avis de la plupart des anatomistes, et je crois qu'elle existe indépendamment de la hyaloïde qui forme le plancher de la fossette destinée à contenir la lentille.

Si la fréquence des cataractes capsulaires consécutives à l'extraction du cristallin est un accident fréquent, c'est aussi, sans contredit, un des moins fâcheux, puisqu'il est facilement réparable. Il existe plusieurs procédés pour y remédier; les principaux sont: le broiement sclérotidien, celui pratiqué à la méthode de Giorgi, une nouvelle incision à la cornée, enfin la kératonyxis.

Nous allons les examiner sommairement. Rien n'est plus facile, en général, que de détruire une capsule opaque en introduisant, par le lieu d'élection pour l'abaissement ordinaire, une aiguille à cataracte, au moyen de laquelle l'on déchire, brise et accroche le voile opaque en le projettant en divers sens; mais en général, il reste presque toujours par ce procédé quelques lambeaux suspendus qui fatiguent la vue. C'était pour obvier à cet accident que le chirurgien d'Imola fit construire un couteau-pince, dont nous donnerons la description

plus tard, et au moyen duquel, après avoir pénétré dans l'œil, il pinçait la capsule, la détachait par
de légers mouvemens de bascule, et l'attirait au
dehors.

Ce procédé est assez facile à exécuter, et il est
bien supérieur au précédent. Quant à l'extraction
de la capsule, elle n'est point sans danger; on doit
cependant y recourir quand les autres moyens ont
échoué : elle fut très heureusement appliquée et
exécutée dans le fait suivant.

Obs. Une jeune fille, nommée Virginie Pollet, âgée
de 11 ans, fut atteinte, à l'âge de dix-huit mois, d'une
double cataracte : à quatre ans elle fut admise à
l'Hôtel-Dieu de Paris, où elle fut opérée par M. Dupuytren, aux deux yeux. Elle retira peu de bénéfice
de ces deux opérations, car elle y voyait à peine pour
se conduire : l'œil droit était affecté de cataracte
capsulaire complète, tandis qu'à l'œil gauche, elle
n'était que partielle. M. Dupuytren tenta de nouveau de détruire l'opacité secondaire; l'opération
n'eut aucun résultat apparent. Une troisième opération eut le même sort, et la capsule de l'œil droit
devint de plus en plus opaque. Ainsi que nous l'a-
vons dit, la vision de l'œil gauche était tout au plus
suffisante pour guider ses pas. Elle resta dans cet
état pendant sept ans. Il y a trois ans environ qu'elle
fut reçue dans le service de M. Velpeau, à l'hôpital
de la Pitié. Le 3 décembre de cette année (1831),
ce chirurgien, après avoir fait à la partie inférieure
de la cornée une légère incision, introduisit à tra-

vers cette ouverture une petite pince à crochet et fit l'extraction de la capsule opaque. L'opération fut longue et laborieuse, mais son résultat fut assez avantageux pour la jeune fille, le 3 janvier 1832 : elle sortit de l'hôpital avec une assez bonne vue.

Toutes les fois qu'il n'existe pas des adhérences entre la capsule et l'iris il faut, pour détruire celle-là, pratiquer la kératonyxis avec l'aiguille tranchante d'Adams. Après avoir dilaté l'iris autant que possible, on introduit du côté externe de la cornée, dans son diamètre transversal et à deux lignes de son union au tissu scléreux, l'instrument dont nous venons de parler ; alors l'opérateur en décrivant un grand cône, dont la pointe est au point d'entrée de l'aiguille et la base dans la chambre postérieure, attaque la grande circonférence du voile opaque et le détache : ceci terminé il le prend avec le tranchant, et le porte dans la chambre antérieure, où il ne tarde point à être complètement absorbé. L'aiguille d'Adams est si déliée, si tranchante, que son introduction se fait avec la plus grande facilité et sans danger. J'ai été à même de mettre souvent ce procédé, qui m'est propre, en pratique, et cela avec un succès complet.

CHAPITRE VIII.

DE L'INTRODUCTION DE L'AIR DANS L'OEIL.

L'introduction de l'air dans l'œil pendant l'opération de la cataracte par extraction est toujours un accident assez fâcheux auquel il est facile de remédier avec un peu d'attention. Il est plus fréquent qu'on ne le croit en général, et il se présente sous la forme d'une bulle qui nage dans la partie inférieure de la chambre postérieure. Le malade éprouve dans l'organe une vascillation fatigante, qui dure souvent plusieurs heures ou plusieurs jours. Puis, au moment où il y pense le moins, il lui semble que son œil s'affaisse, puis l'air s'échappe avec un léger crépitement accompagné de blépharospasme et de photopsie (1) très fatigante, qui se renouvelle a la sortie de chaque bulle d'air. Au moment où cette décharge d'air a lieu, il peut se former une hernie de l'iris, qui n'est point reconnue en temps utile, et alors la cicatrisation de la cornée est entravée.

Aussitôt que l'on a reconnu l'introduction de l'air dans un œil opéré, il faut pratiquer avec la seringue de Forlenza de petites injections d'eau tiède, et on ne tardera pas à voir s'échapper l'hôte incommode. Quand on n'a pas l'instrument nécessaire à cette opération, il faut faire coucher le malade sur le dos, introduire dans l'œil de l'eau distillée comme le fait M. Maunoir dans le cas de flétrissure de la cornée transparente.

---

(1) Photopsie, syptômes consistant dans la vue d'étincelles, de flammes ou de fusées.

CHAPITRE IX.

Lorsque l'opération de la cataracte a été laborieuse, dans le second temps surtout, il se manifeste souvent des phénomènes inflammatoires de l'iris, ou de la capsule de l'humeur aqueuse, à la suite desquels il se forme dans la chambre antérieure, une exsudation tantôt lymphatique, tantôt purulente : cette accumulation d'un produit inflammatoire sécrété, est toujours une complication fâcheuse, et qui mérite d'être traitée avec soin. Dans d'autres circonstances la collection est produite par la suppuration des bords de la plaie; alors l'aspect floconneux du liquide épanché indique assez sa nature. Dans tous les cas, cette sécréction anormale est toujours accompagnée de phénomènes inflammatoires assez intenses, qu'il faut prendre en considération. Dans l'état aigu, il faut recourir aux saignées générales et aux révulsifs aux pieds, puis aux ventouses scarifiées à la nuque et aux tempes : quand l'inflammation est un peu ralentie, on administre, alors avec avantage, les frictions mercurielles sur le front, sur le pourtour de l'orbite : si le canal intestinal est en bon état, on peut recourir au calomel en doses réfractées : l'expérience des chirurgiens allemands et anglais, a prouvé que cette médication avait de très grands effets pour activer la résorption du liquide épanché :

Dans ce cas , ils avaient coutume de pousser les mercuriaux jusqu'à la salivation.

J'ai été à même de vérifier les avantages que l'on retire de ce traitement ; mais je ne conçois point la théorie sur laquelle nos confrères d'outre-mer et d'outre-Rhin, basent l'action des mercuriaux dans cette occurence : je veux dire leur action sur la plasticité du sang.

Il est des cas où la collection purulente est si abondante qu'il faut chercher à l'évacuer avant qu'elle se soit elle-même fait jour, à travers la cicatrice qu'elle rompt et déforme alors, au point que la perte de la vision en est presque toujours la suite. Cette petite opération se fait en soulevant une partie du lambeau semi-adhérent de la cornée avec une petite spatule en or : le pus sort alors facilement, le malade est soulagé , et quelque temps après on peut injecter dans la chambre antérieure quelques gouttes d'eau distillée, tiède.

Mais lorsque l'hypopion purulent se forme après la cicatrisation complète de la cornée, il faut alors recourir à une legère ponction pour évacuer la collection purulente; cette petite opération, doit se pratiquer alors avec précaution au côté externe de l'ancienne incision, avec le couteau à pupille artificielle de Jœger. C'est le seul moyen de sauver l'œil des accidens de la suppuration. Je ne puis passer sous silence le fait suivant :

Obs. M. Warms, Américain , me fut adressé au commencement de 1832 , par un parent de la jeune espagnole qui fait le sujet de l'observation citée à la p. 71. Ce monsieur portait deux cataractes aride-siliqueuses, produites par une violente ophtalmie blennorrhagique. Je l'opérai quelques semaines après son arrivée, en présence de MM. Schmith, Bennati et Branzeau : l'opération pratiquée aux deux yeux à la fois, par la volonté expresse du malade, fut heureuse ; la cataracte gauche fut cependant un peu difficile à extraire à cause d'une bride restante que je détruisis avec mon kyotôme. Douze jours après le malade ayant commis quelques imprudences, il se manifesta une inflammation très violente de l'iris de l'œil droit : le traitement le plus énergique fut mis en pratique pour arrêter la violence des symptômes : j'atteignis en partie à ce but, mais il y eut dans la chambre antérieure une exsudation purulente qui m'occasionait des craintes sérieuses. La ponction fut résolue pour sauver l'œil : je la pratiquai comme je l'ai indiqué plus haut, avec un plein succès, en la faisant suivre d'une ou de deux injections : le malade guérit parfaitement, et partit, sans nous remercier, le docteur Bennati et moi !!!

Dans quelques cas, si l'exsudation s'est formée lentement, si elle est de nature lymphatique et si elle ne s'accompagne pas de symptômes inflammatoires et douloureux, on peut alors attendre que l'absorption se fasse : il est souvent nécéssaire de la faciliter en mettant le malade à l'usage des boissons diurétiques. J'ai vu obtenir de très bons effets de l'emploi de la teinture de digitale pourprée, administrée en lavemens, concurremment avec l'eau distillée de laurier-cerise. Si l'on a affaire à un individu atteint de maladie rhumatismale, on remplacera la digitale par la teinture de colchique. On verra les effets de cette substance dans l'excellent mémoire couronné par l'Athénée de médecine de Paris (1).

En même temps l'on administre sur l'œil, au moyen de l'ingénieuse mécanique d'Hymly (2) ou avec celle plus utile et plus simple de M. Charrière (3), des douches tièdes d'eau simple, puis coupée avec un peu d'eau minérale de Pyrmont : peu à peu, l'on augmente la dose de celle-ci, jusqu'à ce que l'œil puisse la supporter pure. On seconde ce traitement par l'application de vésicatoires aux tempes, derrière les oreilles : c'est ici le cas de tenter la pommade de Gondret et son collyre ammoniacal.

La ponction n'est autorisée dans cette espèce d'hypopion, que lorsque tous les autres moyens ont échoué.

---

(1) *Considérations sur l'action thérapeutique du colchique automnal,* par le docteur Kuhn, de Strasbourg ; *Revue médicale,* 1830.

(2) Hymly, *Introduction à l'étude de l'ophtalmologie,* ouvrage qui ne se vend pas. Gœttingue, 1830.

(3) *Notice sur les instrumens présentés à l'Institut,* par M. Charrière.

CHAPITRE X.

MAUVAISE MÉTHODE DE PANSEMENT APRÈS L'EXTRACTION.

J'aborde ici une question du plus haut intérêt, que je ne saurais cesser de recommander aux méditations de mes lecteurs. Elle soulèvera sans doute quelques amours-propres blessés ; peut-être lui fera-t-on les honneurs d'une réponse, tant mieux, dans l'intérêt de la science. Je suis prêt à entrer en lice.

Je commence donc par poser en fait que les succès de l'opération de la cataracte par extraction sont en raison directe des soins pris pour obtenir une prompte réunion par première intention. C'est ce but, avoué et reconnu par les plus grands chirurgiens, qui a fait varier à l'infini les moyens de pansemens pour obtenir la réunion la plus complète et la plus prompte.

Ainsi, il est des oculistes qui, aussitôt que l'opération est faite, recouvrent l'œil de bandelettes aglutinatives, dans plusieurs points de son diamètre transversal : il en est d'autres qui placent sur l'œil opéré un petit coussinet de coton, imbibé d'eau fraîche. Van de Wy (1) recommandait de petites compresses, imbibées d'eau de Goulard ; Jung (2) faisait mettre une solution astringente.

______

(1) *Nouveau moyen d'extraire la cataracte*, Arnheim, 1792.

(2) *Methode den Graven staar anszuzieben*, etc., etc. Marburgi, 1791.

Demours (1) jeune, une petite cuvette en plâtre ou en cire. Wenzel, dans le principe, recouvrait tout l'œil d'un diachylon gommé, et Forlenza d'une petite lamelle de plomb très flexible. David van Gesscher veut que l'on recouvre l'œil de linge imbibé d'eau vulnéraire (2). Enfin Ten Haaf (3) recommandait de panser l'œil avec une compresse imbibée d'un mélange de miel rosat, de sirop de sucre candi et de baume du Pérou.

Un grand nombre d'opérateurs anciens et modernes, se borne à recouvrir l'œil avec un linge fin et à le serrer modérément avec une bande pour en diminuer la mobilité.

Il en est d'autres qui ne font aucun pansement : ainsi à la Charité, par exemple, aussitôt après l'opération, on applique sur les yeux une compresse de toile blanche, recouverte d'un bandeau de soie noire, que l'on assujétit avec des épingles derrière le bonnet. Les malades conservent cet appareil jusqu'au cinquième jour, quoiqu'il arrive : à cette époque le linge est partout imbibé de sérosité sécrétée par la muqueuse oculaire et quelquefois par la solution de continuité. Cette sérosité

---

(1) *Sicone ens. op. cit.*, p. 66.
(2) David van Gesscher, *Recherches sur l'extraction de la cataracte.* Amsterdam, 1786.
(3) Ten Haaf. *Op. cit.*

se coagule, durcit la compresse, avec d'autant plus de facilité, que les malades se lavent les yeux avec de l'eau fraîche, aiguisée avec quelques gouttes d'eau de Goulard, et que les solutions saturnines, en contact avec ces substances, les rend plus ferme. Ce pansement, en général, met les opérés dans une position fatigante, irritante même, et que la présence du vésicatoire à la nuque tend à rendre insupportable. Il résulte de cette méthode de pansement des inconvéniens majeurs qui se convertissent souvent en accidens irrémédiables.

1º Les yeux n'étant aucunement fixés, les malades les ouvrent à chaque instant, soit parce qu'ils souffrent, soit par une tentation irrésistible de s'assurer s'ils voient : alors la paupière inférieure heurte le lambeau de la cornée, l'irrite, l'enflamme, s'oppose à sa réunion immédiate ; de là, les cicatrices difformes, si fréquentes chez les opérés, même l'opacité complète de la cornée, terminaison que l'on observe si souvent dans le service de M. Roux, que sur 179 opérations, cet accident est survenu 17 fois.

2º En se lavant continuellement les yeux, les malades renouvellent les mouvemens palpébraux ; l'eau fraîche éguisée produit du blépharospasme ; et la hernie de l'iris ou de l'humeur vitrée peut avoir lieu secondairement.

3º Les malades ne sont pas assez garantis de la lumière, et c'est à ce défaut de soin qu'il faut attribuer les iritis et les rétinites, si fréquentes à la Charité, et qui, amenant la suppuration de l'œil (14 sur le nombre cité ci - dessus), font souvent succomber les malades.

En comparant ces résultats avec ceux obtenus par M. Maunoir aîné, on peut se convaincre que les succès sont à l'avantage de ce dernier. A quoi attribuer un semblable résultat, si ce n'est aux soins consécutifs à l'opération ; car personne ne rend plus de justice que moi à l'habileté manuelle de M. Roux, et il y aurait mauvaise grâce d'ailleurs à contester ce qui est généralement connu. Mais quand l'opération est accomplie, il y a bien des choses à faire.

Le parallèle entre les résultats de M. Roux et de M. Maunoir, reçoit un nouveau degré de force, en y adjoignant celui de la pratique de MM. Delpech et Delmas. Tous deux praticiens habiles, tous deux professeurs à la même école, tous deux enfin partisans de l'extraction, offraient aux élèves qui suivaient leur pratique, des points de comparaison qui ont toujours été à l'avantage de M. Delmas ; et cependant ceux qui ont vu opérer Delpech, savent comme moi, combien peu d'hommes ont eu une dextérité supérieure à la sienne. Je parle ici des résultats positifs examinés avec soin par mon ami Serre (1)

(1) *De la réunion immédiate*, page 321.

dont l'esprit observateur se revèle en plus d'une circonstance et qui aujourd'hui est devenu le collègue de ceux dont il fut l'élève. La raison de la différence énorme dans les résultats de deux professeurs de Montpellier, n'est due qu'au pansement et au traitement consécutif. Voici comment s'exprime M. Delmas fils (1), en parlant de la méthode de pansement adoptée par son père. « Les princi-
« pales indications sont, de favoriser la réunion des
« lèvres de la plaie et de prévenir l'inflammation
« de cette dernière ou du globe de l'œil. Le panse-
« ment qu'emploie mon père me paraît propre à
« remplir la première indication : en effet, dès que
« l'opération est terminée, il fait fermer les pau-
« pières des deux yeux, soit qu'un seul ou tous les
« deux aient été opérés. Il veut empêcher que la lu-
« mière ne les frappe, et pour cela, il se garde bien
« d'imiter l'exemple de quelques praticiens, qui,
« pour jouir d'avance d'un succès qu'ils regardent
« comme certain; et qui quelquefois n'est que trop
« chanceux malheureusement, s'appliquent à faire
« distinguer les objets aux malades. Les yeux étant
« fermés, il place sur les yeux une petite com-
« presse fine et ronde, de deux pouces de diamè-
« tre, ou du moins assez grande pour recouvrir
« toute la base de l'orbite. Au devant de cette com-

---

(1) Polydore Delmas, *Dissertation sur la cataracte*, page 49, n° 30 *de la Collection des thèses de Montpellier*.

« presse, se trouve un petit gâteau fait avec du co-
« ton non filé qui est plus moëlleux et moins pé-
« sant que la charpie. L'épaisseur de ce gâteau
« varie suivant la sallie ou l'enfoncement du globe
« de l'œil : ce gâteau est encore recouvert d'une
« compresse triangulaire qui s'étend de l'un à l'au-
« tre œil ; et enfin le tout est maintenu par un ban-
« deau médiocrement serré que l'on applique der-
« rière le bonnet du malade. L'application de ce
« bandage suffit pour rendre les paupières immo-
« biles, et par ce moyen les lèvres de la plaie faite
« à la cornée étant continuellement maintenues en
« contact, la réunion a lieu le quatrième ou le cin-
« quième jour. »

La méthode suivie par M. Delmas est parfaitement convenable ; je n'ai qu'un reproche à lui
faire : c'est d'être quatre jours en place sans être
changée. Quant à moi, j'emploie un pansement
peu différent, seulement, les vingt-quatre premières heures expirées, je regarde s'il n'y a pas hernie de l'iris, et je replace mon appareil : cette précaution est dictée par quelques hernies consécutives que j'ai observées dans les premiers heures
après l'opération.

Voici comment je m'y prends. Je place sur l'œil
opéré une compresse très fine et fenêtrée, et je la
recouvre d'un gâteau de coton cardé ; j'assujétis le
tout avec un bandage échancré qui laisse passer le
nez et qui contient les deux yeux dans une douce

immobilité. Vingt-quatre heures après , j'examine l'œil, et je replace mon appareil.

Quelques chirurgiens allemands placent au point correspondant de la cornée, une petite bandelette de taffetas anglais gommé qui traverse l'œil perpendiculairement à l'axe du corps. Ils disent que par ce moyen la réunion se fait très bien et que les humeurs et les sécrétions peuvent s'écouler facilement sur les côtés.

Quand on pratique l'opération de la cataracte dans la pratique civile, rien n'est plus facile que d'entourer le malade de soins et de précautions convenables. On le place dans une obscurité convenable à l'abri du bruit et des commotions : son lit préparé avec soin, et garni d'oreillers, lui permet de tenir la tête haute, et il peut, sans trop se fatiguer, rester les quatre ou cinq premiers jours couché sur le dos ; mais quand on opère dans les hôpitaux, on a à lutter contre des élémens d'insuccès qui se présentent à chaque pas, et qu'il est inutile d'énumérer ici : ils sont trop connus. Le principal, c'est de ne pouvoir mettre le malade dans une obscurité convenable, sans entasser autour de son lit des rideaux de diverses couleurs et épaisseur et qui maintiennent l'opéré dans une atmosphère trop chaude et dans un air qui ne se renouvelle pas assez souvent. J'ai vu des conjections sanguines survenir bien souvent, et n'avoir d'autres causes probables que celles que je viens d'indiquer. Il y a bien long-temps que j'avais observé ce fait au grand hôpital de Turin, et le docteur Pertutio, jeune chirurgien de mérite, m'a assuré qu'il avait observé les mêmes effets.

Ceux qui s'irritent rien qu'à la pensée de services spéciaux dans les hôpitaux, n'ont qu'à visiter les hôpitaux exclusivement consacrés aux maladies des yeux, et ils resteront convaincus de la supériorité des succès obtenus dans ces établissemens pour l'opération de la cataracte.

La philantropie éclairée de Marie-Thérèse, a doté l'Autriche, d'établissemens modèles en ce genre, et les universités de Pavie, de Padoue sont maintenant en possession de services spéciaux dont tous les chirurgiens de bonne foi s'accordent à proclamer les heureux résultats. J'ai dit plus haut qu'il y avait une chambre dite des opérés, et que là les malades se trouvant dans la même condition que ceux opérés en ville, on y trouvait les même élémens de succès.

CHAPITRE XI.

DES CICATRICES DIFFORMES DE LA CORNÉE ET DU STAPHYLÔME.

Les soins les plus assidus, le pansement le plus régulier, ne suffisent pas toujours pour obtenir une réunion de la cornée par première intention.

Souvent les deux lèvres de la plaie ne se trouvent pas en rapport assez immédiat; il en résulte alors une cohésion vicieuse qui produit une cicatrice plus ou moins difforme. Dans d'autres circonstances la paupière inférieure, ainsi que nous l'avons dit, irrite le lambeau et l'enflamme. Les bords suppurent et les tissus inodulaires qui forment la cicatrice laissent un leucoma qui est toujours un obstacle très grand à la vision. En effet, en examinant avec soin la figure 20 de la deuxième planche, il est facile de voir que si l'incision était faite à la partie supérieure de la cornée, cet accident serait peu de choses, tandis que la solution de continuité à la partie inférieure met la vision dans des conditions inverses.

Il arrive assez souvent que le lambeau s'enflamme; alors il s'hypérémie, et il existe à la partie inférieure de l'œil un espèce d'escalier qui, vu en biais, offre une saillie assez remarquable. Cette hypercératose partielle est sans inconvénient lorsque la cornée a conservé sa transparence. Mais son opacité est un grand obstacle à la vision.

Nous avons vu plus haut, que sur 179 opérations, M. Roux avait eu 19 opacités complètes de la cornée. A quoi attribuer un résultat aussi inouï, si ce n'est à la trop grande dimension de la cornée, qui ne peut se réunir par première intention, et qui s'enflamme et s'obscurcit par l'épanchement d'une matière lymphatique entre les larmes de la cornée. En lisant les comptes rendus des cliniques ophtalmologiques de Vienne, Berlin et Pavie on ne voit rien de semblable. Cette fâcheuse terminaison de la cataracte remplace tout à fait la mortification de la cornée, que M. Maunoir a vu suivre les larges incisions kératomiques.

Dans un grand nombre de circonstances on peut combattre les leucoma de la cicatrice de la cornée, par un traitement convenable : quand l'œil est en position de supporter les astringens, on administre de légers collyres vitriolés, albumineux, puis on passe à mesure que la *tolérance* s'établit, aux instillations de laudanum de Sydenham. Depuis quelque années, j'emploie avec avantage l'huile de foie de morue (*oleum jecoris Azelli*), appliquée sur la cicatrice avec un pinceau à miniature; et j'ai vu le docteur Clésius de Coblentz, mettre en usage avec un égal succès, le suc de grillon domestique écrasé (*grillus domesticus Linnæi*) et placé sur la taie avec un petit pinceau ou avec des barbes de plumes. Ce praticien recommande de n'employer que le suc récent: M. J. J. Virey, a, du reste consacré une note sur cette médication, dans un ouvrage périodique (1) : quant à moi, je n'ai jamais employé ce moyen, mais j'ai souvent guéri des taies par l'instillation de la vieille huile de noix : de même que je me suis convaincu qu'en touchant les obscurcissemens de la cornée avec de l'huile de cantharides,

____

(1) J. J. Virey, *Journal de pharmacie*, 1827, page 346.

on y réveille une vitalité qui est souvent suivie de la disparution de l'épanchement inter-lamellaire.

Lorsque ces divers moyens ont échoué, il faut recourir aux instillations de laudanum de Rousseau, puis à celui de Jœger, et à celui selon ma formule : mais ces deux dernières préparations d'opium sont très énergiques, et il faut se borner à les appliquer avec un petit pinceau. L'inutilité de ces moyens oblige alors de recourir à l'acide phosphorique allongé de la pharmacopée de Berlin qui a fourni à M. Grœfe de si beaux résultats (1). Enfin à la cautérisation de la cicatrice avec le nitrate d'argent fondu, médication énergique dont le professeur Lallemant, de Montpellier, a retiré de si brillans succès dans le traitement des taies de la cornée (2). Depuis quelques années on vient en foule à l'Hôtel-Dieu pour se faire guérir les taies de la cornée par la méthode de M. Dupuytren : je renvoie pour les détails de cette médication, au formulaire des hôpitaux et hospices de Paris. Ce traitement ne pourrait-il pas être employé aussi contre les taies traumatiques ? c'est ce que je me propose d'essayer.

Chez les individus à tempérament mous et scrofuleux, il se manifeste souvent une augmentation de volume de la cornée, connu sous le nom

---

(1) Ritter-Carl Grœfe , *Op. cit.*
(2) *Bull. thérap.*, 1832.

de staphylôme de la cornée. Cette maladie connue aussi sous celui de propulsion de la cornée, peut être partielle ou générale, sphérique ou conique. Les ophtalmopathologistes allemands lui ont donné le nom générique d'hypercératose. Cette difformité, quoique l'œil n'ait point perdu de sa transparence, diminue singulièrement les facultés visuelles : il faut donc de bonne heure lui opposer un traitement convenable. Dans le principe, c'est le même que pour les taies ou les cicatrices hypérémiées. Mais quand le malade est rebelle, il faut recourir à la compression, lente, graduée. J'ai vu Forlenza en retirer de très grands avantages. Voici comme on procède. On fait fermer l'œil malade, et l'on place sur la paupière des rondelles d'amadou ou de peau de castor; puis, on place sur ce petit appareil une petite plaque de plomb, cousue dans de la peau ou du velours : après quelques jours on supprime les rondelles et on place le plomb compresseur sur les paupières.

J'ai, dans quelques circonstances, pratiqué sur la cornée de légères mouchetures, suivant en cela les préceptes donnés par les anciens et n'ayant qu'à me louer d'avoir suivi leur exemple (1).

La propulsion conique ou sphérique de la cor-

----

(1) Hampe, *De scarificatione oculi Hipocraticâ*, Duisbourg, 1721. Zach. Platner, *De scarificationis oculorum recto usu,* Lipsiæ, 1735.

née tient souvent à une augmentation de l'humeur aqueuse qui occasione une hydropisie antérieure de l'œil, avec refoulement et déformation de la cornée. Il faut alors recourir à l'évacuation répétée de l'humeur aqueuse, en suivant les préceptes que j'ai donnés dans la *Gazette médicale*, et que mon expérience a précisément justifiés. L'autorité de Langenbeck et de Lyall (1) vient encore légitimer ce que j'avance ; mais il faut en même temps associer un traitement interne capable d'activer les fonctions du système absorbant. Il est du reste indispensable de recourir plusieurs fois à la ponction de la cornée pour obtenir une cure radicale.

CHAPITRE XII.

DES ACCIDENS PROPRES A LA KÉRATOMIE SCLÉROTIDIENNE OU SCLÉROTICOTOMIE.

Frappé des nombreuses altérations que l'incision de la cornée transparente apportait à l'état de cette membrane, Benjamin Bell conçut le premier l'idée d'extraire la cataracte par la scléroti-

---

(1) *Commentatio de hyperceratosi*, Auctor Wimmer. Lipsiæ, p. 16.

que. Pour arriver à ce but, il institua sur le cadavre des expériences nombreuses, qui toutes par-
lèrent en faveur de la méthode qu'il venait de proposer. Soit par timidité ou tout autre raison, il ne
la tenta point sur le vivant. Cet honneur était réservé à Earl, habile chirurgien anglais (1), qui
exécuta le procédé opératoire de Bell; mais il ne
tarda pas à se convaincre qu'il était défectueux,
en ce qu'il s'écoulait un temps assez long entre
l'incision de la sclérotique et l'introduction de l'instrument qui devait saisir le cristallin, et que pendant cet intervalle, il s'écoulait une assez grande
quantité d'humeur vitrée, ce qui produisait un
léger affaissement de l'œil, et un déplacement du
cristallin qui s'opposait à ce que l'on pût convenablement le saisir. Il pensa donc remédier à cet
accident en faisant construire un instrument qui fût
à la fois couteau et pincettes, et qui pût, aussitôt
après l'incision de la sclérotique, se développer
et saisir le cristallin. Ces expériences furent heureuses en général, mais il n'y donna pas suite. Les
essais de Lebel ne furent aussi pas assez nombreux.
Cette méthode serait probablement tombée dans
l'oubli, si Quadri ne s'en fût occupé avec le zèle et
la chaleur aventureuse que tout le monde lui connaît. Voici comment il procède : avec un kérato-

---

(1) James Earl, *An account of a new methode of operation
for the removal cattaract.* London, 1801.

tôme de Wenzel, il ouvre la sclérotique à l'angle extérieur de l'œil et à deux lignes de son insertion : l'incision de la sclérotique est parallèle au bord de la cornée et de la grandeur du tiers de la circonférence de la sclérotique. Il introduit alors par cette ouverture un instrument en forme de pincette (*agogete*), avec lequel il saisit et extrait la lentille opaque, ainsi que sa capsule. Quand Quadri fit insérer la description de son procédé dans la *Gazette de Salzbourg*, il comptait vingt-cinq opérations et vingt-un succès (1).

Dès-lors il a pratiqué un grand nombre d'opérations avec le même avantage, et le professeur Jüngken, dont tout le monde connaît l'admirable savoir et la probité scientifique, confirme les assertions du professeur de Naples.

J'ai tenté plusieurs fois cette opération sur le cadavre, un plus grand nombre de fois sur les lapins; mais je n'y ai eu recours qu'une seule fois sur le vivant. Du résultat de ces expériences et de ce que j'ai lu dans le mémoire de Quadri, il est facile de se convaincre que la scléroticotomie offre les inconvéniens suivans.

1° Après l'incision de la sclérotique l'œil peut se vider instantanément.

---

(1) *Journal de Græfe et de Walther*, t. I, p. 516.

2º Le cristallin fuit dans l'intérieur de l'œil et ne peut être extrait, et passe très souvent dans la chambre antérieure.

3º Il se manifeste souvent une hémorragie qui peut produire une cataracte grumeuse (*cataracta grumosa secundaria*).

4º La suppuration de la plaie emmène la fonte purulente de l'œil.

A. Ceux qui ont assisté aux opérations pratiquées par Quadri, ont vu l'œil se vider plusieurs fois dans le premier temps de l'opération, et le docteur Herbeer a été témoin de ce fait : cet accident doit être encore plus fréquent que dans la kératomie ordinaire, parce que dans ce cas la cornée étant divisée en forme de lambeau, elle donne lieu à une espèce d'opercule qui obture plus ou moins exactement l'ouverture qui a donné passage au cristallin. Nous avons indiqué ailleurs les moyens d'y remédier ; mais ils ne sont presque pas applicables à la scléroticotomie, parce qu'une pression, même très modérée, augmente la sortie de l'humeur vitrée, au lieu de la suspendre. Je crois que si la kératomie sclérotidienne est destinée à devenir une méthode usuelle, ce ne sera que lorsqu'on y procédera par une section supérieure, ainsi que dans la méthode de Wenzel et de Santarelli pour l'incision de la cornée.

B. En examinant la nature des efforts et des moyens employés pour extraire le cristallin par l'ouverture sclérotidienne, on ne tarde pas à se convaincre que la puissance qui cherche à le saisir n'ayant pas une action uniforme, il s'ébranle avant d'être saisi convenablement : cela est d'autant plus facile à comprendre que l'on doit embrasser avec les deux branches de la pince un corps dont les attaches ne sont pas suffisantes pour résister aux manœuvres faites par l'opérateur, pour placer l'instrument extracteur dans une position convenable, et saisir la lentille dans son diamètre antéro-postérieur.

C. Ou l'opérateur a dilaté la pupille avec de l'extrait de belladone, ou il ne l'a pas fait : dans le premier cas, le cristallin passera facilement dans la chambre antérieure, et il sera alors difficile de l'en extraire sans vider l'œil, ainsi que cela est arrivé plusieurs fois à Earl (1). Nous avons signalé ailleurs les dangers de son séjour dans cette partie de l'œil, et les moyens d'y remédier ; mais ceux-ci sont pour la plupart inapplicables dans la scléroticotomie jusqu'à ce que la blessure soit cicatrisée.

Si l'opérateur, pour obvier à cet accident, n'a point dilaté la pupille, la manœuvre pour saisir la

____

(1) Earl, ouvrage cité.

lentille devient non seulement plus difficile, parce que les moyens visuels de l'opérateur sont plus bornés, mais encore, parce qu'il accroche l'iris avec les branches de la pince, et qu'il le déchire quelquefois : enfin, pour peu que le cristallin bascule, et que la pupille se contracte, il est réduit à manœuvrer à tâtons. J'abandonne aux opérateurs les conséquences à tirer de ce fait.

D. De tous les accidens qui se manifestent à la suite de la scléroticotomie, le plus fréquent et le non moins grave, est sans contredit, l'hémorragie produite par la section d'un grand nombre de rameaux de l'artère ciliaire longue. Si la lésion d'un simple rameau peut, dans la scléroticonyxis, occasioner un épanchement sanguin capable, ou de faire suspendre l'opération, ou de donner lieu à une cataracte sanguine secondaire : qu'en adviendra-t-il quand l'hémorragie sera telle qu'elle pourra remplir entièrement les deux chambres et y déposer un caillot, que les forces absorbantes de l'œil ne pourront point détruire, et qui produira les accidens observés par le professeur Rossi (1), et qui, s'ils ne compromettent point l'état de l'œil, comprometront la vision, et nécessiteront une nouvelle opération.

(ç) Ouvrage cité.

E. Enfin la suppuration de la plaie, suite inévitable de la réunion par seconde intention, se répand dans l'œil et y détermine des accidens qui amènent très rapidement la fonte purulente de cet organe. J'ai vu cet accident survenir bien souvent après de légères blessures de la sclérotique.

Dans d'autres circonstances, il ne se forme qu'un simple hypopion, mais il ne s'absorbe que difficilement, et l'opéré reste bien long-temps à attendre les bénéfices de son opération.

D'après tout ce que nous venons de dire, la scléroticotomie doit encore être étudiée avec soin, et j'engage ceux qui sont dans des positions favorables à cette étude, à s'y livrer avec attention.

CHAPITRE XIII.

ACCIDENS DE LA KÉRATOMIE-RÉCLINAISON, DITE MÉTHODE ÉGYPTIENNE.

L'opération de la cataracte est encore pratiquée en Egypte et dans la plus grande partie de l'Orient par des hommes spéciaux, qui se sont, de père en fils, livrés à la profession d'opérateurs ambulans. La méthode qu'ils emploient de préférence, et à laquelle j'ai donné le nom de kératomie-réclinaison, s'exécute en faisant une ouverture à la partie inférieure de la cornée et en déprimant le cristallin avec une petite spatule d'or. Voici comment le procédé s'exécute. Je transcris les détails du *Manuel opératoire* tels qu'ils m'ont été transmis par mon ami le docteur Herbeer qui avait habité bien long-temps l'Orient. J'ai été heureux de rencontrer une description analogue dans les lettres écrites du Caire par le savant et spirituel secrétaire perpétuel de l'Académie de médecine.

Le malade est assis sur une chaise un peu haute. L'opérateur commence par lui appliquer plusieurs tours d'une bande en linge sur le front : puis il le coiffe avec une marmite en fer, du poids de plusieurs livres : par ce moyen la tête du malade est fortement portée en arrière, et le malade pour lutter contre ce renversement, raidit les muscles antérieurs du col, ce qui donne à la tête un degré de fixité assez grand pour que l'opérateur puisse se passer d'un aide : saisissant alors une lancette à grain d'orge, il fait, à la partie inférieure de la cornée, une ponction dans le même lieu que Daviel et à la même distance de l'union de la cornée à la sclérotique. Aussitôt que l'ouverture est faite, il présente sur le plat de l'instrument tranchant, une petite spatule en or très ductible, et l'introduit dans l'œil au moment où la lancette est retirée de la plaie. L'opérateur la dirige ensuite dans l'espace pupillaire vers la partie supérieure du cristallin, et pressant légèrement sur celui-ci, le plonge dans l'humeur vitrée.

Ce procédé est quelquefois modifié par quelques

opérateurs qui font l'incision à la sclérotique dans le lieu d'élection pour l'abaissement, proprement dit, et qui abattent ensuite le cristallin avec la spatule ou un stylet mousse, introduit comme dans le premier procédé. Cette demi-méthode est la même, à peu de choses près, que celle que les Indous mettent encore en pratique, ainsi qu'on peut le voir dans le mémoire publié par le docteur Scott(1), avec la seule différence que, lorsque le cristallin avait de la tendance à remonter, les oculistes indiens laissaient dans l'œil une petite aiguille à tête plate pour le maintenir en place.

Les faits avancés par M. le docteur Souty, de la marine royale, confirment l'authenticité des assertions de M. Scott, que plusieurs personnes n'hésitaient pas à taxer d'invraisemblance.

Mon ami le docteur Herbeer avait vu pratiquer le procédé que nous avons décrit plus haut, dans vingt cas et par trois opérateurs différens. Sur le nombre, il n'y eut que deux insuccès : l'un, dû à une hernie de l'iris, l'autre à une opacité de la cornée : rarement le cristallin remonte, parce que l'opérateur le tient en général très long-temps abaissé, avant de retirer sa petite spatule. Aussitôt que l'opération est faite, on réunit les paupières avec

---

(1) *The third nomber of the journal of science and the arts*, p. 68-69.

un petit gâteau de charpie, ou de filasse fine, imbibée de blanc d'œuf, battu avec de la poudre d'alun.

Burkard, qu'une fin prematurée à enlevé aux sciences, donna ensuite des détails circonstanciés au docteur Herbeer : son long séjour dans l'Orient, sa grande connaissance de la langue arabe et surtout ses fonctions religieuses l'avaient mis à même de les rendre trés intéressans.

D'après ces renseignemens, et ceux donnés par l'opérateur, les accidens les plus fréquens à la suite de son procédé, étaient la hernie de l'iris, la suppuration de la plaie, le décollement de l'iris à sa partie supérieure, produite par la pression de la tige de la spatule sur le bord libre de la prunelle : rarement on avait à redouter la réascension du corps opaque.

Ce procédé qui montre à l'évidence que l'incision de la cornée, pratiquée sur la fin du premier siècle, par Antyllus et par Haly, fils d'Abbaz (1), s'est transmise de main en main jusqu'à nous; ce procédé, dis-je, n'est applicable qu'à des cas spéciaux : par exemple, lorsque l'on aurait tenté l'extraction et que l'incision serait tellement petite qu'elle ne permettrait pas l'introduction des instrumens propres à la dilater : il faut y avoir recours, ainsi que je l'ai dit à la page 209, lorsque en prati-

____

(1) Prat. Lib. IX, c. 28. f. 1. Venet. editio 1492.

quant la pupille artificielle, le cristallin opaque ne peut être extrait par la plaie de la cornée.

MÉTHODE DE J. GENSOUL.

On peut concevoir maintenant, quoiqu'en dise M. Velpeau, que M. Gensoul ait tenté une méthode analogue, car son procédé ne diffère que fort peu de celui des oculistes arabes. De ce qu'il n'a pas réussi dans les mains de M. Roux, il n'en faut pas conclure que la méthode doit être rejetée. Voici du reste comment procède le chirurgien de Lyon.

« Le couteau et la curette dont on se sert dans l'extraction sont nécessaires pour cette opération. Le malade et le chirurgien sont situés comme pour l'abaissement ordinaire.

« L'œil sur lequel on opère est seulement découvert, un bandeau est appliqué sur l'autre; le chirurgien tient le couteau comme une plume à écrire, de la main qui correspond à l'œil qui va être opéré. Les deux derniers doigts de cette main prennent un point d'appui sur la tempe et la joue; une incision transversale, longue de deux lignes, est faite à la sclérotique, près de l'extrémité externe du diamètre transverse de la cornée; elle est commencée à une demi-ligne du point d'union avec deux membranes; la conjonctive oculaire, la sclérotique, la choroïde et la rétine, sont divisées dans ce premier temps de l'opération. La curette est ensuite

introduite dans l'œil, son grand diamètre étant
dans la direction de l'incision. Quand la cuiller
de la curette a pénétré dans l'œil, on tourne sa convexité en avant et on la porte dans la chambre
postérieure ; la cavité est ensuite appliquée sur la
partie supérieure de la circonférence du cristallin
qu'elle déprime de haut en bas et un peu d'avant
en arrière, de manière à le plonger dans la partie
antérieure et inférieure du corps vitré, comme
dans l'abaissement ordinaire (1). »

Le procédé de M. Gensoul, ainsi qu'on vient de
le voir, n'est qu'une légère modification d'un des
procédés égyptiens. Il a été heureux dans ses
mains, mais ces avantages ne sont pas assez réels
pour le préférer à l'abaissement, proprement dit.
Quant à ses inconvéniens, ils sont les mêmes que
pour les procédés que nous venons d'indiquer, et
l'on doit y remédier de la même manière.

MÉTHODE DE GIORGI.

Ainsi que nous l'avons dit plus haut, rien n'est
perdu pour un homme de génie, et un accident
sur les causes duquel on a médité, donne souvent
naissance à une méthode ou à un procédé destiné
à rendre de grands services.

_____

(1) *La Clinique*, tome I, n° 73.

Le professeur Giorgi, d'Imola, pratiquant une opération à Ficule, territoire de la légation de Pérouse, sur un individu cataracté depuis long-temps, s'aperçut qu'il avait traversé le cristallin de part en part, dans son diamètre transversal, avec son aiguille, et que tous ses efforts n'étaient point capables de la débarrasser ; ensorte qu'il ne pouvait exécuter la dépression. Enhardi sans doute par l'exemple de Beer et Earl, il tenta d'extraire le cristallin par la sclérotique ; saisissant alors un kératotôme de Wenzel, il confia l'aiguille à un aide, après l'avoir retirée jusqu'au point où elle était accrochée au cristallin ; puis, faisant à la sclérotique une incision transversale, il tira légèrement sur l'aiguille et amena le cristallin sans accidens. Il s'échappa par la plaie une grande quantité d'humeur aqueuse, quelque peu d'humeur vitrée, mais rien n'entrava la guérison, et le malade recouvra parfaitement la vue.

En réfléchissant à ce qu'il venait de faire, le professeur Giorgi pensa que, dans un grand nombre de cas, ce procédé serait applicable, surtout si on trouvait les moyens de le simplifier au point de n'avoir besoin que d'un seul instrument. Après avoir mûri cette idée, il fit construire un instrument dont voici la description : « Je fis faire, dit-il, une aiguille droite, à deux lames, coupant des deux côtés, unies de manière à représenter une seule lame ; l'une d'elles, immobile et plate, l'autre, mobile et convexe à l'extérieur ; toutes les deux dentelées à la face interne, comme une lime, et portées sur une tige métallique passablement grosse ; la lame immobile porte à sa partie inférieure une ouverture, ou fente, dans laquelle se loge le pied de la lame mobile, qui est plus courte que la lame immobile, de manière qu'elles restent dans un contact parfait.

« Pour séparer ces deux lames, lorsque l'instrument a pénétré dans la chambre postérieure, un petit ressort courbe, sur lequel pose un ressort droit fixé au manche, que l'index presse, pousse insensiblement le pied de la lame mobile, laquelle fait alors saillie en sens inverse ; un contre-ressort courbe, placé de l'autre côté de l'instrument, maintient le pied de la lame mobile, de manière à ce qu'elle ne puisse pas s'écarter au delà de ce qu'on désire, et régler ainsi l'ouverture formée par l'écartement des deux lames ; il suffit de cesser de presser avec l'index le ressort droit, pour que la lame mobile reprenne sa première position et s'applique exactement sur la lame immobile, comme l'indique la planche gravée, avec le détail nécessaire.

« Ainsi construite, mon aiguille droite me servit d'abord à faire quelques essais sur les yeux des cadavres et des animaux, en y produisant une cataracte artificielle, comme le prescrit Troja ; je l'employai ensuite sur le vivant, avec un succès que prouvent les observations suivantes, où sur dix cataractes et deux pupilles artificielles, la vue a été rendue à neuf individus (1). »

PROCÉDÉ OPÉRATOIRE.

Après avoir placé le malade dans un lieu convenablement éclairé, l'œil qui ne doit pas être opéré, recouvert avec une compresse retenue par une bande, l'opérateur s'assied devant lui, ayant la tête plus élevée que celle du patient, mais ne faisant pas ombre sur l'œil à opérer, les jambes du malade placées entre les siennes. Un aide, placé derrière le patient, maintient la tête ferme, avec une main posée sur le front et l'autre sous le menton.

En supposant qu'il s'agisse de l'œil gauche, l'opérateur soulève la paupière supérieure avec l'index gauche, et maintient l'inférieure avec le pouce, en appuyant légèrement sur le globe, ou bien il se sert de l'élévateur de Pellier, si l'œil est trop enfoncé, ou le malade trop craintif. Il fait ensuite tourner l'œil vers le nez, et prenant l'instrument des mains d'un aide, l'index posé sur le ressort droit, ensorte qu'il le tienne comme une plume à écrire, il l'introduit par la sclérotique, transversalement, à deux lignes au moins de la

____

(1) *Memoria sopra un unovo istrumento per operare le cateratte*, p. 10. Imola, 1822.

cornée ; lorsque la pointe a pénétré dans l'œil, il agrandit la plaie de la sclérotique avec le tranchant de la lame fixe , jusqu'à ce que l'incision soit suffisante pour permettre les mouvemens de l'instrument et l'extraction du cristallin. Après cela il dirige horisontalement l'aiguille dans la chambre antérieure , et porte la lame à plat sur la cataracte; puis il exécute sur elle quelques mouvemens accompagnés de pression, comme pour opérer l'abaissement. Si le cristallin n'a pas contracté d'adhérence avec l'iris , il s'abaisse facilement; alors l'opérateur fait exécuter à l'aiguille un quart de tour, et portant le tranchant de l'aiguille sur la cataracte, il presse le ressort de manière à détacher la lame mobile , et à produire entre elle et la lame fixe, une ouverture suffisante pour y comprendre le cristallin , derrière lequel se placera celle-là, tandis que la lame fixe viendra devant la lentille opaque, entre sa capsule et l'uvée ; cessant alors de presser le ressort, il saisit la cataracte avec la capsule cristalline , et l'entraîne au dehors par l'ouverture de la sclérotique.

Si la cataracte adhère à l'iris , l'opérateur l'en sépare avec le tranchant de l'aiguille, puis remonte l'instrument pour abaisser le cristallin et l'extraire, par le procédé qu'on vient de lire.

Comme il se pourrait, que par l'incision faite à la sclérotique avec le tranchant de la lame , il sortît une portion d'humeur vitrée avec l'humeur aqueuse , la grosseur de la tige qui porte la lame , empêchera cet effet, en remplissant presque totalement l'ouverture.

L'opération étant terminée, on ferme l'œil, et on y applique une compresse de toile souple, trempée dans l'eau commune, tandis qu'on recouvre l'autre œil d'une compresse sèche; l'une et l'autre sont maintenues par une petite bande qui ne porte que sur le front. Le malade, placé dans son lit, et dans une chambre obscure, pourra s'y tenir dans la position qui lui plaira, sans être obligé d'avoir la tête soulevée et immobile. Ordinairement, il n'est pas nécessaire d'employer d'autre topique, il suffit de renouveler, toutes les 24 heures, la compresse humide, jusqu'au cinquième jour. S'il ne se manifeste point d'inflammation, le malade quittera son lit au bout de huit ou dix jours, espace de temps suffisant pour la cautérisation de la sclérotique.

A cette époque, on couvrira l'œil d'un taffetas noir, et l'on permettra l'introduction d'une faible lumière dans la chambre, dont l'opéré ne sortira qu'au bout d'une vingtaine de jour après l'opération; alors on substituera un taffetas vert au noir, et le malade le portera quelque temps encore.

Voici maintenant quelques observations à l'appui du procédé du professeur Giorgi, d'Imola.

Obs. I. Au mois de juin 1817, je fus appelé, dit le docteur Giorgi, chez le noble marquis Guadagni, de Monteschi, en Toscane, âgé de 60 ans, d'une complexion robuste, et aveugle depuis cinq ans. Je reconnus que son infirmité tenait à une amaurose de l'œil droit, tandis que le gauche était affecté de cataracte avec immobilité de l'iris, ce qui me laissait craindre, ou complication amaurotique, ou une adhérence morbide considérable de l'iris avec le cristallin : mes présomptions étaient partagées par MM. les docteurs Vignini et Fusioli. Ainsi j'étais peu désireux de tenter cette opération: ce ne fut qu'après avoir été vivement ébranlé par les vives supplications du malade, que je me décidai à y recourir. L'opération fut faite avec facilité, malgré les nombreuses adhérences de l'iris avec le cristallin; elle ne fut suivie d'aucun accident : mais, ainsi que je l'avais prévu, le malade n'y vit point.

Obs. II. Je fus consulté au mois de juillet 1819, par un capucin, âgé de 50 ans, d'une bonne constitution et affecté de cécité produite par l'opacité du cristallin, qui datait de deux ans. L'œil était en bon état et le malade distinguait facilement le jour de la nuit. La cataracte de l'œil droit se trouvant plus avancée que l'autre, je commençai par celle-ci, l'opération fut parfaitement heureuse.

Un an après, l'œil gauche étant complètement cataracté, il fut opéré à son tour; mais le cristallin se trouvant très mou, il se brisait chaque fois que la pince cherchait à le saisir : je me décidai donc à le projeter dans la chambre antérieure, pour le livrer à l'action de l'humeur aqueuse dans laquelle il fut promptement détruit.

Je pourrais ici grossir le nombre des faits relatifs au procédé du professeur Giorgi, mais je renvoie pour cela au petit opuscule qu'il a publié à ce sujet. Ainsi qu'il l'avait prévu, son procédé peut servir indistinctement pour l'abaissement et pour l'extraction. Il offre les accidens réunis de la scléroticonyxis et de la kératomie-réclinaison. Ils doivent donc être combattus par le même traitement.

Les avantages de ce procédé ne sont point supérieurs aux autres méthodes, mais je crois que dans les cataractes capsulaires secondaires, il peut être avantageux pour extraire la capsule devenue opaque.

CHAPITRE XIV.

PROCÉDÉ MIXTE DE QUADRI.

Il nous reste maintenant à examiner le procédé mixte de Quadri, qui consiste à inciser la partie inférieure de la cornée en même temps que l'on introduit une aiguille par le point d'élection pour la scléroticonyxis. Ce procédé, déjà imaginé par Adams, fut abandonné par cet opérateur, en ce qu'il n'offrait pas de plus grands avantages que

l'extraction et qu'il pouvait en même temps donner lieu simultanément aux accidens produits par
la kératomie ordinaire, et ceux occasionés par
l'abaissement proprement dit : les énumérer serait tomber dans une répétition fatigante pour nos
lecteurs.

CHAPITRE XV.

ACCIDENS PROPRES A LA KÉRATONYXIS.

La kératonyxis a été mise en pratique il y a bien
long-temps, et la citation suivante sera plus que
suffisante pour réduire à leur juste valeur les prétentions de ceux qui en réclament l'invention :
*Mulier angla oculista vidente Mylor Rich, filio co-
mitis Warwich jam aperuit corneam supra pupillam
et humorum aqueum exhausit, sive effluere sivit, qui
turbidus et obscurior factus visionem imminuerat,
ita, ut æger quasi per velum se omnia confuse cernere
crederet* (1).

Mais il s'est écoulé un grand nombre d'années

---

(1) *Mayerne Turquet loco cit. Hecker's annalen.* D. Ges.
Band. III, IX. st.

avant que l'opération que nous venons d'indiquer, ait pris rang dans la science comme méthode d'opérer la cataracte. Accueillie avec engouement ; elle a eu le sort de la plupart des découvertes humaines, c'est d'avoir eu de nombreux détracteurs, après avoir été extraordinairement vantée. Ce n'est qu'aux efforts de Buchorn, Saunders, Farre, Langenbeck et Dupuytren, qu'elle a pu résister aux attaques violentes dirigées contre elle. De cette bouillante controverse, il résulte que les principales causes qui font échouer la kératonyxis, sont :

1° L'inflammation de la cornée et son ulcération, et l'évacuation de l'humeur aqueuse ;

2° L'inflammation et l'obscurcissement de la tunique de l'humeur aqueuse, et l'exsudation lymphatique anormale ;

3° L'iritis aigu et chronique ;

4° La réascension du cristallin ;

5° Enfin le staphylôme partiel de la cornée et l'albugo.

Quel que soit le point de la cornée attaqué par l'aiguille dans la kératonyxis, il est bien reconnu aujourd'hui qu'il peut survenir, à la suite de la ponc-

tion de cette membrane, une inflammation qui
peut quelquefois occasioner des accidens graves,
ou des désordres sur la cornée. Personne ne les
révoque en doute ; mais de bonne-foi on les a exa-
gérés. Quoi, une simple ponction, pratiquée avec
un instrument bien coupant, pourrait occasioner
plus d'accidens qu'une section de la cornée qui
comprendrait les 9/16e de sa circonférence !! Cependant nous voyons tous les jours des lésions
traumatiques de la cornée accidentellement produites, souvent avec perte de substances, et l'œil
n'être point perdu. Dans le siècle où nous vivons,
les attaques et les louanges sont facilement ré-
duites à leur juste valeur. Les hommes de bonne-
foi sont les premiers à revenir de leurs opinions
exagérées. Ainsi, Langenbeck, après avoir vanté
outre mesure la kératonyxis, a professé dans la
suite des idées plus en harmonie avec les faits observés. Je suis loin de me déclarer le partisan
de cette méthode, mais je crois qu'elle a fourni
de trop beaux résultats pour n'être pas étudiée avec
soin. En effet, Smaltz (1), Saunders (2), Jœger (3),
Langenbeck et Dupuytren (4), ont été excessivement heureux dans l'emploi de la kératonyxis.

---

(1) Velpeau, *Médecine opératoire*, page 716.

(2) Saunders, *A treatise in some principal points relating to
the diaseases of the eye.*

(3) *Disertatio de keratonyxidis usu.* Vienne, 1802.

(4) *Bibliothèque ophtalmologique de Guillié*, premier. fasc.

Comme méthode générale, l'opération de la kératonyxis, est limitée à la destruction de la cataracte congéniale, et ses plus chauds partisans,
Jœger et Langenbeck ne la mettent en usage que
dans des cas d'exception. Lorsque l'engouement
qu'elle avait excité a eu subi le contrôle du temps,
on n'a pas tardé à se convaincre qu'elle ne pouvait
pas être applicable à tous les cas, et que même elle
ne remplaçait pas l'abaissement proprement dit.

———

CHAPITRE XVI.

DE L'INFLAMMATION DE LA CORNÉE ET DE SES ANNEXES.

Les plaies de la cornée sont, en général, peu
dangeureuses, cependant Langenbeck, et avant lui
Schindeler, avait observé qu'après l'opération de
la kératonyxis, cette partie s'enflammait, devenait
trouble, et souvent conservait pour toujours une
teinte grisâtre qui rendait l'opération presque infructueuse. Après avoir vu faire plusieurs opérations de kératonyxis, Schindeler demeura convaincu que la fréquence de cette inflammation
était due aux causes suivantes, qui rendaient la
blessure de la cornée bien plus grave que dans un
cas fortuit.

Ainsi 1º quand la cornée a été traversée, l'humeur aqueuse s'échappe toujours, la chambre antérieure se trouve alors diminuée, et l'iris est refoulé par le cristallin contre la cornée, où sa présence n'est pas sans danger pour l'opérateur quand il retire l'aiguille, ce qui nécessite souvent une manœuvre qui n'est pas sans inconvénient pour l'iris et la cornée.

2º Quand l'opérateur divise le cristallin et cherche à faire passer les morceaux dans la chambre antérieure, la plaie de la cornée est tiraillée en tous sens, et en rammenant les fragmens à travers la pupille on les fait heurter avec force la tunique de l'humeur aqueuse.

3º Si au contraire on pratique le renversement, la solution de continuité de la cornée sert inévitablement d'hypomoclion à l'aiguille, et les efforts toujours répétés que l'on est obligé de faire pour abattre le cristallin n'en tourmentent que plus le point d'appui de l'aiguille. Je suis convaincu que dans le plus grand nombre des cas l'inflammation de la cornée n'est que sympathique de celle de l'iris et celle de la tunique de l'humeur aqueuse. En effet, quand on a étudié avec soin la marche des symptômes, si surtout l'on a vu la maladie à son début, on restera convaincu que l'obscurcissement de la cornée a surtout son siége dans sa partie concave. Et en comparant ces phénomènes à ceux décrits par Wardrop, pour l'inflammation spéciale de la tunique de l'humeur aqueuse, on restera convaincu de ce que je dis, ce que nous examinerons ci-après.

Quant à l'évacuation de l'humeur aqueuse, Saunders y avait rémédié par l'usage d'une aiguille épaisse, cylindrique, qui avait la facilité d'obturer en entier la plaie de la cornée, et de s'opposer à la sortie de l'humeur.

Ce n'est pas tout : rien n'est plus fréquent que de voir la cataracte fixée à la pointe de l'aiguille, suivre obstinément tous les mouvemens, et n'en pouvoir être détachée qu'au moment où l'on retire l'instrument. Cet accident est surtout fort commun lorsque l'on se sert d'une aiguille à pointe recourbée. Il résulte de ce contre-temps que la cataracte peut être ramenée dans la chambre antérieure, y être maintenue par un iridio-spasme et y déterminer les accidens que nous avons décrits pour la scléroticonyxis. Si elle reste à cheval sur l'iris, elle y produira des phénomènes morbides graves : enfin, son arrêt dans la chambre postérieure fera perdre en partie les bénéfices de l'opération. Alors une seconde opération deviendra indispensable.

Dans quelques cas, la plaie faite par l'aiguille, s'enflamme, suppure et on voit tout à coup surgir une petite hernie de l'iris, connue sous le nom de myocéphalon, qu'il est important de suivre de près , sans quoi la vue serait compromise d'une manière plus ou moins grave : on en peut juger par le fait suivant.

Un jeune homme, âgé de 17 ans, portait à l'œil gauche une cataracte accidentelle, et dont il était bien aise d'être débarrassé, en courrant le moins de chances possible. On pensa que la kératonyxis pourrait remplir ce but, d'autant plus facilement que les signes rationnels et physiques fesaient espérer que la cataracte était molle. L'opération fut pratiquée par mon ami le docteur Mortier, chirurgien-major désigné de l'Hôtel-Dieu de Lyon, et qu'une mort prématurée a enlevé à la science. Présent à l'opération, il me fut facile de voir que toutes les prévisions avaient été mises en défaut; car la cataracte, non seulement était dure, mais encore accompagnée d'une opacité de la partie postérieure de la cristalloïde. Il fut donc indispensable de multiplier les manœuvres, de doubler les efforts pour déprimer la lentille que l'on n'avait pu rompre, et pour broyer la capsule qui aurait été un nouvel obstacle à la vision. Quoique le malade eut souffert fort peu pendant l'opération, il se manifesta une violente inflammation de l'œil, accompagnée de douleurs lancinantes et de battemens très vifs dans le globe de l'œil : des saignées générales, abondantes, des ventouses scarifiées, appliquées aux tempes et à la nuque, ne furent point suffisantes pour empêcher l'obscurcissement complet de la cornée, une suppuration des bords de la plaie, la sortie de l'humeur aqueuse et une petite hernie de l'iris. Je conseillai alors à mon ami Mortier, d'exciser l'iris et de pratiquer une cautérisation sur la solution de continuité : on y procéda après avoir mis le malade à l'usage intérieur et extérieur de la belladone. Le myocéphalon fut détruit, mais il resta une cicatrice opaque à la cornée qui rendit l'opération presque infructueuese.

L'inflammation de la tunique de l'humeur aqueuse a été pendant long-temps révoquée en doute ; mais grâce aux recherches de Wardrop, elle est aujourd'hui admise par tous les ophtalmologistes. Cette maladie est toujours d'une nature fort grave, soit parce qu'elle détermine un obscurcissement de la cornée à sa partie interne, soit encore parce qu'elle est presque toujours suivie d'exsudations lymphatiques ou purulentes, de productions membraneuses et d'iritis consécutif.

Trois ou quatre jours après et même moins, après que la cornée a été blessée, il se manifeste dans l'œil un sentiment de plénitude, de tension qui accroît avec une grande rapidité. Cet état est accompagné d'une sensation de poids et de resserrement fort incommode, aux tempes et sur le front. Ces douleurs cessent brusquement, puis reviennent tout à coup, et le malade fait des soubresauts dès leur retour, comme si on lui enfonçait des ai-

guilles dans l'œil ou les pourtours de l'orbite. Dans
la plupart des cas, il ne se manifeste aucun signe
d'inflammation de la conjonctive ou de la sclérotique ; mais on aperçoit dans l'intérieur de la chambre antérieure de l'œil, un léger obscursissement,
accompagné de reflets chatoyans, produit par la
transparence extérieure de la cornée. Peu à peu
l'humeur aqueuse perd de sa transparence et paraît
avoir une teinte opaline. Il devient alors assez difficile de s'assurer de l'état de l'iris, qui paraît
comme entouré d'une nuage floconneux. Les douleurs intenses qui accompagnent cet état patho-
logique revêtent quelquefois une forme périodique assez semblable aux accès des névralgies que
nous avons décrites dans la première partie de cet
ouvrage. Pour peu qu'elles soient intenses et rebelles, elles provoquent presque toujours des
symptômes d'affections gastriques.

Ce n'est en général que lorsque la maladie commence à prendre un peu d'intensité que la phobtophobie prend un caractère prononcé : dans le commencement la réaction inflammatoire se transmet
à la glande lacrymale qui sécrète alors une grande
quantité de larmes chaudes et âcres. Si la maladie
persiste, la cornée s'entoure d'un cercle de vaisseaux qui n'arrive qu'à cette époque de la maladie, symptôme caractéristique différenciel de
l'inflammation syphilitique dans laquelle le lacis
des vaisseaux apparaît en même temps que les si-

gnes généraux et constitutionnels de l'affection spécifique. Cette maladie ne peut durer long-temps sans se propager à l'iris, alors apparaissent tous les symptômes propres à cette affection, telle que la déformation de la pupille, la décoloration de la membrane, les exsudations lymphatiques, symptômes admirablement décrits par Schindler dans sa *Dissertation* (1).

L'inflammation de l'humeur aqueuse est en général plus à redouter que celle qui affecte simplement l'iris, il est donc fort important de l'attaquer d'une manière très active. C'est ici le cas de recourir aux saignées générales aux pieds et à la jugulaire. Je ne saurais assez recommander de ne pas recourir à la section d'un rameau de l'artère temporale, parce que le bandage en nœud d'emballeur, que l'on est forcé de placer pour arrêter le sang, comprime la tête, entrave la circulation, et augmente presque toujours les douleurs. Après les déplétions générales on passe aux locales, à l'application des ventouses scarifiées à la nuque et aux tempes : puis l'on recourt aux applications froides d'eau distillée de laurier-cerise, lorsque l'œil peut supporter le froid : dans le cas contraire, on emploie l'eau distillée de cette substance, chauffée au bain-marie. Il est des cas où toutes les applications humides sont intolérables, on les remplace alors

______

(1) Schindler, op. cit.

par des compresses fines, chaudes ; on élève la température de la chambre. Souvent on se trouve très bien de l'application de petits sachets contenant des fleurs d'arnica et des feuilles de jusquiame.

Il faut administrer intérieurement l'eau distillée de laurier-cerise, la teinture de digitale pourprée : si l'estomac est fatigué on donne cette dernière en lavement ; enfin, on insiste sur le traitement indiqué pour l'iritis phlegmoneux.

Tous ces moyens sont loin souvent d'arrêter les progrès du mal, et de la rapide augmentation de l'humeur aqueuse qui fait éclater la cornée. Pour remédier à cette funeste terminaison, il faut se hâter de recourir à l'évacuation de l'humeur aqueuse ; en suivant les préceptes que j'ai donnés dans la *Gazette médicale* (1), pour que cette opération se fasse sans danger, et puisse être renouvelée sélon l'occurence, car l'humeur aqueuse se régénère très facilement.

______

(1) *Gazette médicale* citée.

CHAPITRE XVII.

RÉASCENSION DU CRISTALLIN.

Ce que nous avons dit de la rareté de la réascension du cristallin, pour l'abaissement proprement dit, ne s'applique pas du tout à la kératonyxis. C'est par la fréquence de cet accident dont elle est suivie, qu'elle mérite surtout la défaveur dans laquelle elle est tombée.

Par ce procédé, les moyens d'immersion sont tout différens quand on veut précipiter un cristallin dur dans l'humeur vitrée. En effet, au moment où l'on présente l'aiguille sur la face supérieure du cristallin pour le récliner, rien n'est plus fréquent que de le voir tourner sur lui-même et échapper à plusieurs reprises à l'action de l'instrument.

Dans ces diverses tentatives, la cornée est très fatiguée, et c'est pour remédier à cet accident que Langenbeck (1) recommande d'appuyer l'aiguille sur le doigt qui est le plus voisin de celui qui abaisse la paupière. Par ce moyen l'hypomochlion se trouvant plutôt sur le doigt que sur la plaie, les accidens sont moindres. Aussitôt que l'on est parvenu à ensevelir le cristallin dans les cellules hyaloïdiennes il faut l'y maintenir un instant, puis ra-

---

(1) Voyez son journal, tome III, p. 418.

mener lentement l'aiguille dans le centre de la pupille, et alors en lui fesant décrire des cônes en divers sens, non seulement l'on détruit les cellules de l'humeur vitrée, pour empêcher la réascension du cristallin comme dans la scléroticonyxis, mais encore on brise la membrane cristalloïde, et l'on évite par là la cataracte capsulaire secondaire. S'il est impossible de l'abaisser, il faut chercher à le briser et à le faire passer au moins en partie dans la chambre antérieure.

Dans la kératonyxis, la discision étant moins facile, les fragmens du cristallin sont plus gros et plus difficiles, par conséquent, à être absorbés. On dit que le docteur Werneck (1) recommande d'évacuer alors l'humeur aqueuse, et qu'à la suite de cette opération il se manifeste dans l'organe un surcroît d'activité qui fait accélérer la dissolution des fragmens du cristallin. Je ne puis nullement me prononcer sur le mérite de cette méthode que je n'ai jamais vu employer.

---

(1) Werneck, *In Journal de Langenbeck*. Weller, ouv. cité, tom. I, p. 336.

CHAPITRE XVIII.

DU STAPHYLÔME PARTIEL DE LA CORNÉE ET DE L'ALBUGO.

De même qu'à la suite de la scléroticonyxis il se manifeste, dans le lieu blessé par l'aiguille, une petite tumeur de la sclérotique : de même après la kératonyxis on voit surgir peu à peu une tumeur de la cornée, qui ne tarde pas à être un staphylôme. Cette maladie peut quelquefois prendre un accroissement assez considérable, qui fatigue la vision et entrave le mouvement des paupières.

Il faut donc, en temps utile, s'occuper de cette hypercératose, et opposer le traitement que nous avons déjà indiqué pour celle qui succède à la cataracte par extraction.

Pour ce qui est de l'albugo, nous croyons avoir suffisamment indiqué son traitement à l'article *Cicatrice vicieuse de la cornée.*

Me voici arrivé à la fin d'un travail que j'ai dû restreindre en raison du changement de forme qu'il a subi; parce qu'un grand nombre de détails locaux qui étaient d'un plus haut intérêt pour le professeur Scarpa, et par la réponse qu'il y aurait fait, cessent d'avoir une aussi grande importance depuis sa mort. J'ai émis mes opinions avec franchise, et je crois avoir fait tous mes efforts pour arriver au but que je m'étais proposé.

On me demandera peut-être pourquoi je ne me suis point occupé du procédé d'Adams qui consiste à couper le cristallin en tranches pour en faciliter l'absorption, ou bien pour qu'elle raison, je me suis dispensé de parler de la méthode de Bowen. La réponse est facile : le procédé d'Adams a été jugé par le professeur Scarpa et par tous ceux qui l'ont examiné après lui ; il n'offre aucun avantage sur la scléroticonyxis : l'instrument trachant dont se servait Adams n'était autre chose que l'aiguille de Saunders, ainsi que l'on peut s'en assurer en consultant son ouvrage (1).

Quant au procédé de Bowen, si quelque chose pouvait compromettre l'avenir de l'opération de la cataracte par abaissement, ce serait sans doute la méthode du charlatan écossais. En effet, pour peu que le cristallin soit mou, l'opérateur n'a plus de prises sur lui et perd par là les avantages du broiement. Dès lors, il devient impossible de projeter les fragmens dans la chambre antérieure, et son immersion dans le corps vitré n'est facile que lorsque l'humeur aqueuse reste lympide. Si celle-ci devient trouble, l'opération ne peut plus être continuée avec sûreté et il est très probable que l'iris sera blessé.

---

(1) F.-C. Saunders, ouvr. cité.

Si j'avais voulu faire un traité de l'opération de la cataracte, il est une foule de détails dans lesquels j'aurais dû descendre; mais je n'ai dû considérer que les causes des revers dans les résultats de l'opération. Ma tâche arrive à sa fin. Il me reste à entrer dans quelques considérations sur la cataracte congéniale, ce sera le sujet du petit travail qui va suivre. Je terminerai par les règles générales à suivre dans les diverses opérations, et dans l'application des lunettes à cataracte.

TROISIÈME PARTIE.

CHAPITRE PREMIER.

CONSIDÉRATIONS PRATIQUES SUR L'OPÉRATION DE LA CATARACTE CONGÉNIALE ET SES CAUSES D'INSUCCÈS.

Grâce aux recherches de Saunders, (1) les praticiens sont fixés sur la nécessité d'opérer de bonne heure la cataracte congéniale qui, jusqu'à lui, n'avait été considérée que comme une variété de la cataracte. C'est pour cette raison que l'on remettait toujours l'opération, jusqu'à ce que l'enfant

---

(1) Nous n'attribuons à Saunders que l'honneur d'avoir établi en règle générale, la nécessité d'opérer les enfans en bas âge ; car le professeur Scarpa, dans la première édition de son *Traité des maladies des yeux*, imprimé en 1801, indiquait la méthode à suivre pour la pratiquer, et Saunders ne publia son livre qu'en 1806.

fut parvenu à l'âge de raison. L'opérateur anglais, en consacrant à l'opacité de naissance de la lentille cristalline, un traitement spécial, a donc rendu un grand service à la science. Car l'opération faite à une époque très reculée de la naissance, réussit en général beaucoup moins bien que dans les premiers mois de la vie, de six mois à deux ans, la cause de cette différence entre les résultats aux deux époques, réside presque toujours dans le travail qui s'est opéré dans le cristallin ; travail qui a singulièrement modifié les conditions physiques et pathologiques du corps opaque. En effet, dans une cataracte congéniale, aussitôt que le cristallin est devenu opaque il se ramollit presque toujours en totalité : puis il s'absorbe graduellement. Les lames de la capsule se réunissent entre elles et finissent par ne plus former qu'une seule et unique cloison opaque, blanche, nuancée et très adhérente aux procès ciliaires. L'on voit donc, que de lenticulaire qu'elle était, la cataracte est devenue capsulaire. Tout ce qui a pu être absorbé, l'a été, mais la capsule dans son intégrité, par la solidité de ses adhérences, est à l'abri des effets de l'absorption. Je me suis convaincu, par de nombreuses dissections, de la vérité des faits avancés par Saunders. Il n'y a pas deux ans que j'ai eu à disséquer un œil cataracté de naissance chez un enfant de huit ans qui avait succombé à la scarlatine, et je conçois que Saunders ait pu dire qu'à cette époque de la vie tout travail d'absorption était terminé et que la capsule renforcée par son union antero-postérieure, ne pourrait être *ni extraite ni abaissée.*

Il est une espèce de cataracte qui, par sa nature et sa manière d'être, diffère de ce que nous venons de dire, c'est la cataracte congéniale centrale : dans cette espèce de cataracte, tout le cristallin est diaphane, excepté au centre où il existe un ramollissement plus ou moins prononcé, mais qui, dans tous les cas, est un obstacle à la vision : dans ce cas le cristallin conserve sa forme et sans densité pendant plusieurs années. Si on l'attaque avec l'aiguille sans le déplacer, en moins de deux jours il devient complètement opaque, et alors commence pour lui comme pour les autres cataractes congéniales, le travail d'absorption. D'après tout ce que venons de dire, l'on conçoit qu'il y ait dans quelques circonstances des cristallins non encore entièrement absorbés et flottans dans un liquide latigineux, ainsi que l'avaient observé Saunders et Marc-Antoine Petit.

Quand on réfléchit à l'importance des fonctions oculaires, à leurs résultats sur l'économie, à leur influence sur le moral, on ne saurait trop s'appliquer à rendre facile et sûre l'opération qui rend la moitié de l'existence à un aveugle né : ce qui pourrait justifier en partie la devise du fameux Taylor, *qui lucem dat, vitam dat.*

On se rappelle les transports d'admiration qui

accueillirent Cheselden pratiquant l'opération de la pupille artificielle et rendant la vue à un aveugle né. Saunders a donc autant de droits à nos éloges que son illustre compatriote et confrère ; car au moment où une mort prématurée l'enlevait à la science, il avait déjà fait soixante opérations de cataracte congéniale, et avait obtenu cinquante-deux succès complets (1).

Dès lors cette opération a été faite un grand nombre de fois par ses successeurs, dans l'infirmerie qu'il avait fondée, au point qu'en l'an 1829 on en comptait cent vingt-trois, qui avaient été pratiquées dès le 25 mars 1805, jusqu'au 31 décembre 1829 (1). Quoique M. Lusardi ait compromis son beau talent par une vie nomade et aventureuse, je suis convaincu, par des renseignemens authentiques, qu'il a dit la vérité en affirmant qu'il avait opéré cent cinquante-huit aveugles nés, des deux sexes. J'ai été moi-même assez heureux pour en pratiquer plusieurs, et M. Forlenza a rendu la vue à un bon nombre : mais ce dernier n'opérait que dans un âge de raison très prononcé. Tandis que Saunders opérait dans les premières années de la vie, et ses succès étaient bien supérieurs à ceux des autres opérateurs ; car nous avons vu ci-dessus la

---

(1) Saunders, *On the diaseas of the eye*. London, 1806.
(2) *Twenty-fifth annual report on the London, ophtalmic infirmary*. 1830, page 5.

proportion des succès et M.Lusardi, sur 138 opérations, eut les admirables résultats suivans, 103 succès complets, 14 demis-succès et 13 non succès. Le hasard m'a fait rencontrer en France plusieurs succès indiqués par lui à Lyon, à Bourg, à Mâcon, et je me suis convaincu que la vision s'exerçait parfaitement.

Le général don José Castellar, dont j'ai eu l'honneur de guérir la fille, et les docteurs Velasques et Roja, que j'ai connus pendant leur émigration en France, m'ont affirmé avoir vu, à Barcelone, à Madrid, des enfans opérés avec succès par M. Lusardi : ils avaient surtout remarqués les neuf enfans guéris dans l'hôpital de Vittoria. Cependant les résultats de M. Lusardi sont encore bien éloignés de ceux de M. Saunders, en les établissant dans la proportion suivante: 52 succès sur 60 opérations.

Il faut attribuer cette différence à la diversité des procédés opératoires employés par les deux oculistes.

La troisième partie de ce mémoire à pour but principal de fixer les opérateurs :

1° Sur l'âge où il est plus utile d'opérer les aveugles cataractés de naissance.

2° Sur le procédé le plus convenable, et qui fournit les meilleurs résultats.

3° Enfin sur la position la plus favorable à leur donner, pour pratiquer l'opération.

Saunders s'est chargé de répondre avant moi, à la première cathégorie des trois questions qui précèdent, car il posa en règle générale, que l'opération devait être pratiquée à deux ans, terme intermédiaire ; mais que l'on pouvait aussi la faire à six semaines.

J'adopte entièrement l'opinion de Saunders, excepté pour les premiers mois de la vie, car il faut que l'enfant ait au moins seize mois, ou deux ans. En analysant l'ouvrage de Lawrence (1), sur les maladies des yeux, j'ai donné les raisons pour lesquelles, je considerais l'opération comme dangereuse, dans les premiers six mois : je les résume ici en peu de mots. La cornée n'est point encore assez convexe à sa partie externe et son tissu est encore trop mou : la chambre antérieure de l'œil n'existe presque pas, soit par la trop grande convexité naturelle de l'iris, soit parce que le cristallin hydatiforme le projecte en avant : enfin, parce que dans les premiers six mois l'iris n'a presque pas de mobilité, et qu'il devient assez difficile d'avoir une cicatrisation convenable.

Il faut opérer les enfans de bonne heure, parce

____

(1) Lawrence, *Traité des maladies des yeux*, analysé par Carron du Villards, *Gazette médicale* de 1831.

que leur cristallin n'est encore qu'une bourse
muqueuse qui ne contient qu'une sérosité blanchâtre et parce qu'il est plus facile de les contenir.
Écoutons Saunders (1) s'exprimant en ces termes :
« Les enfans naissent quelquefois frappés de cécité,
« et les oculistes n'ont point osé les opérer de
« bonne heure en raison de la délicatesse de leurs
« yeux et de leur indocilité. En attendant beau-
« coup plus tard, on n'en retire pas les bons effets
« que l'on aurait obtenus en s'y décidant plutôt :
« en attendant que l'âge et la raison puissent venir
« à leur aide, la vigueur et la beauté de l'œil se per-
« dent : la vision comme l'intelligence ont besoin
« d'être exercées, et la rétine, privée de l'excitation
« de la lumière, se paralyse insensiblement : l'iris
« qui est le dispensateur du degré de lumière con-
« venable, tombe dans la torpeur ; le mécanisme
« optique qui produit le rapprochement ou l'éloi-
« gnement s'abolit faute d'exercice, enfin les mou-
« vemens volontaires et sympathiques s'anéantis-
« sent. »

En effet, quand on voit un jeune cataracté dans
les premiers mois de la vie, on ne trouve point
en lui le besoin d'étudier les objets ambians si
intéressans et si attrayans pour l'enfant qui commence à voir : sans expression, sa figure ne décèle

----

(1) Saunders, ouvrage cité.

point des sensations qui lui sont inconnues, son œil est fixé par nouveauté, mais à mesure qu'il prend de l'âge, la lumière étant plus facilement perçue par le côté, il projette ses regards en tous sens pour en recevoir d'avantage. De là, les mouvemens rotatoires si pénibles à voir, dont sont affectés tous les cataractés de naissance qui voient un peu. L'absence de cette rotation est pour moi un mauvais signe qui me fait refuser de pratiquer l'opération, car dans ce cas elle est presque toujours sans succès, le malade étant compliqué d'amaurose : il faut excepter les cataractes opalines.

Ce que je viens de dire touchant les phénomènes de la rotation est si vrai, qu'aussitôt que la vue est rendue d'un seul côté, la rotation disparaît de ce côté là : observation que personne, je crois, n'avait faite avant moi.

A l'âge de deux ans, les parties de l'œil ont une conformation plus convenable, et l'on n'a point à redouter pour l'iris et la cornée les accidens que j'ai signalés plus haut.

Tout ce que nous venons de dire n'a rapport qu'aux effets physiques ; maintenant, si nous abordons les conséquences morales de la cessation de la cécité dans un âge tendre, on ne pourra plus mettre en balance l'opinion de ceux qui veulent attendre l'âge de raison. Si l'histoire nous a conservé le nom de quelques aveugles qui ont acquis par eux-mêmes de grandes connaissances, et qui se sont illustrés par leur savoir, ces remarquables exceptions ne peuvent balancer les fâcheuses et déplorables conséquences de l'aveuglement congénial. Touché de la pitié qu'inspire à tout homme sensible la malheureuse situation des aveugles, un grand nombre de philantropes ont cherché tous les moyens d'améliorer leur sort, et un travail remarquable, sorti de la spirituelle plume de M. Guillié (1), atteste la puissance des efforts faits pour rendre leur avenir moins pénible et leur présent plus agréable. Mais toutes ces vastes conceptions du génie, tous ces immenses résultats de la patience et de l'observation, que sont-ils en comparaison de la bienfaisante opération qui rend la lumière à un aveugle-né? Que de sensations diverses n'éprouve-t-il pas? Je me rappellerai long-temps les éloquentes et touchantes paroles, dictées par la reconnaissance à un cataracté de naissance, âgé de 28 ans, et opéré par le père Capucin de Gênes (2), qui exerce dans cette ville, avec beaucoup de distinction, la profession de Fra de Saint-Yves.

Si, comme le dit M. Guillié (3), c'est la privation de la vue qui dénature et fausse les idées des aveugles; si c'est la perte de ce sens qui les plonge dans l'ignorance et le malheur, ne doit-on pas

---

(1) Guillié, *Essais sur l'instruction des aveugles.*
(2) Fratre Pascale, *Della catteratta.* Genova, 1826.
(3) Guillié, ouvrage cité, page 68.

s'occuper, le plus tôt possible, de les placer dans des conditions favorables à jouir des avantages et des bienfaits de l'éducation.

Il est bien peu d'enfans de 7 à 8 ans qui sachent assez se maîtriser pour ne pas reculer devant l'idée de la douleur, qu'ils attachent toujours à l'opération, surtout quand ils ne sont pas assez avancés pour en concevoir tous les bienfaits.

De seize mois à deux ans, au contraire, ils ignorent ce qu'on va leur faire ; et, en prenant d'avance les précautions que nous indiquerons plus tard, rien n'est plus facile que de mettre tout chirurgien à même de pratiquer cette opération.

Les causes qui font échouer l'opération de la cataracte congéniale, sont en général les mêmes que pour les autres méthodes ; mais elles se rattachent surtout à l'emploi inopportun de tel ou tel procédé. C'est ici le lieu d'examiner celui qui est le plus convenable et qui réunit les plus grandes chances de succès.

Cet examen comprendra l'extraction simple et modifiée, l'abaissement proprement dit, et la kératonyxis.

Quand on réfléchit à la conformation de l'œil de l'enfant, à la petite quantité de l'humeur aqueuse renfermée dans les chambres, quantité d'autant plus faible que l'enfant est moins âgé ; quand on réfléchit, dis-je, à l'étroitesse de la pupille, à la convexité antérieure de l'iris, ce qui le rapproche de la cornée, on se convaincra de tous les dangers

de l'extraction, pratiquée sur de très jeunes enfans : d'ailleurs, chez eux, le cristallin n'est-il pas
toujours fluide ? Il sera donc bien difficile de faire
la section de la cornée sans intéresser l'iris ; et si
même l'on parvient à exécuter le premier temps de
l'opération, il restera le second et le troisième,
qui ne sont pas sans danger. Est-on bien sûr d'extraire le cristallin et surtout sa capsule ? Quand
elle est adhérente, il faut, à plusieurs reprises,
porter les pinces dans l'œil pour l'extraire par
lambeaux, et, pendant cette manœuvre, on est
presque sûr de vider l'œil.

Quand l'opération est terminée, on n'a pas encore évité tous les dangers : les enfans pleurent,
crient ; car pour eux la douleur parle avant tout,
et la raison n'est d'aucun poids pour empêcher les
malheureux effets du blépharospasme. Il est impossible de faire un pansement convenable ; car,
si on leur met le corset de force, ils se démènent
comme des forcenés, et l'œil se vide : si on laisse
leurs mains libres, il les portent continuellement
aux yeux, ce qui est contraire à la réussite de l'o-
pération : quelquefois, malgré les précautions les
mieux prises, ils arrachent tout l'appareil.

Je crois donc, que l'opération par extraction est
inapplicable aux enfans cataractés, avant l'âge de
sept à huit ans, encore à cette époque, est-elle sujette à de nombreux revers : les muscles de l'œil
se contractent avec force, comme chez le cheval,
et l'humeur vitrée est projettée avec autant de force,

qu'elle s'échappe à plusieurs pieds de distance. Dans un cas semblable, le professeur Volpi eut sa cravate et son gilet couvert par le corps vitré, au moment même où la section était terminée. Il n'y a pas long-temps, que M. Andral père, a été témoin d'un accident de cette nature, arrivé sur la fille d'un général espagnol, qu'opérait un habile chirurgien.

Quand on veut pratiquer l'extraction de la cataracte sur un enfant aveugle-né, il faut autant que possible faire la section par la partie supérieure : voici comment procède M. Alexandre.

Cet opérateur dont nous avons plusieurs fois eu occasion de louer la dextérité, opère seul et sans aide : il place le malade sur une chaise à bras, et l'œil sain étant bandé, M. Alexandre s'asseoit derrière le malade, sur un petit tabouret, écarte les paupières et fait, à la partie supérieure de la cornée, une incision avec un couteau très effilé ; mais il ne la termine point, et aussitôt que la ponction est terminée des deux côtés, il retire l'instrument; aussitôt que l'humeur aqueuse a été évacuée, il introduit un petit couteau mousse, et termine l'incision du pont ou de la bride. Pour ouvrir la capsule, il emploie une aiguille dont la pointe fait un angle droit avec le corps de l'instrument; à l'un de ses bras sont liées deux aiguilles : l'une en or, est destinée aux cataractes molles, l'autre en acier sert pour les dures. M. Alexandre préfère toujours et dans tous les cas, d'attaquer les cataractes, quel-

que soit leur consistance, par la cornée, de préférence à la sclérotique (1).

Quand on réfléchit aux divers temps de l'opération de M. Alexandre, il est facile de se convaincre, que l'incision de la cornée en deux fois a pour
but de s'opposer à la sortie brusque et intempes-
tive des humeurs de l'œil, qui se vide si souvent
dans l'opération de la cataracte par extraction,
surtout quand on opère sur des enfans : en effet,
par le blépharospasme, les humeurs sont tellement pressées qu'elles s'échappent par jet. C'est
toujours la première impression de l'instrument
qui est la plus désagréable : quand on passe au second temps de l'opération, l'œil est plutôt atteint
d'un tremblement nerveux, que de blépharospasme.

Tout en accordant à M. Alexandre la justice qu'il
mérite, je suis loin d'être aussi convaincu que le
rédacteur de la *Lancette anglaise*, de la supériorité
de ce procédé, qui d'ailleurs ne lui appartient pas.
Car il faut être équitable avant tout, et M. de Wenzel a proposé et décrit ce procédé avec assez de
détails dans son ouvrage sur la cataracte.

Pour mon compte, je crois, en me fondant sur
ce que j'ai vu, que la méthode par extraction est
peu convenable chez les enfans aveugles de nais-

______

(1) *The Lancet*, 25 July 1826.

sance, et la preuve de ce que j'avance, c'est que les plus grands partisans de l'extraction la remplacent dans ce cas par la kératonyxis, ou par l'abaissement proprement dit. On me permettra donc de révoquer en doute les succès obtenus par M. Dumont, de Rouen, par l'application de l'instrument de son oncle, qu'il a légèrement modifié.

Je crois avoir démontré, par le raisonnement et l'expériences des plus grands opérateurs, les dangers d'un instrument mécanique appliqué à l'opération de la cataracte par extraction sur l'homme adulte. Je demande maintenant qu'elles ne seront point les chances défavorables qui se rencontreront quand on mettra ce procédé en usage pour des enfans en bas âge, indociles, cataractés de naissance et atteints de mouvemens rotatoires de l'œil. Le simple bon sens suffit pour calculer les résultats fâcheux de cette méthode : résultats que la fluidité de la cataracte et le blépharospasme rendront de plus en plus graves.

L'abaissement ne peut offrir de grands succès chez les enfans cataractés de naissance, lorsqu'il est pratiqué dans les premières années de la vie :

1° Parce que l'œil est très mobile, et que malgré le petit onglet ajouté par Grœfe à la tige de l'aiguille, celle-ci peut occasioner quelque dégat dans l'œil.

2o Parce que aussitôt que la capsule est touchée,
l'humeur aqueuse s'obscurcit complètement, et
alors, il devient bien difficile de broyer et de détacher la capsule : ce qui nécessite souvent plusieurs opérations consécutives, ainsi que cela ar-
riva à la jeune fille, dont l'observation est rapportée dans ce mémoire, page 214.

Enfin, parce que ce procédé est difficilement
applicable aux enfans malgré l'usage du contentif.

M. Lusardi se déclare cependant le champion
de cette méthode pour la cataracte congéniale.
Voici comment il l'exécute.

« Un aide s'assied sur une table, dont l'un des
« angles doit saillir entre ses jambes qu'il croise
« sur celles de l'enfant placé au devant de lui et
« assis sur l'angle de la table qui déborde. Sup-
« posons que l'on doive opérer l'œil gauche : l'aide
« placera la main gauche sur le menton, et l'autre
« sur le front pour l'appuyer contre sa poitrine,
« sans gêner l'opérateur. D'autres aides tiendront
« les cuisses, et les mains : ces dernières ayant été
« préalablement fixées par une serviette pliée en
« cravate, ceindra le corps de l'enfant et de l'o-
« pérateur, les deux extrémités de ce lien seront
« tenues par une quatrième personne. A l'aide de
« ce moyen l'on maîtrise continuellement les
« mouvemens de l'enfant et l'on peut opérer avec
« sécurité. »

M. Lusardi pense que cet appareil est préférable à tous les autres, même au maillot, recommandé par notre illustre maître Scarpa, qui a, suivant M. Lusardi, l'inconvénient d'être long à appliquer, de faire pleurer l'enfant, et d'éloigner l'époque de l'opération.

Je conçois la nature des inconvéniens reprochés par M. Lusardi, quand il s'agit d'un opérateur ambulant qui n'a que peu de temps à séjourner dans un pays, et qui veut, ou doit opérer tout de suite: mais celui qui a du temps devant lui, se trouvera très bien du maillot en suivant les précautions que nous indiquerons plus tard.

Voici ensuite comment procède M. Lusardi :

« On met le malade dans une position oblique,
« relativement à la lumière, et on couvre l'œil
« droit d'un bandeau. L'oculiste est placé vis-à-vis
« du malade, debout et un peu de côté pour ne
« point intercepter la lumière : il écarte la pau-
« pière supérieure et l'inférieure, en se servant de
« mon contentif (1), son anneau étant placé sur la
« première pour la pousser en haut entre le globe
« et l'orbite, il appuie sur l'inférieure avec le *mé-*
« *dius* et *l'index* de la main droite, pour la placer

---

(1) Voyez planche I, n° 29.

« sous la partie inférieure de l'anneau qui la fixe.
« L'aiguille est tenue jusqu'alors entre les dents :
« l'opérateur la saisit alors comme une plume à
« écrire et la plonge hardiment dans la scléroti-
« que, à deux ou trois lignes environ de l'inser-
« tion de la cornée transparente, un peu au des-
« sous du diamètre transversal de la pupille. La
« convexité de l'aiguille doit être tournée du côté
« de l'opérateur ; le manche de l'instrument doit
« regarder la tempe, et la main a pour point d'ap-
« pui le petit doigt que l'on fait reposer sur la
« paumette. L'opérateur fait divers mouvemens
« pour que la courbure pénètre avec aisance les
« membranes ; il pousse l'instrument en avant en-
« tre le dos de l'iris et la partie antérieure de la
« capsule, jusqu'à ce qu'on l'aperçoive au tra-
« vers de la pupille close ; avec le crochet qu'il
« porte à la partie supérieure, il pique la capsule
« qu'il détache, s'il est possible, dans toute la
« circonférence, et il l'enfonce dans le corps vitré,
« du côté de l'angle externe, s'il a eu le bonheur
« de la détacher en entier ; dans le cas contraire,
« il en déchire le plus qu'il peut ; les débris sont
« poussés au travers de la pupille dans la chambre
« antérieure, sans pourtant trop fatiguer l'œil.
« Lorsqu'on éprouve de la difficulté, on laisse ce
« soin à la nature, à l'humeur aqueuse, dont le
« courant ne manque jamais sous 24, ou 48 heures
« au plus tard, de pousser tous les lambeaux dans
« la chambre antérieure. On retire alors l'aiguille

« en lui faisant parcourir la même route que celle
« par laquelle elle a été introduite. J'observerai
« de faire attention de ne pas porter trop brus-
« quement en bas la capsule dans le corps vitré,
« de crainte qu'en passant sur la rétine, qui est
« pulpeuse et très molle, on ne la déchire ou dé-
« colle de la choroïde, accident qui occasionerait
« un inflammation violente, dont les suites ont
« toujours une issue funeste. Outre mon conten-
« tif, je me sers, principalement pour cette opé-
« ration, d'une aiguille à cataracte plus courte
« que celle que l'on emploie ordinairement, tran-
« chante dans sa concavité, comme une serpette,
« ce qui me donne la facilité de briser ladite cap-
« sule, ou bien si je veux la détacher, je la tourne,
« et me sers du dos. Deux points sur le manche
« indiquent la convexité de l'aiguille ; il serait
« même à propos de lui substituer une ligne de
« couleur différente, qui régnerait dans toute la
« longueur du manche ; mais ce qui faciliterait en-
« core d'avantage cette opération, c'est un instru-
« ment que je viens d'imaginer pour pratiquer la
« pupille artificielle, et que je me propose de faire
« bientôt connaître (1).

Je n'ai pas été long-temps sans me convaincre

---

(1) Lusardi, *Traité de la Cataracte congéniale.*

que la position dans laquelle M. Lusardi place son
malade, n'est pas sans inconvéniens, parce que
les mouvemens du petit malade se transmettent
très facilement à l'aide qui se trouve alors dans
une position assez défavorable pour conserver de la
fermeté, et en même temps l'équilibre convenable.
Il est des enfans qui sont très difficiles à maintenir,
et il n'y a pas long-temps que je fus obligé d'avoir
recours à cinq aides pour un enfant de trois
ans.

Voici maintenant la position dans laquelle je les
place, et qui me parait pouvoir obvier à tous les
inconvéniens de celle de M. Lusardi, il faut avoir
une planche un peu plus longue que l'enfant à
opérer, une table solide, des bandes roulées, fortes, et quelques vis à bois. Je place l'enfant sur la
planche légèrement matelassée, et je fixe celle-ci
sur la table par sa partie inférieure, tandis que la
supérieure va appuyer sur un tabouret, dans un
degré d'inclinaison formant avec l'horizon qua-
rante-huit degrés. Dans cette position l'enfant est
tout à fait à la portée de l'opérateur, soit qu'il
veuille opérer à droite, ou à gauche; l'opéré ne peut
reculer, et si l'on place sous sa tête un coussinet à
rondelle matelassée, il ne pourra point la porter à
droite ou à gauche, pour peu que l'aide surtout
appuie sa main sur le front.

J'ai retrouvé dans cette méthode, les avantages
réunis de la position verticale contre le mur, ré-
commandée par Barth, la sûreté du fauteuil de

Benjamin Bell, enfin la commodité et la sûreté que peut fournir dans quelques circonstances, l'usage de la position horizontale sur la table adoptée par Saunders.

Mais si l'on ne veut pas avoir des déboires, malgré toutes les précautions prises d'avance, il faut accoutumer le petit malade à se laisser lier et fixer sur la planche, et l'on n'arrive à ce résultat qu'en s'y prenant long-temps d'avance. En même temps par l'appat de petites friandises, ou au moyen de caresses faites en temps utile, on l'habitue à mettre son œil en contact avec le spéculum de Lusardi: c'est pour quelques enfans un jouet qu'il finissent par demander.

L'instrument contentif de Lusardi est sans danger, et on peut à volonté soustraire l'œil à son action : je pense cependant qu'il n'est applicable, que dans les cas de kératonyxis, ou scléroticonyxis : car pour l'extraction, quelque étroite que fut l'incision, l'œil se viderait à l'instant, ainsi que cela est arrivé plusieurs fois au docteur Gibson.

Je crois que dans la plupart des cataractes congéniales, il n'y a que la kératonyxis pratiquée à la méthode de Saunders qui puisse être applicable à la première enfance : c'est par ce procédé que j'opère les enfans, et lorsque j'ai affaire à des adultes, je pratique l'abaissement proprement dit, dans le plus grand nombre de cas.

C'est après avoir essayé ces divers moyens que

Saunders fixa son opinion sur l'opération par la ponction de la cornée : voici comment il procédait : il faisait placer, quelques heures avant l'opération, de l'extrait de belladone dans le pourtour de l'orbite : l'expérience lui ayant enseigné à préférer cette onction, à l'instillation de la solution de cette substance dans l'œil ; puis, il faisait placer et maintenir par des aides forts et intelligens, le petit aveugle sur une table solide, parallèle à la fenêtre, dont l'œil qu'on doit opérer est plus éloigné : alors le chirurgien assis sur une chaise élevée derrière le malade, d'une main saisissait l'élévateur de Pellier, et fixait la paupière supérieure, tandis qu'un aide abaissait l'inférieure : de l'autre main tenant l'aiguille à deux tranchans, il l'enfonçait dans la cornée, à sa partie externe et inférieure, en ayant soin de faire glisser l'aiguille parallèlement à l'iris, et de plat, de manière à ne pas intéresser cette cloison mobile. Au moment de pratiquer cette ponction, il appuyait légèrement l'élévateur de Pellier sur le globe de l'œil, pour surmonter un peu l'excessive mobilité de l'organe : mais cette pression, quoique légère, était suspendue aussitôt que l'aiguille avait pénétré.

Saunders avait cru que bon nombre des accidens survenus après l'opération étaient dus à l'épanchement de la matière laiteuse, ou à la dislocation du cristallin lorsqu'il était opaque ; c'est pour cette raison qu'il crut devoir modifier son procédé, selon que son diagnostic lui fesait présumer qu'il rencontrerait telle ou telle espèce de cataracte. Ainsi, quand il pensait avoir un cristallin opaque et un peu résistant, il recommandait à l'opérateur de bien se garder de plonger l'aiguille hardiment à travers le cristallin, ou d'exécuter quelques mouvemens d'abaissement, pas plus que de soulever la capsule avec la pointe de l'instrument, pareille manœuvre *luxerait* le cristallin, le ferait descendre dans la chambre antérieure, ou bien le laisserait appuyant sur l'iris, qu'il pourrait non seulement déformer, mais encore sur lequel il déterminerait les accidens dont nous avons parlé dans la première partie de ce travail.

Saunders recommande de se borner à de légers mouvemens latéraux qu'il exécutait avec la pointe et le tranchant de l'aiguille, sur la surface et le centre de la capsule, dans un espace qui ne dépasse point l'ouverture de la pupille : le but de cette manœuvre est de détruire irrévocablement la membrane dans cette partie, ce qui n'aurait point lieu si on brusquait les mouvemens. Quand ce temps de l'opération est achevé, on pousse peu à peu l'aiguille sur la substance même du cristallin, que l'on attaque ensuite avec précaution pour ouvrir son tissu, jusqu'à ce que l'on soit sûr d'avoir perforé tout son diamètre antéro-postérieur. Si, pendant cette manœuvre, l'on incline la main en haut ou en bas, l'humeur aqueuse peut s'échapper et le cristallin se porter en avant, ce qui peut faire contracter l'iris et rendre la manœuvre difficile.

C'était dans le but de s'opposer constamment à l'issue de l'humeur aqueuse que Saunders avait fait construire une aiguille légèrement cônique dans sa tige, et qui remplissait exactement la plaie.

Aussitôt que le cristallin est foré au centre, on retire l'aiguille, l'opération est achevé et l'on recouvre légèrement l'œil; on doit recourir immédiatement aux onctions de belladone pour prévenir par la dilatation de l'iris, son adhérence avec les lambeaux de la capsule.

Le cristallin foré et dénudé, se trouvant continuellement en contact avec l'humeur aqueuse, celle-ci l'altère et le dissout peu à peu, et on finit par obtenir dans le centre d'une lentille opaque une seconde pupille bien noire qui donne passage aux rayons lumineux, et la vision se rétablit. Nous avons dit plus haut que Heister et Bertrandi avaient recommandé cette perforation du cristallin, dans le cas où il devenait impossible de l'abaisser.

Dans un mémoire lu à la Société royale d'Emulation, sciences et arts du département de l'Ain, j'ai prouvé, par une série de faits, que cette opération réussissait très bien chez les chevaux, et qu'elle était même la seule qui pût donner des succès dans le traitement de l'obscurcissement du cristallin chez les solipèdes (1).

____

(1) *Compte rendu des travaux de la Société pour* 1829.

Une seule opération réussit quelquefois, et la nature a souvent en quelques semaines opéré l'absorption complète du cristallin, au point qu'il ne reste plus que les deux feuillets de la capsule qui finissent par adhérer l'un à l'autre.

Si l'absorption se fait attendre trop long-temps, il faut recommencer l'opération, une ou plusieurs fois, en mettant au moins quinze jours d'intervalle entre chaque séance.

Je crois que Saunders a fait erreur en pensant que les cataractes congéniales dures étaient plus fréquentes qu'on ne le croit en général : les travaux de Scarpa, de Gibson, de Lusardi, de Lawrence, de Middlemore, et mes propres observations prouvent le contraire. Souvent on vous présente pour des cataractes congéniales, des opacités du cristallin, consécutives à la naissance, qui ont un degré de consistance plus grand que celles qui sont de naissance. J'ai déjà dit dans l'introduction de ce travail que je partageais entièrement la conviction de mon illustre maître, sur la rareté des cataractes parfaitement solides avant la trente-cinquième année. L'opération de Saunders ne peut donc s'appliquer qu'à des cataractes à consistance peu prononcée ; car pour perforer des cataractes dures, lenticulaires, la force à employer pour y parvenir serait dans le plus grand nombre des cas, plus que suffisante pour rompre la capsule et ses adhérences aux procès ciliaires, avant que le trou fut convenablement pratiqué au centre du cristallin; dans ce cas l'on échouerait complètement.

Saunders s'est aussi tout à fait exagéré les résultats de l'épanchement de l'humeur laiteuse dans l'œil. Les phénomènes inflammatoires qui avaient suivi l'opération de la cataracte fluide, étaient autant dus à l'irritation de l'iris, ou de la membrane de l'humeur aqueuse, qu'à la formation d'un hypopion accidentel, qui se résorbe avec facilité : le danger le plus réel, c'est l'opacité instantanée de l'humeur aqueuse qui ne permet pas à l'opérateur de suivre les mouvemens de son aiguille.

Saunders pensait qu'aussitôt que l'on s'apercevait de l'épanchement du liquide, il fallait se borner à de légers mouvemens imprimés à l'instrument et le retirer aussitôt : ce commencement d'opération convertissant toujours la cataracte fluide en une *cataracte capsulaire*, cette dernière est ensuite, quelques semaines après, attaquée dans son centre, comme dans la cataracte dure, et par ce moyen l'on obtenait une nouvelle pupille dans un rideau opaque.

On verra plus tard que la plupart des craintes de Saunders n'étaient qu'illusoires, et que rien n'est plus facile que d'y remédier ou de les prévenir.

CHAPITRE II.

CAPSULE OPAQUE AVEC UN CRISTALLIN FLUIDE.

Saunders employait le même procédé que pour les cas ci-dessus, seulement il disait que l'on pouvait donner de plus grands mouvemens latéraux à l'aiguille, pour faire une ouverture permanente; car, la détacher de la grande circonférence, serait selon lui une faute qui exposerait à obstruer la pupille et nécessiterait une opération, qui, elle même, serait peu heureuse ; car d'un côté la capsule racornie ne s'absorbe jamais, et de l'autre , la capsule détachée en partie n'offre plus assez de prise pour être convenablement saisie.

Quant à moi , je procède justement comme le défend Saunders , sans avoir à me repentir de ce qu'il appelle une imprudence.

Ainsi, quand la cataracte existe sur un enfant ayant moins de quatre ans , je le place dans la position à plan incliné que j'ai indiquée plus haut : je cherche à obtenir le plus grand degré de dilatation de la pupille, et je plonge mon aiguille dans la cornée à deux lignes de son insertion à la sclérotique, une demi-ligne plus haut ou plus bas que dans son diamètre transversal. Cet instrument n'est que l'aiguille droite de Saunders, mais réduite à la plus grande finesse possible. Aussitôt que je suis

parvenu au centre du cristallin, je l'incise crucialement et laisse l'instrument en place, immobile;
car l'humeur aqueuse est aussitôt envahie et
troublée par l'épanchement du fluide laiteux contenu dans la bourse cristalline : la chambre antérieure en est tellement remplie, que l'on croirait
voir un opacité complète de la cornée transparente. A peine une minute s'est-elle écoulée que la
matière se précipite comme dans un hypopion sé-
reux ; alors retirant légèrement l'aiguille, je la
porte entre l'iris et la grande circonférence du cristallin. La capsule se détache facilement et alors
elle se roule sur elle-même et rien n'est plus facile
que de l'immerger profondément dans le corps
vitré ; si elle remonte, on la jette dans la chambre
antérieure, où elle s'absorbe peu à peu. Ici Saunders à raison, l'absorption est lente ; mais elle a
lieu cependant.

J'ai employé ce procédé plusieurs fois avec succès, entre autre dans les cas suivant :

Obs. Madame Bebert, couturière, demeurant
rue Saint-Denis, à côté du passage du Grand-Cerf,
vint me consulter pour un enfant de sa nourrice,
qui demeurait dans les environs de Rambouillet,
et qui était aveugle de naissance. Je la priai de le
faire venir à Paris, et je ne tardai pas à me convaincre qu'il était atteint de cataracte congéniale. Cet
enfant, âgé de trois ans, blond, lymphatique, ne
marchait point seul, il parlait à peine et avait une

intelligence très peu développée. Ses yeux, assez grands, bruns, étaient continuellement en mouvemens de rotation qui augmentait quand on le privait de la lumière éclatante qu'il aimait beaucoup. Son plus grand amusement était de placer ses mains entre le grand jour et ses yeux, et de faire des mouvemens de haut en bas, qui lui interceptaient et rendaient alternativement la lumière.

L'iris très mobile n'adhérait en aucune manière au cristallin et à ses annexes : plusieurs dilatations graduées avec l'extrait de belladone confirmèrent ce diagnostic. L'opération fut pratiquée dans les premiers jours de juillet 1833, en présence de M. le docteur Mamelet, chirurgien, aide-major au 3e régiment de ligne, et de MM. Branzeau, Pauly, Jules Boumingas, étudians en médecine : le procédé décrit ci-dessus fut exécuté avec facilité, et la capsule fut immergée dans l'humeur aqueuse. J'avais emmailloté l'enfant selon la manière indiquée par Lusardi, et il nous fut très difficile de maintenir le petit malade, car il se débattait et rugissait comme un petit lion, avant même qu'il eût été touché. Cependant quatre aides vigoureux, intelligens, paraissaient devoir être plus que suffisant pour comprimer ses mouvemens, et ce ne fut pas sans peine que l'opération fut terminée, selon le procédé que j'ai indiqué.

Il ne se manifesta aucun accident et l'œil était parfaitement net vingt jours après l'opération.

On me permettra d'entrer dans quelques détails

sur les soins généraux qui furent donnés à ce malade, car j'avais ici à lutter contre une organisation cérébrale excessivement vicieuse, et je ne pouvais rien obtenir de cet enfant, qui pût me faire connaître s'il voyait, oui ou non. Il était donc indispensable de le traiter par des moyens analogues à ceux que l'on met en usage pour dresser les animaux, la faim et la soif.

Il ne se manifesta aucun accident après l'opération, et six jours s'étaient à peine écoulés que l'enfant était sur pieds, marchant dans une chambre obscure en se tenant aux chaises. Quand il apercevait un rayon de lumière, il se bouchait les yeux et se mettait à crier. Il était donc certain pour moi qu'il la percevait mieux qu'avant l'opération, peu à peu il la chercha, et plaçant entre la faible lueur qu'on lui permettait, et son œil, une de ses mains, il faisait des mouvemens de haut et de bas, qu'il répétait ensuite devant l'œil non opéré, pour établir sans doute la différence qui existait entre les deux yeux. Mais il m'était impossible de fixer sa vue ou son attention sur quoique ce fût ; je résolus donc de placer à l'extrémité de fils suspendus au plafond de la chambre qu'il habitait, des fruits, du sucre, des gâteaux, et autre chose qu'il aimait, après les lui avoir fait toucher et flairer. Le succès couronna mon entreprise, et le petit gourmand était continuellement à la recherche des friandises. Rien de plus drôle que ses hésitations, ses calculs pour reconnaître les distances, sa colère quand ses mesures étaient mal prises. Je me suis dès-lors convaincu que la vision s'exerçait, qu'il ne fallait que du temps pour la rectifier et la fortifier : en effet, l'enfant voit maintenant parfaitement et distinctement.

Dans l'observation du petit malade qui précède, il ne reste plus aucune trace de capsule, elle a été entièrement résorbée : elle-ci ne peut jamais contracter de nouvelles adhérences si elle a été complétement détachée : si elle était difficilement dissoute par l'humeur aqueuse, il faudrait alors procéder à son extraction, comme le faisaient Ware et Gibson, de Manchester (1). Rien n'est alors plus facile, car avec un des plus petits couteaux à pupille artificielle de Jœger, on ferait une petite incision à travers laquelle on introduirait le coréoncion de Grœfe, et on extrairait la capsule.

Étonné de la différence qu'il avait trouvée dans la pratique des opérations de cataractes congéniales, Saunders en rechercha avec empressement la cause, et crut la trouver dans l'épaisseur de l'aiguille qu'il employait pour percer la cornée et qui, par sa conformation, était destinée à retenir l'humeur aqueuse. En effet, il ne tarda pas à se convaincre que la sortie de cette humeur avait bien moins d'inconvéniens qu'on ne le pensait généralement, et que l'aiguille destinée à la retenir en place fai-

____

(1) Ware, ouvrage cité, page 360.

sait payer cher cet avantage, en produisant des kératites et des iritis très intenses. Il fit donc diminuer de beaucoup son aiguille, et dès-lors les accidens furent moindres.

Saunders tenta aussi la perforation du cristallin à travers la sclérotique. Il recommande alors d'introduire l'aiguille à une ligne au moins de son union avec la cornée, pour éviter de toucher l'iris, et de le détacher du ligament ciliaire, accident du reste peu dangereux, si on retire de suite l'instrument, mais renonçait à ce procédé pour les enfans. Aussitôt les tuniques percées, il faut diriger la pointe de l'aiguille vers le bord mince du cristallin, introduire son plat entre la capsule et la lentille, puis arriver au centre de la capsule et l'ouvrir avec toutes les précautions mentionnées pour le premier mode opératoire, en faisant de petits mouvemens pour ne pas luxer le cristallin. Dans les opérations subséquentes, on achève l'ouverture de la capsule sans projeter dans la chambre antérieure les portions de cristallin, car l'absorption se fait mieux en place.

Il arrive souvent que les premières tentatives pour opérer la cataracte congéniale non seulement échouent, mais encore provoquent une inflammation adhésive entre la face postérieure de l'iris et la capsule; il devient alors impossible d'extraire les deux feuillets de la capsule sans courir la chance de détacher l'iris dans sa grande circonférence. C'est alors le cas de faire une légère incision à la cornée; puis, au moyen des ciseaux de Gibson ou de Maunoir, pratiquer dans le centre du rideau opaque qui correspond à la pupille, une petite fenêtre. Les fragmens sont abandonnés à l'absorption, ou extraits avec la pincette ou le crochet de Gibson, que j'ai toujours remplacé avec un immense avantage par le coréoncion de Grœfe.

Il existe souvent entre le cristallin et l'iris une petite tumeur hydatique qui n'a aucune adhérence avec le premier et dont l'existence est souvent indépendante du dernier. Cette petite tumeur anormale ne gène en rien la manœuvre de l'opération et souvent persiste après elle, sans pour cela mettre un obstacle à la vision. Cette complication est si rare que je crois devoir communiquer celle qu'a rencontrée en Angleterre, mon illustre maître et ami, le professeur Maunoir.

« Anne Baker de Compton, âgée de 13 ans, avait eu, dans sa plus tendre enfance, une ophtalmie violente, qui s'était terminée par la fonte absolue de l'œil droit et une cataracte sur le gauche; elle n'avait pas le souvenir d'avoir jamais vu; on pouvait donc la consdiérer comme aveugle de naissance. Cet œil gauche était très beau, l'iris d'une grande activité dans ses mouvemens de dilatation et de contraction, le cristallin d'un beau blanc laiteux, mais ayant, à peu près sur son centre, un peu à gauche, une petite tumeur du volume d'une grosse tête d'épingle, qui faisait saillie dans la chambre antérieure, et paraissait adhérente à la capsule par un très mince pédicule.

« Je l'opérai au commencement de février, et je crois devoir donner le détail de mon procédé. Après avoir déterminé la plus grande dilatation de la pupille, au moyen de quelques grains d'extrait de belladone, dissous dans une demi-cuiller à café d'eau distillée, dans laquelle dissolution l'œil fut baigné quelques heures avant l'opération, je fis placer cette jeune fille sur une chaise ; un aide debout derrière elle, tenait sa tête appuyée sur sa poitrine ; de ma main gauche je fixai les paupières et l'œil avec le spéculum orbiculaire ; puis pénétrant avec l'aiguille de Saunders, plate et tranchante des deux côtés, dans la cornée transparente, à une ligne de la sclérotique, et à l'extrémité externe ou temporale de son diamètre transversal, j'en conduisis la pointe vers la partie supérieure du cristallin, et la portant de haut en bas, je fendis la capsule dans cette direction ; puis plongeant mon instrument dans le corps même de la lentille opaque, je la coupai comme je pus, et en amenai dans la chambre antérieure trois ou quatre fragmens qui en constituaient peut-être le tiers. La petite tumeur blanche, dont j'ai fait mention, ne parut pas avoir changé de place ; toutes mes tentatives pour la séparer de ses adhérences avec la capsule, furent inutiles ; dès qu'elle était touchée par le tranchant de l'aiguille, elle fuyait dans la chambre postérieure, où elle ne trouvait pas de point d'appui ; et dès que je l'abandonnais , elle revenait à sa place (1).

« Le résultat de cette opération , qui fut facile à cause de l'extrême et rare docilité d'Anne Baker, laissa au milieu du cristallin brisé , une petite pupille d'un beau noir : l'œil n'était point fatigué et à peine douloureux. Anne distingua tous les objets qu'on lui présenta, ne soupçonnant pas du tout ce qu'ils étaient ; elle portait les mains en avant pour les saisir, et se trompait sur les distances : elle exprima de l'étonnement et de la joie. Je fermai ses yeux , les couvris d'une compresse trempée dans de l'eau tiède , qui fut fixée par une bande roulée : elle fut soumise à une diète sévère , et à un repos parfait ; le bandage fut levé le troisième jour ; l'œil était à peine légèrement rose , et nullement douloureux. Les fragmens amenés dans la chambre

____

(1) « J'ai donné des détails sur la manière dont j'ai fait cette opération , parce que dès-lors , j'en ai vu pratiquer une à Paris , par un professeur très distingué par ses lumières et son adresse , qui , dans l'opération faite d'après ce procédé, a percé la cornée transparente à l'extrémité de son diamètre vertical. Cette manière d'attaquer le cristallin , n'empêche pas d'en couper la capsule , et de la briser facilement ; mais elle rend presque impossible les mouvemens de la pointe de l'instrument en avant, pour amener les fragmens brisés dans la chambre antérieure. Et en effet, dans cette opération, le cristallin tout entier resta dans la chambre postérieure ; or c'est un fait confirmé par une expérience répétée, qu'il se dissout beaucoup moins vite dans sa capsule, quoique déchirée , que quand il en est extrait. »

antérieure, étaient floconneux et un peu gonflés ; la pupille était moins grande, mais assez pour que la vue existât encore. Appelé à une excursion loin de Farnham, j'y laissai Anne Baker dans cet état satisfaisant, et ce ne fut guère qu'un mois après que je la revis. Pendant ce court intervalle de temps, elle avait *appris à voir*, et elle reconnaissait les objets usuels à la première vue, jusqu'au point de nommer une épingle que je lui montrais entre deux doigts. Cependant la pupille n'était pas très augmentée, et était entourée d'une assez grande quantité de la matière du cristallin, non dissous ; tous les fragmens qui avaient été amenés dans la chambre antérieure avaient disparu. Quelques jours après cette inspection, je répétai l'opération comme elle avait été faite la première fois, et j'amenai de nouveaux fragmens de cristallin dans la chambre antérieure. Les suites de ce second brisement de la lentille opaque furent tout à fait semblables à celles de la première opération ; tous les fragmens opaques déplacés disparurent dans moins de vingt jours ; il en resta très peu dans le champ de la pupille ; et en quittant Farnham quelque temps après, je laissai ma jeune aveugle rendue à la lumière, et en état de travailler à la campagne et au foyer domestique, mais conservant sa petite tumeur blanche, qui n'avait changé ni de place ni de volume (1). »

---

(1) « Je fus tenté un moment de faire une petite incision à

Il arrive souvent que des cataractés de naissance ne sont point affectés de mouvement rotatoire dans les yeux, ce sont les individus dont la cataracte est opaline et qui conservent un certain degré de vision, quand ils sont assez avancés en âge pour raisonner de leurs sensations; il est facile de se convaincre qu'ils reconnaissent les couleurs très éclatantes et les corps brillans : ces individus offrent en général les plus grandes chances de succès : voici un cas de ce genre. (*Voir les notes.*)

Obs. J'assistais dans les premiers jours de juillet 1824, à une opération de cataracte faite par M. Maunoir, sur un jeune enfant de cinq ans; la cataracte était laiteuse; les pupilles bien mobiles; les yeux n'étaient point sujets à ces mouvemens rotatoires si pénibles à voir dans les aveugles-nés; le petit malade apercevait assez bien les différentes couleurs. Dans la matinée l'on avait instillé dans les deux yeux quelques gouttes de belladone qui produisirent une dilatation très marquée des pupilles; contre son habitude M. Maunoir opéra les deux yeux par le même procédé que Anne Baker; il commença

la cornée, pour saisir et extraire cette petite concrétion avec des pinces; mais obligé de revenir à Genève, je n'osai m'exposer à laisser les soins d'une opération délicate dans des mains peu accoutumées à ce genre de traitement. Je dois dire encore que le cristallin d'Anne Baker avait une consistance molle, que je comparerais volontiers à celle du beurre de printems. »

par le droit, et malgré les horribles cris et les tré-
pignemens du petit malade avec succès : quand on
passa à l'œil gauche, il se montra aussi docile qu'il
avait été récalcitrant dans la première opération. Le
résultat fut très heureux pour toutes deux, et l'enfant recouvra complètement la vue.

J'ai dû rapporter les deux faits ci-dessus avec
détails, parce que tous deux se rattachaient à des
cas exceptionnels qu'il est important de signaler à
l'attention des praticiens. J'avais encore une autre
raison d'un intérêt bien autrement supérieur :
c'est que Maunoir à qui l'opération de la cataracte
par extraction doit de si utiles perfectionnemens,
opération si heureuse dans ses mains, n'a jamais
songé à employer ce procédé pour la cataracte congéniale. Cependant, il ne se cache point de sa préférence pour l'extraction comme méthode générale :
mais M. Maunoir tient compte des faits observés
par ses confrères et par lui-même ; et ayant eu sous
les yeux les succès obtenus par Saunders, il a
adopté sa méthode, sans que M. Alexandre, par
son habileté, qu'il se plaît à proclamer, ait pu
ébranler ses convictions.

La science gagnerait beaucoup aux communica-
tions des succès et des insuccès, arrivés dans la
pratique des grands chirurgiens, malheureusement, il n'en est pas ains ; il y a déjà long-temps
que le Nestor de la chirurgie italienne avait écrit
les remarquables sentences suivantes.

« *La maggior parte dei chirurgi non pubblica*

*che le storie di guarigioni felici e tira un velo sopra
le infelici, dalle quale però, si potrebbe trarre dei
lumi per l'avanzamento dell'arte* (1).

Espérons donc que cette déclaration de l'homme
le plus consciencieux de son époque engagera les
chirurgiens à faire connaître leurs insuccès en
même temps qu'ils rapporteront leurs cas de
réussite.

---

(1) La plupart des chirurgiens ne publient que les observations de guérison, et tirent un voile épais sur leurs revers, comme si ceux-ci ne pouvaient pas souvent fournir à la science d'utiles enseignemens. Scarpa, *Sull' anevrisma, riflessioni ed osservazioni anatomico-chirurgiche*, § 16, p. 77.

CHAPITRE III.

SOINS CONSÉCUTIFS A L'OPÉRATION.

J'ai déjà dit plus haut combien il était difficile, voire même impossible de placer un appareil sur les yeux des enfans opérés de la cataracte ; car les efforts qu'ils font pour s'en débarrasser sont souvent plus dangereux, plus contraires au succès de l'opération que l'absence de tout appareil. Il faut donc se borner à pratiquer des frictions de belladone dans le pourtour de l'orbite, pour maintenir la pupille dilatée, et à placer les yeux opérés dans une obscurité convenable. Il faut les tenir dans une atmosphère peu chaude, car, comme l'a dit un spirituel écrivain, M. Révellié-Parise, rien ne fait plus de bien à un œil irrité qu'un bain d'air modérément frais (1).

S'il se manifeste une inflammation, il faut avoir recours à l'application de quelques sangsues aux tempes, ou derrière les oreilles, mais jamais les placer sur les paupières, comme le recommandait Saunders, pratique essentiellement vicieuse, que suivent encore un grand nombre de médecins an-

---

(1) *Bull. thérap.*, tome Ier, page 314.

glais, entre autres MM. Lawrence et Guthrie. En effet, non seulement l'anélide, placée sur la paupière, y détermine toujours une fluxion érysipélateuse, ou des ecchymoses qui peuvent tomber en gangrène, mais encore le globe de l'œil peut être blessé par le suçeoir de l'animal, accident dont j'ai été plusieurs fois témoin.

Quand l'inflammation est très violente, j'emploie avec avantage la scarification dans l'intérieur des narines, ce qui procure un écoulement de sang abondant et un soulagement marqué. C'est toujours pendant le sommeil qu'il faut examiner les yeux des enfans : en le faisant avec précaution et avec une lumière modérée, on y parvient très facilement sans les réveiller. Dans quelques circonstances même, il est nécessaire de provoquer un sommeil plus profond, en leur faisant prendre un sirop légèrement narcotique, ou en leur introduisant dans le rectum un léger suppositoire de beurre de cacao, mêlé à quelque substance soporifique. Les autres phénomènes inflammatoires doivent être traités comme chez l'adulte et selon les indications qu'ils réclament.

Il ne reste plus qu'une indication à remplir, c'est d'accoutumer peu à peu le malade à la lumière, sans quoi l'on courrait la chance de produire une rétinite très aiguë, qui pourrait faire perdre tous les bénéfices de l'opération. C'est en général la cause de tant d'insuccès ; l'opérateur, l'opéré, les parens brûlent de s'assurer des effets de l'opération, et l'on soumet le petit malade à des expériences dont la conséquence est souvent funeste pour lui.

Il ne faudra donc le conduire au grand jour que lorsqu'il aura passé par des degrés variés de lumière. Pendant long-temps il sera même convenable de lui faire porter un garde-vue et des lunettes colorées.

Je pourrais entretenir de ces expériences prétendues physiologiques faites sur les aveugles-nés ; mais tout ce que je pourrais dire, resterait bien au dessous des observations faites par Cheselden, qui eut pendant si long-temps à sa disposition un aveugle-né rendu à la lumière (1).

Wardrop, plus heureux encore, rendit la vue à une dame de beaucoup d'esprit, âgée de 45 ans, et put suivre chez elle tous les développemens d'un sens nouveau pour elle, et qui justifia souvent

---

(1) C'est à tort que pendant long-temps l'on a cru, ainsi que l'avait avancé Voltaire dans ses *Élémens de la philosophie de Newton*, que Cheselden avait opéré une cataracte congéniale. Cette opinion, partagée même par un grand nombre de chirurgiens, a été détruite par les recherches de S.-W. Adams, qui a prouvé à l'évidence et par des pièces authentiques que le petit aveugle de Cheselden avait une occlusion congéniale de la pupille, dont il fut guéri par l'opération de la pupille artificielle.

l'opinion avancée par Berkcley, qui disait qu'un aveugle-né à qui on rend la vue, formera des jugemens très différens de ceux que nous formerons nous-mêmes de la grandeur et de la forme des objets qu'il apercevra; il ne pensera pas que l'idée de la vue ait aucun rapport de connexion avec l'idée du toucher (1).

La plupart des aveugles de naissance à qui l'on rend la lumière ne savent point voir, c'est le mot; c'est une éducation qu'il faut commencer pour un sens, et qui ne marche que peu à peu, et à mesure que le toucher rectifiera les sensations. Ainsi l'aveugle de Cheselden pensait que les objets qu'il voyait, devaient toucher ses yeux, comme son doigt touchait sa peau.

Cette rectification d'un sens par un autre, et qui est très avantageuse chez les adultes, devient chez les enfans un obstacle au perfectionnement de la vision, parce qu'il leur paraît plus simple et plus expéditif de toucher ou de chercher à toucher ce qu'ils voient, mal ou difficilement. Il faut alors les forcer à se passer du sens auquel ils attachent tant d'importance, et même les priver momentanément des autres, sur lesquels ils comptaient trop, pour les obliger à voir, ou tout au moins apprendre à voir. On arrivera à ce but, en obtu-

---

(1) Berkcley, *Théorie de la vision*, page 28. *Bibliothèque universelle de Genève*, tome XXXIV, page 291.

rant les oreilles par un mécanisme approprié, en liant les mains derrière le dos. C'est ainsi que M. Dupuytren rendit la vue à une jeune fille fort opiniâtre, et qui ne voulait point marcher sans se servir de ses mains qu'elle portait en avant, en forme d'antennes, pour reconnaître les objets qu'elle aurait pu voir. On ne lui accordait les choses qu'elle aimait le mieux, que lorsqu'elle les devinait et les nommait (1) : j'ai dit plus haut que j'avais dompté par la faim un petit garçon à facultés peu développées, et en même temps excessivement opiniâtre (voyez page 297).

Sans une excessive sévérité, l'on court la chance de ne jamais leur apprendre à voir, et alors, tout le bénéfice de l'opération est perdu pour longtemps.

Il est vraiment pénible d'être obligé de tourmenter de jeunes enfans, souvent fort intéressans : il faut se résoudre en même temps à supporter l'affliction des parens, qui s'exhale souvent en reproches injustes et amers. De toutes les professions, celles de l'oculiste est la plus sujette aux plus cuisans déboires, par l'impatience des malades et l'injustice de ceux qui les entourent.

_____

(1) Guillié, *Nouvelle bibliothèque ophtalmologique*, Ire fascicule, page 37. *Répertoire d'anatomie et de physiologie* de Breschet, 2e année.

Je me rappellerai toujours la patience admirable et la dignité avec laquelle M. Maunoir répondait aux lamentations poignantes de M. de Beaumanoir qui, déclaré incurable par tous les oculistes de l'Allemagne, recouvra la vue après une des plus remarquables opérations de pupille artificielle compliquée de cataracte, qui ait été pratiquée. Le malade ne put voir cependant que 3 mois après, mais sa vue devint parfaite (1).

Il est un autre écueil, c'est l'habitude de la cécité, c'est l'ignorance absolue des objets environnans, *ignoti nulla cupido*, qui fait que la plus grande partie des aveugles-nés, privés d'instruction première, ne témoignent pas le désir de voir, ou ne manifestent aucun étonnement, et ne cherchent point à sortir du vague où ils sont. Je rapporterai à l'appui de ce fait la sigulière réponse d'un aveugle-né, opéré par Beer, et qui répondit au prince de Metternich, qui lui demandait pourquoi il ne manifestait aucune émotion, aucun sentiment de bonheur, « Eh ! monsieur, ne savais-je pas que j'étais venu ici pour cela (2)!!

Consolons-nous, dans l'exercice des devoirs de

---

(1) Carron du Villards, *Considérations pratiques sur quelques points en litige, concernant l'opération de la pupille artificielle. Journal des connaissances médicales*, avril 1834.

(2) *Bin, Ich denn nicht desswegen hierher gekommen.* Guillié, ouvrage, cité.

notre profession, de l'injustice des hommes, et souvent encore des caprices du hasard qui se joue de toutes les prévisions pour rendre impuissantes nos meilleures intentions et faire échouer les opérations qui étaient destinées à nous faire le plus d'honneurs.

MEMENTO DE L'OPÉRATEUR,

OU RÈGLES GÉNÉRALES DE L'OPÉRATION DE LA CATA-
RACTE PAR EXTRACTION.

Je suis convaincu, avec M. Ware, que quelque habitude que l'on ait d'une opération, il faut souvent représenter à sa mémoire les divers temps qui la composent et les différentes modifications que les parties ou les circonstances peuvent lui faire subir. Afin de graver profondément dans l'esprit des jeunes opérateurs les règles générales des diverses méthodes d'opérer la cataracte, nous allons les formuler en propositions; rien ne sera plus facile que de les parcourir chaque fois que l'on aura une opération à faire, précaution que n'a jamais négligé Ware, lors même qu'il eut fait un grand nombre d'opérations. Le texte en caractère petit-romain, indique les explications des propositions.

I.

Les instrumens qui doivent servir à l'opération

seront examinés avec soin : le kératotôme mérite une attention toute particulière, et il faut s'assurer de son tranchant.

Nous avons parlé, à l'article *Défectuosité des instrumens,* des soins pris par **M.** de Wenzel, et qu'il ne faut jamais transgresser.

II.

Le kératotôme doit varier en longueur, en largeur, en épaisseur, selon les diverses conformastion de la cornée, il doit toujours être plongé dans l'huile avant d'être porté sur les tissus.

C'est au choix convenable de la forme de l'instrument que Forlenza et un grand nombre d'opérateurs ont dus la facilité, même merveilleuse, avec laquelle ils incisaient la cornée d'un œil qui se cachait profondément dans le grand angle, sans blesser l'iris.

III.

Il ne faut jamais perdre de vue la position convenable pour avoir une bonne lumière, et l'opéré doit être placé de telle manière que le chirurgien voie toujours parfaitement le trajet de son instrument à travers la cornée.

C'est un point de la plus haute importance que de prendre bien son jour. Le succès de l'opération en dépend, et l'opérateur doit même, dans ce cas, sacrifier sa propre position, pour en donner une convenable à l'opéré : les faux jours occasionnent des accidens graves à l'homme le plus exercé.

IV.

Que l'on opère le malade couché ou assis, il doit être assez bas pour que le genou de l'opérateur puisse servir de point d'appui à son coude.

Il est bien peu d'opérateurs qui puissent opérer à main levée ; quelque soit la sûreté de celle-ci, il faut se défier des mouvemens du malade, qui peut alors imprimer à la main mal assurée une secousse dont on ne peut calculer ni prévenir les effets.

V.

La tête doit être fixée de telle manière qu'il n'y ait pas de recul possible : on sentira combien la position horizontale est favorable pour obtenir cette fixité convenable.

C'est ce recul instantané qui fait dévier la lame de l'instrument et commettre des accidens graves. Barth, en fixant le malade droit contre le mur ; Benjamin Bell, avec son fauteuil, obviaient à cet accident, la position horizontale les remplace avec avantage.

VI.

Il faut toujours s'assurer des bras du malade, même le plus raisonnable.

Nous ne sommes plus à l'époque où l'on garotte les opérés, mais il est des mouvemens involontaires, que le malade ne peut retenir, et sa main venant à heurter l'opérateur, l'œil peut être vidé. Il est donc important que quelqu'un, assis de chaque côté de l'opéré retienne ses mains avec précaution.

VII.

Celui qui est chargé de tenir la paupière, doit le faire avec précaution, sûreté, et assez de force pour vaincre le blépharospasme, il ne touchera point l'œil : enfin, il se placera un peu de côté pour ne point intercepter la lumière et gêner l'opérateur.

Pour rendre ces divers temps d'une facile exécution, il faut que l'aide soit de grande taille, ou qu'il se place sur un tabouret solide; il doit essuyer avec soin la paupière et ses doigts, pour que ceux-ci ne glissent point sur elle et la maintiennent immobile.

VIII.

Il ne faut jamais opérer les deux yeux à la fois,

et maintenir l'œil qu'on n'opère pas , avec un bandage convenable , placé avant de commencer l'opération.

Nous avons, dans le cours de ce travail, donné les raisons pour lesquels il ne faut opérer qu'un œil. L'œil qui ne doit pas être opéré doit être voilé pour empêcher les mouvemens qui se transmettraient à celui soumis à l'opération : si l'œil jouissait de la faculté de voir, cette précaution serait encore plus indispensable, pour empêcher le malade de s'effrayer à la vue des instrumens.

IX.

Avant de commencer l'opération, chaque aide doit être prévenu avec soin de ce qu'il a à exécuter; et il faut attendre que l'œil ait pris de l'aplomb.

Cette recommandation est importante pour assurer la promptitude de l'exécution, pour que les instrumens nécessaires soient présentés au feu à mesure ; enfin pour que celui qui soutient la paupière la laisse tomber convenablement, sans pour cela négliger de tenir la tête fixée : l'opérateur doit commander par signe plutôt que de la voix. Au moment où l'on opère le malade, il est ému, et son œil agité ; quelques paroles consolantes le calment, et les mouvemens convulsifs de l'organe s'appaisent : c'est le moment favorable.

X.

Au moment où l'opérateur attaque la cornée, l'instrument doit être introduit presque parallèlement à l'axe du corps, par un mouvement vif et sec : aussitôt que le défaut de densité et la coloration de la lame annoncent que l'on est dans la chambre antérieure, il faut ramener la pointe horizontalement et parallèlement à l'iris, sans presser avec l'instrument.

Voilà le temps le plus important de l'opération ; tout le succès dépend presque de la sûreté de son exécution ; car si l'instrument n'est pas enfoncé presque perpendiculairement à l'axe du corps, on risque de labourer les lames de la cornée et d'avoir une incision défectueuse ou insuffisante ; si, aussitôt que le kératotôme a divisé toute l'épaisseur de la cornée, on ne ramène pas sa pointe à l'horizon et parallèlement à l'iris, cette cloison mobile sera blessée.

XI.

Lorsque la pointe de l'instrument éprouve de la difficulté à ressortir au point opposé où il est entré, il faut favoriser ce temps de l'opération en pressant avec l'ongle du doigt medius, sur le point où il doit perforer la membrane.

Il est important de surveiller la sortie de la pointe de l'instrument, car si elle éprouvait trop de résistance, non seulement elle pourrait se plier, mais encore labourer les lames de la cornée et aller blesser l'iris à son union à la sclérotique.

XII.

Si l'iris se présente au devant du couteau, il faut peu à peu retirer la lame ; puis, en renversant légèrement la main, porter la pointe du côté de la concavité de la cornée, pour compléter l'incision. Si ce moyen échoue, faire avec le doigt de légères frictions sur la cornée.

Je ne saurais assez recommander de ne point trop mettre de précipitation dans ces diverses manœuvres, car un rien peut faire commettre des fautes graves.

XIII.

Pendant le temps de la ponction et de la sortie de l'instrument au point correspondant, on peut presser légèrement sur le globe de l'œil pour assurer l'action du kératotôme ; mais aussitôt que la pointe est visible à l'angle interne, toute pression doit cesser immédiatement.

La chute de l'humeur vitrée et le refoulement de l'iris au devant du couteau ne sont souvent que le résultat d'une pression imprudemment continuée : l'opérateur doit surtout recommander à son aide de s'abstenir de presser en aucune manière sur le bulbe.

XIV.

La sortie prématurée de l'humeur aqueuse empêche souvent de terminer l'incision d'une manière convenable et suffisamment grande ; dans ce cas, il ne faut pas insister : le kératotôme simple doit être retiré, et l'incision agrandie avec les instrumens appropriés.

Il vaut mieux agrandir l'incision par une seconde opération que de s'entêter à le faire dans la première, parce que, lorsque l'humeur aqueuse est sortie prématurément, la chambre antérieure s'efface et le cristallin accule l'iris au devant du couteau ; le kératotôme double, de notre invention, peut remédier à ces divers accidens, lors même que le cristallin a déjà passé dans la chambre antérieure.

XV.

La largeur de l'incision doit être en raison directe du volume apprécié du cristallin ; cependant elle doit être moindre pour les adultes que pour les vieillards.

On sait, à n'en pas douter, que le cristallin des hommes adultes est peu dur, et qu'on l'extrait facilement par une incision moyenne ; le contraire a lieu chez les hommes avancés en âge ; dans tous les cas, les pinces à crochet ou à lentille fenêtrée sont d'un grand secours.

XVI.

Aussitôt que l'incision de la cornée a été faite et terminée convenablement, l'aide doit laisser tomber la paupière : dès ce moment, il ne doit plus y toucher, c'est l'opérateur qui reste désormais chargé de ce soin.

On conçoit que, lorsque la cornée est ouverte, toute manœuvre imprudente ou précipitée peut vider l'œil. Pour tous les temps secondaires à la section de la cornée, l'opérateur doit relever lui-même la paupière et ne la laisser toucher par personne. Rien n'est plus facile que cette manœuvre, exécutée avec la main opposée à celle qui tient l'instrument.

XVII.

Quand il s'agit d'ouvrir la capsule, il ne faut jamais introduire l'aiguille par la pointe, mais commencer à soulever le lambeau cornéen avec la tige de l'instrument : peu à peu, en retirant la main, on amène la pointe de l'aiguille au centre de la pupille, sans courir le risque de blesser ou de décoller l'iris.

On blesse très souvent l'iris au moment où on introduit l'aiguille pour inciser la capsule; il faut toujours rejeter pour cette partie de l'opération la lame du kératotôme et les kistitômes à lames larges.

XVIII.

Pour extraire le cristallin, il faut avoir la précaution de ne point presser trop en arrière sur le globe de l'œil, car on courrait là chance de faire sortir l'humeur vitrée sans obtenir l'évacuation de la lentille opaque.

Cet accident est très fréquent, et Marc-Antoine Petit insiste fortement sur l'importance du précepte que nous venons de donner.

XIX.

Si une pression modérée ne fait pas sortir le cristallin, il faut alors le charger avec le crochet de Beer ou les pinces de Maunoir ; car il est toujours très avantageux que l'opération ne se prolonge pas.

Je ne saurais ici admettre le conseil de Ware, qui veut que l'on presse sur l'œil en haut et en bas; rien n'est plus propre à vider l'œil que cette manœuvre; les tentatives réitérées et modérées avec les pinces de Maunoir, arrivent plus facilement au but qu'on se propose sans faire courir le même risque.

XX.

Aussitôt que l'on s'aperçoit de la hernie de l'humeur vitrée, il faut laisser tomber la paupière, la maintenir fermée par une légère pression et calmer le malade. Après quelques minutes de repos on recommence l'opération.

Il est de toute nécessité de suspendre l'opération ; parce que le spasme de l'organe pourrait augmenter et le faire vider immédiatement.

XXI.

Lorsque la cataracte est extraite avec ses accompagnemens, il faut avoir un soin extrême de réunir exactement les lèvres de la plaie avant de placer le pansement.

Les cicatrices vicieuses de la cornée, la sortie consécutive de l'humeur, les hernies secondaires de l'iris sont presque toujours la suite de l'oubli de ce précepte important.

XXII.

En plaçant le bandage et ses annexes comme nous l'avons indiqué en temps et lieu, il ne faut jamais perdre de vue les indications suivantes :

réunir par première intention la solution de continuité, modérer les mouvemens de l'organe sans comprimer, enfin intercepter les rayons lumineux.

Nous avons vu par le parallèle des succès de M. Delmas et de ceux de Delpech, l'importance d'un pansement convenable. Il faut surtout surveiller avec attention la position des cils, car un seul cil engagé dans les bords de la plaie, peut non seulement empêcher la réunion par première intention, mais encore faire échouer complètement l'opération.

En méditant les préceptes que j'ai fait imprimer en caractères ordinaires, tandis que les explications sont en caractères plus petits, on les aura toujours présens à la mémoire, et l'on ne saurait trop les consulter.

RÈGLES GÉNÉRALES DE L'ABAISSEMENT.

Les règles générales pour la dépression qui concernent l'examen de l'instrument, les précautions pour contenir l'opéré et le calmer, le choix de la lumière, sont les mêmes que pour l'extraction; la position seule varie. Il en est de même pour assujétir l'œil qui n'est pas opéré.

I.

Pour pratiquer l'abaissement, le malade doit être assis, ou droit contre un mur; sa tête sera fixée convenablement contre la poitrine d'un aide, et mieux encore contre un fauteuil préparé à cet effet.

Quoique le mouvement de recul soit moins à craindre que dans l'opération par extraction, il est très convenable de maintenir le malade dans une position fixe et qui mette l'opérateur à couvert des effets des mouvemens imprudens.

II.

Comme dans l'extraction, le chirurgien doit être

placé commodément pour appuyer son coude sur le genou, bon nombre de chirurgiens opèrent debout.

Quoique l'on ait ici bien moins de danger que dans l'extraction, il ne faut jamais s'endormir sur les précautions générales qui, souvent négligées, compromettent une opération au moment où l'on y pense le moins.

III.

L'opérateur peut lui-même écarter les paupières, mais il est plus convenable de le faire faire par 'aide ; l'opérateur peut alors contenir le globe de l'œil et même ses mouvemens.

Dans l'opération par abaissement, une légère compression peut être exercée pendant toute la durée de la manœuvre, sans qu'il en résulte aucun accident : il faut seulement la suspendre pendant que l'on recommande au malade de regarder vers son nez, ou en haut, selon que la manœuvre opératoire nécessite ces divers mouvemens.

IV.

Traverser la sclérotique par un coup sec et brusque, sans hésitation, en présentant la pointe du

crochet parallèlement à l'axe transverse de l'œil.
Point noir en avant (1).

Toutes les fois qu'en introduisant l'aiguille il y a hésitation, la sclérotique est labourée : j'ai dit qu'il fallait présenter la pointe du crochet parallèlement à l'axe transverse, parce que quelques opérateurs ont cru qu'en la présentant parallèlement à l'axe perpendiculaire, le plus petit diamètre de l'aiguille étant introduit ainsi, on risquait moins de blesser les nerfs iriens. Ce procédé est défectueux, parce que pour ramener l'aiguille à l'horizon, il faut lui faire exécuter une espèce de tour de maître, et qu'ensuite les nerfs iriens n'ayant pas une place connue et invariable, rien ne peut garantir leur lésion, qui d'ailleurs n'est pas si grave, puisque dans la scléroticotomie et dans le procédé de Giorgi, on en coupe plusieurs.

V.

Aussitôt que la sclérotique est traversée, faire cheminer horizontalement l'aiguille, sans presser : point noir en avant.

Il est important dans ce moment de ne point fourvoyer la pointe de l'instrument entre la capsule et le cristallin. Aussitôt que l'on commencera à voir la pointe de l'aiguille s'a-

---

(1) C'est le point noir qui existe sur les manches blancs pour indiquer la courbure de l'aiguille : si le manche était en ébène, on dirait *point blanc en avant.*

vancer vers le cristallin , il faudra porter l'aiguille dans l'espace pupillaire, même un peu dans la chambre antérieure, pour savoir si l'aiguille est bien libre.

VI.

L'opérateur ayant reconnu qu'il est en bonne voie , ramener l'instrument à l'horizon, en portant la pointe parallèlement à l'axe perpendiculaire du corps. Point noir en haut. Dans cette position, la faire cheminer jusqu'à ce qu'elle soit arrivée au tiers interne du diamètre du cristallin. Toujours point noir en haut.

La manœuvre que nous venons de décrire a pour but de préserver la capsule et l'iris de l'action du crochet, et de mettre ce dernier en mesure d'attaquer des brides anormales, s'il en existe entre le cristallin et l'iris. Il est reconnu aujourd'hui, grâce aux expériences de Scarpa et de Panizza, qu'il ne faut point briser la capsule avant d'abaisser le cristallin, comme le recommande encore M. Coster dans son Manuel.

VII.

L'aiguille étant parvenue au point que nous avons indiqué dans le paragraphe précédent, sans la changer de face, il faut presser sur la lentille avec le côté du crochet et la tige, et en imprimant à l'instrument un mouvement de bascule, point noir en haut et en avant, pour la précipiter dans l'humeur vitrée, entre le muscle abducteur et l'abaisseur de l'œil : pour rendre cette manœuvre plus facile, recommander au malade de regarder en haut;

En attaquant la lentille avec la pointe du crochet, l'on court le risque non seulement de briser la capsule, mais encore de traverser le cristallin, pour peu qu'il soit mou. Il est un autre écueil, c'est celui d'accrocher le cristallin, et de ne pouvoir le séparer de l'aiguille lorsqu'il est arrivé dans le lieu où il doit rester enfoui.

VIII.

L'opérateur après avoir abaissé le cristallin, doit le maintenir en place, sans trop presser, pendant trente à quarante secondes. Puis, ramenant avec précaution l'aiguille à l'horizon dans le champ pupillaire, il décrit alors des *cônes* avec l'instrument (1), non seulement pour détruire toute la capsule, mais encore pour briser en différens sens les cellules de l'humeur vitrée, et obtenir pour le cristallin une pesanteur spécifique, supérieure à celle du corps vitré.

---

(1) Voir la page 128 de ce Mémoire.

La plupart des opérateurs sacrifiant sans raison la sûreté de l'exécution au brillant *du faire*, il résulte qu'en ramenant trop tôt l'aiguille au centre pupillaire, les cellules hyaloïdiennes n'ont pas été assez rompues. Alors le cristallin, repoussé par leur élasticité (*propellring power*), reparaît vers la pupille et s'oppose en partie ou tout à fait à la vision. Si on le maintenait en place pendant que l'on réciterait un *Pater noster*, ainsi que le disait Ambroise Paré, l'équilibre se rétablirait d'autant plus tôt qu'en ramenant l'aiguille à l'horizon, on briserait mieux les cellules du corps vitré.

IX.

Si le cristallin est mou, en décrivant les cônes, on le rompt en autant de pièces que possible avec le crochet, on immerge les plus gros fragmens dans l'humeur vitrée, puis, on balaye l'espace pupillaire, et on projette les petits fragmens dans la chambre antérieure.

C'est ici le cas de se servir du crochet en divers sens : en présentant la surface tranchante de l'aiguille aux lambeaux flottans du cristallin, rien n'est plus facile que de les accrocher et de les porter où l'on veut. L'aiguille de Scarpa a, dans ce cas, des avantages immenses sur tous les autres instrumens.

X.

Quand tout est brisé, il faut retirer l'aiguille, en

ayant soin de tenir le point noir en arrière, et en faisant décrire au manche un mouvement de bascule vers le nez, sans quitter la direction horizontale.

On voit que pour retirer l'aiguille convenablement, il faut exécuter une manœuvre opposée à celle qui est employée pour l'introduire. En effet, le point noir se trouvant en arrière, la concavité du crochet se trouve en face de l'opérateur, et en portant horizontalement le manche vers le nez, l'aiguille est extraite sans danger et sans rien accrocher, ce qui arrive quelquefois lorsqu'on la retire de la même manière qu'elle a été introduite.

XI.

Si la cataracte est entièrement fluide, lors même que l'humeur aqueuse est troublée, en se rappelant bien la position des parties et en présentant le dos de l'aiguille à l'iris, on peut facilement continuer l'opération qui ne consiste plus qu'à briser la capsule.

Il faut, autant que possible, détruire la plus grande portion de la capsule, parce que celle-ci pouvant devenir opaque aussitôt que l'humeur aqueuse cesse d'absorber, il faut revenir à une seconde opération pour détruire la capsule.

XII.

Les adhérences du cristallin avec l'iris devront être détruites en présentant le crochet sur la bride, point noir en haut, en abaissant légèrement le manche pour porter le tranchant du crochet sur la bride. Alors, par de légers mouvemens de haut en bas, sans dévier à droite ou à gauche, on coupe sans peine le lien anormal, puis on termine l'opération.

Cette manœuvre plus facile à exécuter qu'à décrire, peut être répétée autant de fois qu'il y a de brides, et on suit les progrès de l'opération en voyant les différentes formes que prend la pupille à chaque bride coupée.

XIII.

Ne jamais s'entêter à abaisser un cristallin glutineux, se contenter de le briser en tous sens, ainsi que sa capsule et les livrer à l'absorption.

Tous les efforts faits pour déprimer cet espèce de cristallin ne tendraient qu'à fatiguer l'œil et à y produire des accidens. L'expérience de Barbette a été sanctionnée par les recherches de Scarpa et les miennes.

XIV.

Si on ne peut espérer d'ébranler un cristallin fortement adhérent, il faut alors l'attaquer au centre avec le crochet, par de petites rotations et des grattememens combinés, y faire un trou que l'on agrandit en décrivant un cône avec l'aiguille.

Bertrandi et Heister ont employé ce procédé qui est resté long-temps dans l'oubli. Saunders, après l'avoir employé par la kératonyxis, le mit en usage par la sclérotique, pour des cristallins même non adhérens. L'humeur aqueuse absorbe peu à peu la lentille, et il se forme alors au centre de celle-ci une pupille qui permet au malade de voir parfaitement.

appuyer d'éclat sur une cristalli-
... il faut que l'attaquer au-
... par de petits incidents ...
... rages combinés, à faire un tron que l'on
... en dérivant un cône avec l'aiguille.

... thodier est employé en procédé qui est réus-
... dans l'acini, Sanadère, après l'avoir trou layé par
... rgie, le mit en arrize par la teinttique, pour de-
... indis n'y adhèrent. L'amateur apprend about la
... sur que la fentille, et il se forme signe un centre de cellu-
... qu'elle qui permet au malade de voir parfaitement.

RÈGLES GÉNÉRALES POUR PRATIQUER LA KÉRATONYXIS.

Les précautions générales sont les mêmes que pour les autres procédés ; il serait oiseux de les répéter ici.

I.

Obtenir le plus grand degré de dilatation de la pupille, autant que faire se peut.

La nécessité de ce principe se révèle d'elle-même plus le champ à parcourir par l'instrument sera grand, plus il sera facile d'en suivre l'action et les effets dans les temps consécutifs.

II.

Attaquer la cornée par un mouvement sec et vif, parallèlement à l'axe antéro-postérieur de l'œil, en bas, en haut, par côté, à l'union du tiers externe avec le tiers interne, jamais au centre.

C'est une erreur grave de penser qu'il faille traverser la cornée au centre. Ce précepte faussement attribué à Langenbeck, après avoir été employé quelquefois impunément, a produit, dans d'autres circonstances, de nombreux accidens : il

fait perdre en outre un des principaux avantages de l'opération, celui de pouvoir projeter dans la chambre antérieure une
partie des fragmens du cristallin brisé.

III.

Quand on emploie une aiguille droite, il faut la
faire glisser sur l'ongle qui lui servira, pendant
tout le temps de l'opération, de point d'appui ou
d'hypomochlion destiné à empêcher les tiraillemens et la pression sur la plaie de la cornée.

Au moyen de la précaution que nous venons d'indiquer, l'on
donne à la main une sûreté d'action qu'elle ne pourrait avoir
lorsque l'on opère à main levée, l'hypomochlion de l'ongle
soutient les efforts de la tige, sans presser sur la plaie de la
cornée. Rien n'est plus facile alors que d'agir dans tous les
sens et de déprimer, broyer et détruire la lentille et ses annexes.

IV.

Si on emploie, comme quelques opérateurs allemands, une aiguille courbe ordinaire, il faut alors,
pour obtenir une introduction facile, placer la
main qui porte l'aiguille, sur le front du malade,
présenter le crochet à la cornée, la courbure
tournée vers la cornée et le dos faisant face à l'opérateur. Aussitôt que la cornée est traversée, par

une espèce de tour de maître, on ramène la main
à la direction parallèle au diamètre antéro-postérieur.

La manœuvre nécessaire à l'emploi de l'aiguille courbe
ressemble assez à celle que l'on pratique pour introduire une
algalie courbe dans la vessie, lorsque l'opérateur est placé
entre les cuisses du malade. J'ai indiqué dans la deuxième
planche, n° 8, le profil de la position de l'aiguille, au moment où on la présente à la cornée. Dans le même dessin,
l'on voit l'instrument ramené, sa courbure en bas.

V.

Quand on a attaqué le cristallin, il faut le traverser et broyer en divers points, en décrivant des
cônes, pour détruire toute la capsule.

Ce précepte ne doit jamais être perdu de vue, car de lui
dépend le succès de l'opération. Si on se bornait à de simples
piqûres, au lieu de hacher la capsule en tous sens, comme on
est obligé de le faire quelquefois sur des enfans difficiles à
maintenir, on serait presque forcé de revenir à une seconde
opération ; en attaquant la capsule par sa grande circonférence, on évitera cet accident.

VI.

Pendant les manœuvres pour abaisser et rompre la lentille et ses annexes, il faut bien se garder d'appuyer sur le rebord pupillaire.

C'est aux pressions de l'aiguille sur le rebord pupillaire, qu'il faut attribuer la fréquence des iritis qui suivent la kératonyxis et les décollemens de cette membrane mouvante, à sa grande circonférence.

VII.

Quand le cristallin est fluide, comme chez les cataractés de naissance, il ne faut point, comme le prétendent quelques personnes, suspendre l'opération : il n'y a qu'à maintenir l'œil immobile en le fixant avec l'aiguille, l'humeur aqueuse s'éclaircit, et l'on continue comme si rien n'était.

J'ai expliqué, dans le cours de l'ouvrage, que le liquide latigineux se précipitait après quelques instans, et qu'alors l'humeur aqueuse reprenant sa transparence, rien n'était plus facile que de terminer l'opération.

Les règles générales que l'on vient de lire, destinées spécialement à tenir toujours présens à la mémoire des préceptes importans, ne peuvent point suppléer à l'étude des ouvrages fondamentaux. Ainsi, ce ne sera qu'après avoir médité le traité de Wenzel sur l'extraction, les Mémoires de Ware et de Beer sur le même sujet, que les règles générales qui concernent cette méthode pourront être lues avec fruits.

Il en sera de même pour l'abaissement : je renverrai toujours à l'étude précise des procédés du professeur Scarpa, dans ses propres ouvrages, ou dans ceux de son savant successeur, le professeur Panizza, car, dans les Traités de médecine opératoire, même les plus récens, ils sont singulièrement tronqués.

Pour la kératonyxis, on trouvera un guide sûr dans la lecture des Mémoires de Saunders, de Jœger, Langenbeck et Guillié.

Les méthodes mixtes ne peuvent avoir de règles générales fixes, puisqu'elles se composent de la combinaison de plusieurs procédés dont les règles générales leur sont simultanément applicables.

DE L'USAGE ET DE L'APPLICATION DES LUNETTES

A CATARACTE.

Il est un préjugé dont l'existence peut avoir une fâcheuse influence sur la réputation d'un oculiste, c'est que l'opéré doit, après une opération heureuse, jouir de la vue dans toute son intégrité, comme si les cristallins n'eussent jamais été cataractés.

Le simple bon sens suffirait pour faire justice d'une opinion de cette nature, si l'on n'avait affaire qu'à des hommes éclairés, ou du moins assez au courant des connaissances usuelles pour apprécier les divers phénomènes de l'optique. Il ne serait pas alors important de leur dire que, quoique le cristallin ne soit pas indispensable à la vision, il est nécessaire pour la rectifier et la rendre plus parfaite. Ainsi, les diverses conformations du cristallin influent sur la vue selon chacune d'elles. Son absence traumatique spontanée, ou le résultat de l'art, donne lieu à une presbytie accidentelle qui doit toujours être combattue par des verres convexes, vulgairement connus sous le nom de verres à cataracte. Ils sont ainsi nommés parce qu'ils sont destinés à remplacer le cristallin extrait ou abaissé.

ainsi qu'à favoriser la vue distincte des petits objets qui doivent être vus de près.

Elles sont construites sur le même plan que
celles pour la presbytie ordinaire, mais elles doivent posséder une puissance bien plus considérable que celles destinées seulement à combattre une
déformation lente du cristallin. Leur distance fo-
cale est ordinairement comprise entre six pouces
et un pouce et demi, et souvent même plus. Par
leur usage on pourra donc, dans tous les cas, remplacer la force réfringeante du cristallin.

Il est donc important de prévenir les malades et
ceux qui les entourent, que l'usage des lunettes
réfringeantes est indispensable à tous ceux qui ont
été opérés de la cataracte ; il n'y a que quelques
personnes extraordinairement myopes avant d'a-
voir été cataractées, qui puissent s'en passer, encore
cette exception est-elle fort rare.

Mais il est un phénomène que personne n'a noté
avant moi, c'est que, lorsque l'on a opéré les deux
yeux par des procédés différens, l'un par l'extraction, l'autre par l'abaissement proprement dit, ou
même le broiement, il y a dans la vision une différence marquée qui est toute à l'avantage de l'œil
opéré par abaissement. Pour mettre la vision des
deux yeux en harmonie, il est important de placer devant l'œil soumis à la dépression, un verre
moins fort que celui employé pour l'œil traité par
l'extraction : ce fait, basé sur six ou sept observations, ne s'est jamais démenti : je le livre aux mé-

ditations de ceux qui prennent parti pour tel ou tel procédé.

L'opération, pratiquée selon le même procédé sur les deux yeux, ne donne pas toujours le même résultat pour tous deux, et il faut souvent pour chaque œil un verre différent : soit que la vue eût été discordante avant l'opération, soit que celle-ci ait été moins heureuse pour un œil que pour un autre; mais ce fait n'a rien de commun avec celui que j'ai rapporté comme étant le résultat de deux opérations différentes.

Il est de la plus haute importance de ne pas trop se hâter de mettre les opérés à l'usage des lunettes; leur usage, imprudent ou prématuré, a fait échouer plus d'une opération qui promettait les plus beaux résultats. Quand on veut agir avec toute la réserve que mérite une affaire aussi importante, il faut attendre au moins trois ou quatre mois. Je parle ici sur des faits observés, et non en m'appuyant sur la théorie.

M. Nouvelet avait été opéré aux deux yeux et avec un entier succès, par M. Maunoir; quatre semaines après l'opération, je lui fis essayer des lunettes pour rectifier sa vue, mais je lui recommandai de n'en pas user avant quatre mois au moins : la promesse solennelle m'en fut donnée; mais il y avait loin de là à l'exécution. Aussi, l'opéré, passionnné pour la lecture, pour les travaux d'arts, ne put-il la remplir; deux mois s'étaient à peine écoulés que, les lunettes braquées sur le nez, M. Nouvelet se livrait à la lecture, à la mécanique; les yeux se fatiguèrent, et tout à coup l'œil gauche, dont il voyait le mieux, devint presque amaurotique; effrayé des conséquences de son imprudence, il se hâta de réclamer mes conseils; le premier donné fut la suppression des verres convexes, et pour rendre l'exécution de l'ordonnance plus sûre, je les conservai chez moi, en attendant que la vue eût repris son assiette. Six semaines de repos suffirent pour la remettre.

Dans quelques circonstances, l'on procède avec trop de célérité dans la graduation de la force des lunettes. Quand on passe trop vite à celles qui donnent un degré de vision convenable, la vue souffre et s'altère. J'ai donné mes soins pour cet objet à un M. Martin, négociant retiré à Belleville, et qui, pour avoir voulu prendre des numéros trop forts, fut sur le point de perdre tous les bénéfices de son opération. Ce n'est qu'en suspendant instantanément l'usage des lunettes, que l'on peut arrêter l'irritation de la rétine et ramener la vue dans des conditions normales.

Il arrive souvent qu'une partie de la capsule ou du cristallin n'ayant pas été absorbée, il faut alors changer la direction du foyer des verres; on y arrive en plaçant sur lui un enduit noir vernis, excepté dans le point où l'on veut laisser pénétrer les rayons lumineux.

Quand les malades sont en province, ils ont souvent besoin de renouveler leurs verres; à cet effet, ils doivent s'assurer de la portée de leur vue. A défaut d'instrument spécial, ils peuvent employer le moyen suivant : ils placeront contre leurs dents l'extrémité d'un mètre, ayant son échelle millimétrique ; puis ils placeront sur la ligne graduée un carton contenant des caractères un peu forts : tout ce petit appareil sera tenu à l'horizon. Rien n'est plus facile que de mesurer pour chaque œil la distance où il cesse de pouvoir lire, et celle où chaque organe peut exercer simultanément ou séparément la vision. Cette mesure est alors transmise à l'opticien.

Afin de rendre les verres à cataracte moins fatigans, M. Chevallier, opticien du roi, leur a donné une teinte azurée en harmonie avec la couleur atmosphérique, ce qui oppose aux rayons lumineux trop vifs un milieu diaphane de couleur d'azur plus ou moins prononcé, selon le degré d'irritation de l'organe.

L'expérience du professeur Scarpa ne lui avait laissé aucun doute sur l'efficacité de la coloration des verres dans cette teinte. En effet, un verre azuré placé entre l'œil et l'objet n'en change point la couleur : il répand une couleur douce et naturelle sur tous les corps dont l'œil est destiné à recevoir l'image ; il modère et modifie aussi la lumière artificielle. Ces motifs m'autorisent donc à recommander les verres de M. Chevallier, et depuis longtemps je n'emploie plus que ceux-là.

NOTES

CONCERNANT L'OPÉRATION DE LA CATARACTE.

Les considérations suivantes, extraites du *Bulletin thérapeutique*, où je les ai consignées (1), n'ont point pour but la description anatomique de l'œil, à laquelle ne peut, ni ne doit être étranger tout homme qui veut pratiquer la chirurgie. Mon intention ici est de rappeler quelques faits qui peuvent rendre l'opération de la cataracte plus facile ; c'est aussi pour parvenir au même but que j'ai, ainsi que le professeur Panizza, entrepris une série d'expériences pour déterminer quelles sont les puissances qui tiennent le cristallin en place, et la différence qui existe entre la pesanteur spécifique de celui-ci et celle de l'humeur vitrée.

C'est à tort que la plupart des anatomistes affirment que les deux grandes artères ciliaires qui rampent sur la choroïde, correspondent toujours au diamètre transversal de l'œil. Rien n'est plus

---

(1) *Bulletin thérapeutique* cité, page 210, tome IV.

rare selon moi , et sur cinquante yeux que j'ai examinés avec soin, je n'ai rencontré cette disposition qu'une seule fois ; trente-six fois sur ce nombre, elles étaient d'une ligne et quart plus haut que ce diamètre ; treize fois au contraire , elles étaient situées à une ligne et demie plus bas.

Ces artères n'arrivent pas là sans avoir donné chacune deux rameaux, jusqu'au rebord de la choroïde qui correspond aux confins de la sclérotique. C'est à une ligne environ avant d'arriver au rebord choroïdien, et souvent à deux lignes et même à trois, que cette bifurcation a lieu : les rameaux laissent alors un intervalle plus ou moins grand entre eux, après quoi ils vont se perdre dans le grand cercle de l'iris.

Le ligament ciliaire n'a pas partout la même largeur : chez l'homme adulte, il peut avoir d'une à trois lignes du côté de la tempe ; tandis que , vers le nez, il est souvent très étroit ; à sa partie antérieure, il offre un grand nombre de lignes alternativement blanches et noires qui, connues sous le nom de plis ou procès ciliaires, vont, au moyen de leur extrémité quelquefois bifurquée, surmonter la périphérie du cristallin , et s'appuyer sur le contour de la convexité de la cristalloïde. Le professeur Panizza a démontré jusqu'à l'évidence, dans ses leçons d'anatomie, que les procès ciliaires n'adhéraient point par leur pointe à la cristalloïde, mais qu'ils s'y appuyaient seulement. Les expériences faites devant un nombreux auditoire combattent victorieusement l'opinion de Taylor et de Heister, partisans déclarés de l'adhérence des procès ciliaires à la cristalloïde. Le même expérimentateur a démontré que la partie postérieure des procès ciliaires, ainsi que le restant du corps, sont unis à la zonule ciliaire plutôt par une substance glutineuse, et des vaisseaux capillaires, que par des filets de tissu cellulaire, surtout dans le point où ils correspondent au sillon de cette zonule. L'on aurait tort de croire cependant que la connexion de ces divers tissus soit peu de chose. Au contraire, ils offrent une résistance à laquelle on serait loin de s'attendre en raison de leur ténuité, et il est difficile de les séparer les uns des autres sans produire des déchiremens.

Le cristallin varie de forme : tantôt il est plus aplati, tantôt plus convexe : mais, dans tous les cas, la convexité est plus saillante à la partie postérieure ; il est retenu en place par la cristalloïde, membrane transparente, qui est trois fois plus épaisse à sa partie antérieure qu'à la postérieure. Le cristallin est enchatonné dans une petite fossette, formée au dépens de l'humeur vitrée et soutenue en même temps par des feuillets de la membrane hyaloïde, par des tissus membraneux et des vaisseaux invisibles, lorsque l'œil n'est pas dans des conditions pathologiques spéciales : mais le principal lien qui maintient le cristallin et sa capsule en place est une espèce de sertissure produite par une membrane très fine, qui naît de l'hya-

loïde tout près du point où commence le corps ciliaire, puis se séparant de la membrane de l'humeur vitrée, sans cesser de lui être contiguë, elle
s'avance insensiblement entre les corps vitré et ciliaire, de telle manière que plus elle s'approche
du cristallin, plus elle s'éloigne du corps vitré.
Après avoir surmonté la périphérie du cristallin,
cette membrane va s'insérer et se confondre à la
partie antérieure de la cristalloïde. Cette marche et
cette disposition donnent lieu à la formation d'un
petit espace curviligne de forme triangulaire, dont
la base correspond à la périphérie du cristallin, et
la pointe à l'origine de la susdite membrane. Cet
espace, qui existe tout autour du cristallin, lorsqu'on le remplit d'air, ne ressemble pas mal à
l'intestin colon, a été nommé, par Petit (François),
canal gaudronné.

La membrane de l'humeur vitrée, toutes les fois
que cette humeur est à l'état sain, n'offre aucune
différence en raison de l'âge et des sexes. Dans
tous les cas, elle est plus forte et plus résistante
dans les parties qui sont destinées à former la ni-
che du cristallin et dans celles qui sont en rapport
avec le corps ciliaire.

C'est à tort que Marteggiani de Naples, dans son
ouvrage intitulé : *Novæ Observationes de oculo hu-
mano*, prétend que l'hyaloïde n'existe plus à la
partie postérieure de l'œil qui correspond à l'entrée du nerf optique.

Le professeur Panizza et moi, par une foule

d'expériences, avons prouvé la futilité des faits déjà avancés par le médecin napolitain.

Pour faire connaître la résistance qu'offre le cristallin à l'aiguille qui cherche à le déprimer et à le débarrasser de ses attaches, afin de le plonger dans l'humeur vitrée, le professeur Panizza a répété souvent dans ses cours l'expérience suivante : « Après avoir, dit l'honorable professeur, séparé « le globe oculaire de toutes ses parties environ- « nantes et accessoires, en laissant aussi long de « nerf optique que possible, je place celui-ci en- « tre le doigt médius et l'annulaire, en le mainte- « nant en place avec le pouce et le doigt indicateur « de la main gauche au moyen d'une pression « aussi légère que possible ; l'œil ainsi fixé, je sai- « sis l'aiguille à cataracte lancéolée, sans courbure, « et après l'avoir introduite comme pour l'opéra- « tion de la cataracte, en faisant pénétrer sa pointe « jusqu'au centre de l'espace pupillaire ; ensuite « un aide intelligent est chargé d'enlever avec pré- « caution la cornée transparente et l'iris, afin de « mettre à découvert entièrement la superficie an- « térieure du cristallin et voir ce qu'il adviendrait « sous l'influence de la pression de l'aiguille sur le « cristallin et sur sa capsule, ou, pour mieux dire, « sur la cristalloïde. Je comprime alors directe- « ment le cristallin au centre de sa superficie anté- « rieure, je refoule l'humeur vitrée d'avant en ar- « rière : le cristallin résiste à une pression consi- « dérable sans rompre la zonule ciliaire, la partie

« postérieure de la capsule cristalline, pas même
« la hyaloïde qui lui correspond : aussitôt que l'on
« cesse brusquement la pression, l'élasticité de
« l'humeur vitrée reporte rapidement le cristallin
« en avant, où il reprend sa place. »

La résistance qu'éprouve le cristallin à s'enfoncer et à pénétrer dans le corps vitré est due non seulement à l'élasticité de celui-ci, mais encore au lien que la cristalloïde a contracté avec la zône ciliaire, ainsi que nous l'avons dit plus haut.

En effet, l'on voit facilement qu'en pressant directement sur le cristallin et sa capsule, toutes les adhérences de celle-ci avec sa périphérie concourent à retenir le cristallin au moment où on veut le plonger dans l'humeur vitrée qui lui résiste, en étant elle-même poussée en avant par l'action des muscles de l'œil, qui tendent à diminuer son diamètre transversal pendant l'opération.

Une fois que le cristallin a rompu les premières cellules de l'humeur vitrée, il y pénètre avec plus de facilité, parce qu'elles diminuent de résistance à mesure qu'elles approchent du nerf optique.

Pour s'assurer de la différence qui existe entre la pesanteur spécifique du cristallin et de l'humeur vitrée, il faut faire l'expérience qui suit : après avoir placé un œil humain dans un petit vase enduit de terre glaise pour le tenir fixé, on enlève avec précaution la cornée et l'iris : on détache avec soin le cristallin de sa capsule, puis, avec un kératôme très-affilé, on incise crucialement la partie postérieure de la cristalloïde qui lui correspond, afin de mettre ainsi à nu une portion de l'humeur vitrée. On saisit alors le cristallin avec une aiguille à cataracte, et on le présente à la fente pratiquée dans la capsule en l'abandonnant à son propre poids : sur vingt expériences de cette nature, dans huit cas, il ne s'enfonça nullement ; dans six, il pénétra un peu dans l'humeur vitrée ; dans cinq, il s'enfonça un peu plus ; une fois seulement, il s'approfondit tout à fait.

Pour m'assurer de plus en plus de la valeur de ces expériences, ainsi que l'avait fait le professeur de Pavie, je remplaçais le cristallin par une lentille artificielle formée par un peu d'oxide de plomb et de cire, afin de la rendre un peu plus pesante, et constamment les résultats ont été les mêmes, quel que fut l'âge du malade.

Si, au contraire, avant de placer le cristallin sur la fente de la capsule, on a soin de broyer et confondre les cellules de l'humeur vitrée, le cristallin s'enfonce aussitôt de son propre poids. Cette expérience est plus que concluante pour prouver que la résistance des cellules de l'humeur vitrée est plus que suffisante pour retenir le cristallin et pour empêcher son immersion.

Le professeur Panizza a fait souvent devant nous l'expérience suivante pour prouver ce phénomène. On remplit un petit verre de blanc d'œuf frais, on place dessus celui-ci un cristallin de cire rendu un peu pesant par l'addition de quelques particules du plomb, en quantité suffisante pour le faire enfoncer légèrement dans l'albumine. Si on remue celle-ci en divers sens, au moyen d'un instrument tranchant, on ne tarde pas à voir le cristallin factice se précipiter au fond du verre. Il résulte de ces diverses expériences que la pesanteur spécifique de l'humeur vitrée, renfermée dans ses cellules, est à peu près égale à celle du cristallin, et que pour détruire l'équilibre à l'avantage de ce dernier, il faut rompre les diverses poches de la membrane de l'humeur vitrée.

Il était important de descendre dans tous ces détails d'anatomie et d'expériences, parce que l'opération de cataracte par dépression est basée sur elle.

NOTES

SUR LA CATARACTE CONGÉNIALE.

J'ai été à même de disséquer un grand nombre d'enfans nouveaux-nés et atteints de cataracte congéniale, et je vais donner ici sommairement le narré de quelques faits qui recevront un plus ample développement dans un travail spécial.

Dans l'hiver de 1822, il succomba, aux Enfans-Trouvés et à la Maternité, un grand nombre d'enfans nouveaux-nés ou dans les premières six semaines de la vie. J'en eus un grand nombre à ma disposition, que je disséquai avec soin, avec le docteur Anthoine, mort depuis à Strasbourg. A plusieurs reprises nous observâmes qu'il y avait un œil cataracté et l'autre non, sans cependant trouver dans l'état de la conjonctive oculaire et palpébrale, rien qui annonçât qu'elle fut plus malade d'un côté que de l'autre. Étonnés de cette différence, nous eûmes recours aux renseignemens, et nous apprîmes que bon nombre de ces enfans avaient succombé à des affections cérébrales qui régnaient alors dans la maison.

Le cristallin sain avait sa consistance ordinaire,

l'œil était ramolli en consistance de pulpe gélatineuse. Dans tout cela il n'y avait aucune cataracte congéniale, proprement dite, analogue à celles que j'avais observées avec soin à Pavie et aux Enfans-Trouvés de Milan. Enfin, nous reçumes de la Maternité un enfant né deux jours auparavant, et qui était cataracté. Il nous fut aisé alors de vérifier les observations faites en Italie, et de voir que la cataracte congéniale différait entièrement des autres cristallins ramollis, en ce qu'elle ne consistait qu'en une simple bourse transparente, contenant un liquide latescent, opalin, qui s'épanchait aussitôt que l'enveloppe fut rompue. Une partie de ce liquide, déposée dans une cuvette de verre, placée sous un microscope, laissa voir une foule de petits globules, analogues à ceux décrits par l'habile micrographe Raspail, et existans dans la fécule de pomme de terre.

Dans la même année, j'opérai une demoiselle atteinte d'une cataracte congéniale (voir la page 273), et je retrouvai les mêmes caractères que ceux que je viens de décrire. Enfin depuis cette époque, j'ai opéré un bon nombre de cataractes congéniales, ainsi que de celles datant des premiers mois de la vie, et je me suis convaincu que les congéniales ont une physionomie spéciale qui se révèle par une grande mobilité de l'iris, une teinte opaline, un tremblement ou oscillations dans le cristallin non visible à œil nu, enfin par le peu de convexité de l'iris.

Les cataractes des premiers mois de la vie ou des premières années, sont plus foncées, souvent jaunâtres, hydatiformes ; elles s'avancent dans un grand nombre de cas à travers le trou pupillaire et chassent l'iris au devant d'elles.

-Ces affections sont presque toujours le résultat d'inflammation grave de l'œil ou de ses annexes. Dans un grand nombre de cas, un des yeux est perdu par la fonte purulente, on l'atrophie.

Ce sont les individus atteints de cette espèce de cataracte, qui, en général, ne perçoivent aucun rayon lumineux et qui n'ont pas de mouvemens rotatoires.

-Ceux-ci se trouvent en général dans des conditions défavorables à l'opération, et il faut alors prévenir leurs parens avant d'y procéder.

Le 15 février 1818, le professeur Scarpa me fit demander chez lui, afin d'examiner M. Lattuada, jeune homme de 25 ans, habitant à Rosalte, dans le Milanais. Dès sa plus tendre enfance, il avait été atteint de strabisme, et ses yeux étaient affectés de mouvemens rotatoires continuels, comme chez les sujets atteints de cataractes congéniales. Quand il fut arrivé à l'âge de 7 à 8 ans environ, on éprouva une grande peine à lui apprendre à lire, parce que ses yeux se remplissaient de larmes et se convulsaient de plus en plus. On opposa en vain à cet état les remèdes calmans, tel que l'extrait de belladonna ; le jeune homme déclarait même que leur usage aggravait sa position.

Voici ce que nous observâmes : l'œil droit présentait les phénomènes suivans ; la cornée était un peu plus saillante que celle de l'autre œil. Il n'y avait pas la moindre trace d'iris, chose très singulière à voir. La lentille, renfermée dans sa capsule et devenue opaque, surtout dans son centre, était flottante et libre de toute attache avec la zône ciliaire et le corps vitré, et on la voyait se mouvoir dans la cavité de l'œil en diverses directions, tantôt avec beaucoup de vitesse, selon les mouvemens plus ou moins rapides du globe de l'œil, des paupières et de la tête. Lorsque le jeune homme baissait la tête, la lentille, renfermée dans sa *bourse*, s'avançait presque à contact, et quelquefois tout-à-fait à contact avec la cornée. Lorsqu'il inclinait la tête en arrière, on voyait la lentille enveloppée de sa capsule, descendre manifestement au fond de l'œil par un plan incliné d'avant en arrière. Dans la position perpendiculaire de la tête, le cristallin présentait tantôt une face, tantôt une autre. Dans quelques mouvemens il était à peine perceptible ; d'autres fois on le voyait tout entier ; un simple mouvement de l'œil ou une contraction des paupières le faisait changer instantanément de place ; mais jamais il ne s'arrêtait dans l'axe visuel au point d'intercepter les rayons lumineux. Aussitôt que le jeune homme se couchait sur le dos, on voyait le cristallin se précipiter au fond de l'œil, comme on voit un corps d'une pesanteur spécifique un peu supérieure à celle de l'eau, se précipiter dans ce liquide par un mouvement lent et uniforme. Aussitôt que le corps opaque était parvenu au fond de l'œil, M. Lattuada croyait apercevoir un objet jaunâtre pointillé de noir. Jamais la présence de ce corps au fond de l'œil ne parut occasioner la moindre souffrance, lors même qu'il y eût séjourné plusieurs heures, dans le sommeil, par exemple. Quant à l'œil gauche, les altérations n'en étaient pas moins extraordinaires, quoique d'une nature différente. Il existait un petit lambeau dans la région temporale de l'iris. Le cristallin, analogue à celui de l'œil droit, était suspendu par de légers ligamens à la zône ciliaire, à la partie supérieure seulement; de façon qu'à chaque mouvement de l'œil, le cristallin oscillait çà et là, comme le balancier d'une clochette mue en divers sens. Le jeune homme distinguait assez bien tous les objets, mais principalement ceux placés à une petite distance.

Le professeur Scarpa entreprit quelques expériences concernant l'état des facultés visuelles de M. Lattuada. Ainsi, en lui faisant porter des lunettes convexes, n° 5, et destinées à ceux qui ont subi l'opération de la cataracte, il distinguait les objets les plus exigus; mais ils lui paraissaient d'un plus grand volume. En plaçant sur son nez des lunettes à embout (1), percées d'un petit trou central, comme celles dont les Esquimaux se servent pour courir sur la neige, il voyait plus distinctement les objets et à une bien plus grande distance. Cette expérience n'était applicable qu'à un seul œil, parce que le corps flottant, suspendu au centre du point visuel de l'œil gauche, empêchait que les rayons lumineux ne vinssent frapper la rétine.

EXPLICATION DES PLANCHES.

PLANCHE Ire.

No 1.

Couteau de Tadini, avec arête saillante au centre de la lame.

2.

Id. sans arête.

3.

Couteau de Barth, modifié par Beer.

4.

Les deux modèles de M. le baron de Wenzel.

5.

Couteau de Barth, modifié et rétréci par le professeur Maunoir.

6.

Ciseaux de Daviel, corrigés par Richter, ils sont courbes sur le bord et sur le plat : ils doivent avoir

les pointes émoussées , bien polies et pourvues de
bons tranchans ; il en faut deux paires, une pour
agir à droite, l'autre pour opérer sur le côté opposé.

7.

Kératotôme à double lame , du docteur Carron
du Villards (*Voir la lettre à M. Maunoir*).

8.

Aiguille à lance de Beer pour inciser la capsule,
et charger et ébranler au besoin le cristallin.

10.

Kistitôme de La Faye.

11.

Couteau de Guthrie , fermé; l'une des lames est
en argent.

12.

Forme de la lame tranchante du même instrument.

13.

Kistitôme et curette de Boyer.

14.

Pinces à crochet de Maunoir.

15.

Pinces à lentilles fenêtrés, du même.

16.

Couteau à deux lames de Jœger.

17.

Crochet du docteur Carron du Villards, pour extraire les corps étrangers de la cornée, les fragmens métalliques et les pointes de kératotômes brisés.

18.

Kistito-pinces du docteur Carron du Villards, vu de face, avec sa lame cachée, pour ouvrir la capsule.

19.

Le même, vu en profil, déployant sa pince pour saisir la capsule ou les fragmens du cristallin.

20.

Kistitôme rond, à pointe cachée, du docteur Carron du Villards, pour attaquer la capsule par sa grande circonférence.

21.

Couteau-pince de Giorgi, d'Imola, pour la scléroticotomie, vu en face.

22.

Le même, en profil, la pince ouverte.

23.

Couteau de Jœger, pour ouvrir la cornée, à la façon de Daviel.

24.

Couteau-pince de Earle.

25.

Pinces à crochet, à ressort, de Pellier fils.

26.

Couteau mousse de Forlenza.

27.

Instrument de Guérin, de Bordeaux, mis en rapport avec l'œil ; on indique par des points la marche de la flamme tranchante. Il est facile de se convaincre des dangers de cet instrument, par la seule explication de ce dessin.

28.

Contentif de Lusardi, vu en profil.

29.

Le même, vu de face.

30.

Elévateur de Pellier, modifié par Saunders.

31.

Crochet de Beer, pour extraire le cristallin.

32.

Aiguille droite de Langenbeck.

33.

Aiguille de Grœfe, avec son onglet.

34.

La même, sans onglet.

35.

Aiguille de Scarpa.

36.

Aiguille de Saunders, vue de face.

37.

La même, en profil.

PLANCHE II.

N° 1.

Figure indiquant la section de la cornée par le procédé de Beer, à la partie inférieure de l'œil gauche.

2.

Même procédé pratiqué par la partie supérieure.

3.

Première position de l'aiguille pour aller soulever le lambeau.

4.

Divers temps et mouvemens de l'aiguille dans l'espace cornéen et pupillaire.

5.

Incision de la cornée, rectifiée ou agrandie avec les ciseaux de Daviel.

6.

Application des pinces à lentilles.

7.

Agrandissement de l'incision, pratiqué avec le kératotôme du docteur Carron du Villards.

TABLE DES MATIÈRES

CONTENUES DANS CE VOLUME.

PREMIÈRE PARTIE.

CHAPITRE Ier.

CHAPITRE II.

CHAPITRE III.

CHAPITRE IV.

CAAPITRE IX.

CHAPITRE X.

CHAPITRE XI.

CHAPITRE XII.

CHAPITRE XIII.

CHAPITRE XIV.

CHAPITRE XV.

CAAPITRE XVI.

CHAPITRE XVII.

DEUXIEME PARTIE.

CHAPITRE Iᵉʳ.

CHAPITRE IV.

TROISIEME PARTIE.

CHAPITRE Ier.

CHAPITRE II.

CHAPITRE III.

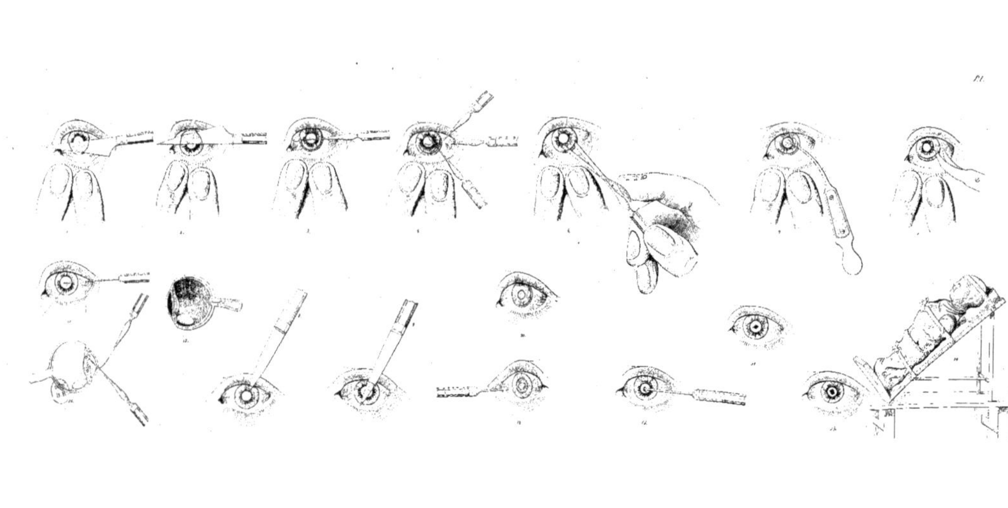

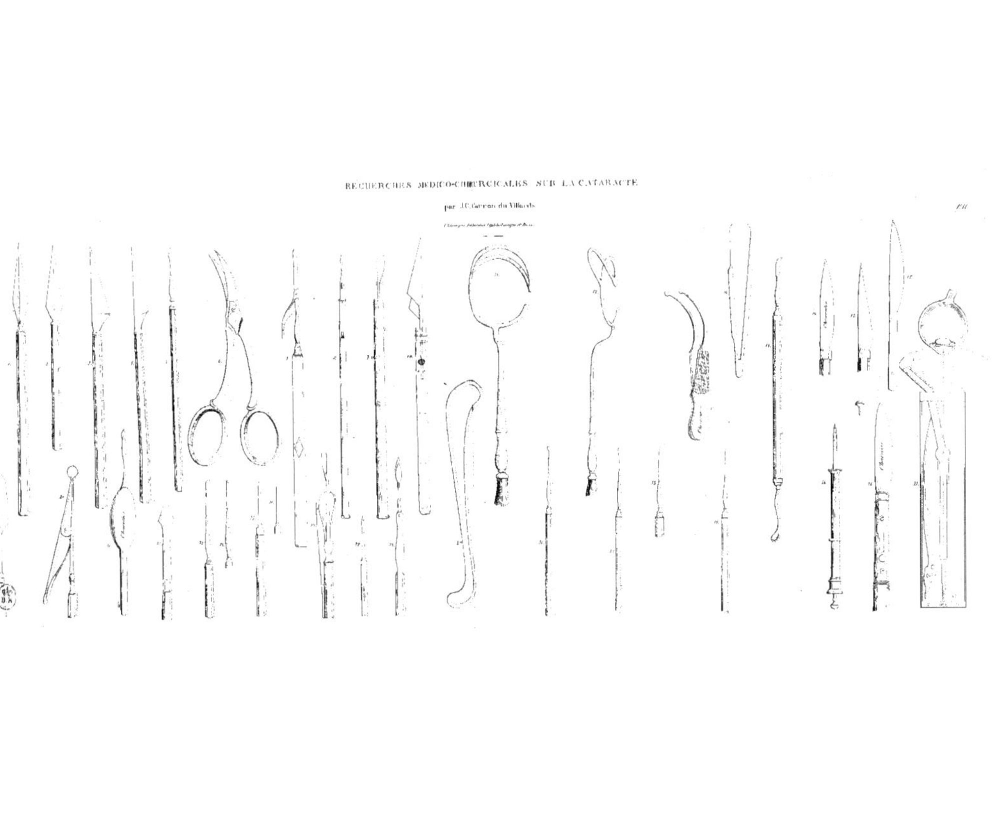

RECHERCHES MEDICO-CHIRURGICALES SUR LA CATARACTE
par J.C. Carron du Villards

9 782013 704311